一位医学博士后的名老中医网

四十来岁的老中医 3

陈守强 袁锋 梁科 徐亮 编著

济南出版社

图书在版编目（CIP）数据

四十来岁的老中医.3 / 陈守强等编著.—济南：
济南出版社，2015.9
ISBN 978-7-5488-1786-4

Ⅰ.①四… Ⅱ.①陈… Ⅲ.①中医学-普及读物
Ⅳ.①R2-49

中国版本图书馆 CIP 数据核字（2015）第 234731 号

四十来岁的老中医.3
—— 一位医学博士后的名老中医网

图书策划	郭　锐	
责任编辑	丁洪玉	
封面设计	侯文英	
出版发行	济南出版社	
地　　址	山东省济南市二环南路 1 号（250002）	
电　　话	(0531)86131730　86131735	
网　　址	www.jnpub.com	
经　　销	各地新华书店	
印　　刷	山东省东营市新华印刷厂	
版　　次	2016 年 4 月第 1 版	
印　　次	2016 年 4 月第 1 次印刷	
开　　本	170mm×240mm　16 开	
印　　张	16.5	
字　　数	296 千	
定　　价	48.00 元	

法律维权　0531-82600329
（济南版图书，如有印装错误，可随时调换）

序

张滨山

有一年冬天的一次朋友聚会，我认识了陈守强博士，准确地说是博士后。他敏思慎行的人格魅力深深地吸引了我。交谈中了解到，他先学西医，后学中医，现在搞中西医结合。后来才知道，当代很多中医大家基本上也是先学西医后学中医成名的。

从此，我们开始了信息化与中医医学的合作，陈博士带我进入了中医的圈子，认识了很多朋友，最让我称奇的还是宋书强先生。他是出版社的一位编辑，跟陈博士接触后迷恋上了中医，都学会把脉了。其实这对他来说是小菜一碟，对我来说却不理解啊，这跨界也太厉害了吧。慢慢地接触中医多了，我了解到古代的很多文人骚客都略通医术，从《红楼梦》里面的情节，到武侠小说里面的段子，都有中医的影子。很多文人后来从医的也不少，如恽铁樵，原上海商务印书馆《小说月报》主编，因长子病故，发愤学医，终成中医名家，著述颇丰；再如上海十大名医之一的陆士谔，也是由文而医的；还有国务院原副总理吴仪女士，退休后也专心研究中医。我终于明白，原来中医不仅仅是医术，也是文学、哲学、科学，更是中国文化。

我从事医疗咨询和信息化行业，由于工作原因经常到全国各地出差，很明显的感觉是越到南方，人们对中医越是认可，而越往北越差。到了南方，药食同补的药材，放在超市里卖，广东的主妇都会煲汤，等于半个中医；而到了北方，超市里药食同补的药材很少见。

有一次，去东北的一家县医院，我问大夫："有中医科吗？"

"有这个科，但没有中医。"

"有中药材吗？"

"有，年初243斤，年底盘点200斤不到，都是折耗的，没有开方。"

我有些愕然："国家鼓励发展中医事业，看中医，吃中药，治未病，怎么能错过这个发展机会呢?"

他凑近了告诉我："中医、巫医不科学。"

我说："中医基于哲学，超越了科学，中医与儒释道共同构成了中国的核心文化内涵，对道的追寻令它们异曲同工。"

他面带不悦地说："我是搞西医的，反正我不信中医。"

多次碰壁之后，我回来找陈博士聊天，他也有同感，觉得我们有必要、有能力、有责任把当代中医名家的经验传承下去，利在当下，福泽后人，这也符合国家发展中医的政策和背景。此后，在陈博士的主导下，组织人员开发了名老中医网，并在其基础上编撰了该书。

该书主要分为如下几个部分：绪论是对基础理论的介绍，算是名老中医网中涉及到的知识科普；从第二章开始，是对整个软件架构的设计，包括内容发布平台、医案管理平台、知识获取平台、辅助诊疗平台、疗效评价平台、质控分析平台、教学应用平台和移动应用平台。

对用户群来说，该网络分为医院版、门诊版和教学应用版，能满足不同用户群的特定需求。譬如，名老中医积累的海量医案，可以供年轻的大夫查阅学习；年轻中医师也可以通过网络直接与名老中医联系，就同一种病的不同情况、不同药量，进行数据挖掘、用药置信度评价，快速积累实战经验。全国的中药师、中医师有50万之多吧，受众群体非常巨大，能够达到经验传承的目的。对用药置信度的积累分析可以对临床用药起到指导作用，同时医院也可以开发自制剂，药厂可以通过更新配方，增加新药品种。通过移动应用平台，用户不在医院，一样可以通过手机看病调方，极大地方便用户，提高效率，实为中医治病救人的必备工具。

有一次我跟陈博士讨论网站收费还是免费的问题，陈博士决定免费，我半开玩笑地说："好，但是一定要让人明白我们的初衷，免费不等于贱。"

很感谢陈守强博士以及他带领的实验室团队，也感谢所有的程序员，他们以极大的工作热忱投入到了祖国中医发展和祖国文化传承的宏伟事业上。

（张滨山，济南贝森电子信息有限公司董事长）

目　录

第一章 绪论

随着"大数据"时代的到来，中医药也将进入新的发展阶段。本章主要介绍了中医药学的相关概念，熟悉这些概念，可以将其转化为数据挖掘的要素；综述了数据挖掘的方法及其在中医药领域的现状，为中医师提供新的思路。

第一节 中医药学的相关概念

中医药学历史悠久，理论独特，疗效卓著，是具有中国特色的生命科学。作为医学门类的一级学科，它是以生物学为基础，与理化数学交融，与人文哲学渗透的学科。中医药学的这些学术特征使它在世界健康体系中有很多的优势。在当今世界回归大自然的浪潮下，其优势越来越突出，其地位也越来越重要，其对全人类保健的重要作用也将得到更多的发挥。

一、名老中医

名老中医是在长期医疗实践中历练而成的、具有丰富临床诊疗经验的专家，是中医药学术的带头人，是解决疑难疾病问题的主力，他们代表着中医药学的最高学术水平和能力，是中医行业的宝贵财富，为医学事业的发展和人民的健康做出了卓越的贡献。

在新中国成立初期，我国中医药事业重新起步阶段，中医界前辈同人就敏锐地意识到名老中医对于中医药发展的重要作用，全国各地也开始有组织地开展名老中医经验传承工作。

国家将名老中医的发掘、传承工作列入中医药发展的重要举措之中，中医药行业开始投入到以"名医、名科、名院"为核心的中医药建设中来，其中又以名医传承工作为重中之重。2005 年，国家"十五规划"课题正式把"名老中医学术思想、经验传承研究"列入国家科技攻关项目，不仅进一步进行了学研传播，还产生了一批宝贵的科研成果，使中医药发展焕发了强大的生机。此后，随着国家对于名老中医的重视，又在 2009 年推出了"国医大师"评选活动，首届评出 30 位医功彪炳、德才兼备的国医大师，着实令医药学界为之精神一振。随后，国家中医药管理局又在全国展开了"名老中医传承工作室"建设项目。

获得首届"国医大师"称号的 30 名中医专家是：王玉川、王绵之、方和谦、邓铁涛、朱良春、任继学、苏荣扎布（蒙古族）、李玉奇、李济仁、李振华、李辅仁、吴咸中、何任、张琪、张灿玾、张学文、张镜人、陆广莘、周仲瑛、贺普仁、班秀文、徐景藩、郭子光、唐由之、程莘农、强巴赤列（藏族）、裘沛然、路志正、颜正华、颜德馨。卫生部原副部长张茅在会上说，新中国成立特别是改革开放以来，中国中医药事业涌现出了一大批德高望重、医术精湛的名医大家。

获得第二届"国医大师"称号的 30 名中医专家是：干祖望、王琦、巴黑·玉素甫（维吾尔族，已逝）、石仰山、石学敏、占堆、阮士怡、孙光荣、刘志明、刘尚义、刘祖贻、刘柏龄、吉格木德（蒙古族）、刘敏如、吕景山、张大宁、李士懋、李今庸、陈可冀、金世元、郑新、尚德俊、洪广祥、段富津、徐经世、郭诚杰、唐祖宣、夏桂成、晁恩祥、禤国维。

"国医大师"评选表彰活动对促进中医药事业发展具有重要的现实意义和深远的历史意义。

二、医案

医案，又称诊籍、脉案、方案、病案，是中医诊疗活动的记录，即由医生将病人的症状、病因、脉象、舌象、病机、诊断、转归、治则、注意事项等作简要的记述与分析，同时录下药物名称、剂量、炮制方法、服用法等治疗措施，从而形成的文字资料。记载在文献中常见的中医医案有三种类型：一是在医著中载录的验案，有详细的治疗经过和结果，为医论提供实例；二是医案专著中对四诊病候病因病机、治疗用药等记录甚详，理法方药一目了然，充分体现了医家的学术经验，如叶天士的《临证指南医案》等；三是医案类书，是集各时代医案之大成者，如江瓘的《名医类案》、魏之琇的《续名医类案》、秦伯未的《清代名医医案精华》等。

中医医案起源很早，其萌芽可追溯到周代。据《周礼》记载，当时的医生已有关于疾病名称及治疗结果的记录。《左传》及先秦诸子著作中，也有散在的关于医家诊治疾病的记载，均可视为医案之雏形。现今所见最早有实际内容的医案，为《史记·扁鹊仓公列传》中所载扁鹊治赵简子、虢太子、齐桓侯三案及淳于意的诊籍，尤其是后者，被视为后世医案之滥觞。诊籍共25则，每则载患者姓氏、住址、职务、病名、脉象、治法及预后等内容，涉及内、外、伤、妇、儿各科病证。诊法以脉为主，治法有药物、针刺、熏洗等。更可贵的是，除治愈者外，还记录了10个死亡病例，这种实事求是的态度，反映了早期医案朴实无华的风格特点。

对于医案的价值，前人有过不少评论。例如，清代俞震对中医现存第一部医案专著许叔微《伤寒治验九十论》这样谈道："仲景《伤寒论》，犹儒书之《大学》《中庸》也。文词古奥，理法精深。自晋迄今，善用其书者，惟许学士叔微一人而已。所存医案数十条，皆有发明，可为后学楷模。"又如，近代名医张山雷曾讲到："多读医案，绝胜随师侍诊，而相与唔对一堂，上下议论，何快如斯！"指出医案学习在临床学习中的重要地位。再如，关于大医家叶天士的医案，曾流传过"若要金针暗度，全仗叶案搜寻"的说法，足见研读医案是中医学习的基本途径之一。时至今日，计算机技术、网络技术、统计方法等的发展给医案的开发利用不断带来新的契机，医案开发利用的方式也会产生相应的变化。

名老中医是中医药学术的带头人，其医案是中医行业的宝贵财富，是中华民族特有的高级智能资源。名老中医医案是指导后学者的临证范本，其将中医理论和实践融为一体，集中体现了名老中医临证经验和思辨、用药特点。

章太炎先生曾说："中医之成绩，医案最著，欲求前人之经验心得，医案最有线索可寻，循此钻研，事半功倍。"张山雷在《古今医案评议》中亦云："多读医案，绝胜于随侍名医。"多读中医专家医案，选择具有中医诊疗特色的名老中医医案深度解读，对于提高中青年医师的临床技能具有极其重要的作用。

在漫长的历史进程中，中医学术本身是在不断地发展、进步、充实、提高的，并逐步形成了不同的流派和风格。不同学派的相互争鸣、相互补充使中医学的可贵经验得以流传和不断完善，因此中医学的理论体系具有较强的科学性，能经受长时间的实践检验而存在。名老中医在长期的医疗实践中一点一滴、一例一例地积累了自己的临床经验，这些经验是中医临床理论的基础，而中医学临床理论又是临床经验的结晶，从不同的侧面反映了各流派的风格，丰富了中医学的内容。在继承整理名老中医的经验中，首先要熟悉他们的学术渊源。由于师承授受不同，亲传私淑不一，所形成的学术主张和治疗观点也就不尽相同，虽有不同但总离不开长期历史实践中所形成的固有学派。通过大量的病例分析、医案整理，从中可以领悟出老中医的经验是哪一学术流派的具体表现和补充。

名老中医医案是目前中医临床发展水平的体现，是在长期临床实践中获得的，是在医学理论指导下进行医疗实践的产物。由于每个医生工作环境的差异，接触具体病例的不同，各人所取得的临床经验就很不相同，在临床中对反复实践、经常接触的疾病积累的经验就多，因此在治疗中就形成了自己的长处。每位名老中医不可能对各种科系或各种疾病都有所长，但必然有自己的独到之处，这独到之处就是我们要继承整理的重点，也是丰富发展中医理论和实践的主要内容。

临床医案是医生思维能力的重要组成部分，诊治疾病水平的高低与个人临床经验的多少是成正比的，经验丰富意味着头脑中储存着许多处理各种具体病例的"模式"，有了这些"模式"，可以帮助医生减少或避免错误。临床医案可以重复实践，得到验证的医案是丰富和发展中医学术理论的基础，继承整理名老中医治疗某些疾病的医案可以用来解决其他类似的疾病。经验是在诊治疾病中获得的感觉、知觉、印象的总结。因此，对名老中医的经验进行重复实践是十分必要的，可以避免在一定程度上的主观臆断，提高明辨秋毫的洞察力，这样整理出来的经验才能更加深入、准确和细致。把总结出来的经验反馈到实践中去，如此循环往复才能把所要整理的名老中医经验真正熟悉、了解、掌握。只有这样才能把名老中医分散的医案集中化、系统化、条理化、理论化，才能充分发挥经验的实践效应。

名老中医医案是宝贵的智力财富，继承整理名老中医医案的目的在于转移推广应用，促进中医学术的发展。

三、病、证、症

（1）病，即疾病，是致病邪气作用于人体，人体正气与之抗争而引起的机体阴阳失调、脏腑功能损伤、生理机能失常或心理活动障碍的一个完整病理过程。在这一过程中，始终存在着损伤、障碍与修复、调节的矛盾斗争，即邪正斗争。

疾病一般都有一定的发病原因及病理演变规律，有较固定的临床症状和体征，有诊断要点和与相似疾病的鉴别点。因此，疾病的这一概念反映了某一疾病全过程的总体属性、特征和规律。如麻疹、水痘、感冒、肺痈、肠痈、痢疾、消渴等，皆属疾病的概念。

（2）证，即证候，是疾病过程中某一阶段或某一类型的病理概括，一般由一组相对固定的有内在联系的、能揭示疾病某一阶段或某一类型病变本质的症状和体征构成。证候是病机的外在反映，病机是证候的内在本质。由于病机的内涵中包括了病变的部位、原因、性质和邪正盛衰变化，故证候能够揭示病变的机理和发展趋势，中医学将其作为确定治法、处方造药的依据。如风寒感冒、肝阳上亢、心血亏虚、心脉痹阻等，都属证候的概念。

（3）症，即症状和体征的总称，是疾病过程中表现出的个别、孤立的现象，可以是病人异常的主观感觉或行为表现，如恶寒发热、恶心呕吐、烦躁易怒等；也可以是医生检查病人时发现的异常征象，如舌苔、脉象等。

病、证、症三者既有区别又有联系。病与证，虽然都是对疾病本质的认识，但病的重点是全过程，而证的重点在现阶段。症状和体征是病和证的基本要素，疾病和证候都由症状和体征构成。有内在联系的症状和体征组合在一起即构成证候，反映疾病某一阶段或某一类型的病变本质；各阶段或类型的证候贯串并叠合起来，便是疾病的全过程。一种疾病由不同的证候组成，而同一证候又可见于不同的疾病过程中。

四、中药

中药学是研究中药的基本理论和临床应用的学科，是中医药各专业的基础学科之一。其内容包括中药、中药学的概念，中药的起源和发展；中药的产地与采集，药材的概念，以及在保证药效的前提下，如何发展道地药材；中药炮制的概念、目的与方法；中药药性的概念，中药治病的机理，中药配伍的目的、原则及药物"七情"的概念，中药配合应用规律；用药禁忌的概念及主要内容；用药剂量与用法，剂量与疗效的关系，确定剂量的依据及中药煎服法等。

中药是我们的祖先在长期的医疗实践中积累起来的，是我国古代优秀文化遗产的重要组成部分。据记载，古代有"神农尝百草"的传说。神农所处时代大约相当于新石器时代。那时候，人们已经有了原始农业，对各种农作物和天然植物的性能逐步有所了解，对它们的药用性能也开始有所认识。所谓"尝"，指的就是当时的用药都是通过人体自身的试验来了解其治疗作用的。而同一种药，却能治两种截然相反的病，这是一些中药奇特的地方。例如，当归能治月经过多或过少，五味子有升降血糖的双重作用，三七、白药兼有止血和活血作用，等等。

对本草的含义，古人谓"诸药草类最多，诸药以草为本"。由于中药的来源以植物性药材居多，使用也最普遍，所以古来相沿把药学称为"本草"。本草典籍和文献十分丰富，记录着我国人民发明和发展医药学的智慧创造和卓越贡献，并被较完整地保存和流传下来，成为中华民族优秀文化宝库中的一个重要内容。及至近代，随着西方医药学在我国的传播，本草学遂逐渐改称为"中药学"。

中药学，又称汉族药学，起源于古代汉族，是由古代汉族学者发展出来的。其本身的基本理论体系也形成于古代汉族，它属于汉族文化体系。在中国民族医学中，除了有中（汉）药学之外，还有藏族药学、苗族药学、傣族药学、蒙古族药学、维吾尔族药学、朝鲜族药学等。

1. 中药的起源

在原始时代，我们的祖先由于采食植物和狩猎，得以接触并逐渐了解这些植物和动物及其对人体的影响，不可避免地会引起某种药效反应或中毒现象，甚至造成死亡，因而人们懂得在觅食时有所辨别和选择。为了同疾病做斗争，上述经验启示人们对某些自然物的药效和毒性予以注意。古人经过无数次有意识的试验、观察，逐步形成了最初的药物知识。

2. 药性理论

1）四气

四气，就是寒、热、温、凉四种药性。其中温、热与寒、凉属于两类不同的性质。而温与热，寒与凉则分别具有共同性；温次于热，凉次于寒，即在共同性质中又有程度上的差异。对于有些药物，通常还标以大热、大寒、微温、微寒等词予以区别。药物的寒、热、温、凉，是从药物作用于机体所发生的反应概括出来的，是与所治疾病的寒、热性质相对而言。能够减轻或消除热证的药物，一般属于寒性或凉性，如黄芩、板蓝根对于发热口渴、咽痛等热证有清热解毒作用，表明这两种药物具有寒性。反之能够减轻或消除寒证的药物，一般属于温性而上，如附子、干姜对于腹中冷痛、脉沉无力等寒证有温中散寒作用，表明这两种药物具有热性。在治则方面，《神农本草经》云："疗寒以热药，疗热以寒药。"《素问·至真要大论》云："寒者热之，热者寒之。"这是基本的用药规律。

此外，还有一些平性药，是指药性寒热之性不甚显著、作用比较和缓的药物。其中也有微寒、微温的，但仍未越出四性的范围，所以平性是指相对的属性，而不是绝对性的概念。

2）五味

五味，就是辛、甘、酸、苦、咸五种味。有些药物具有淡味或涩味，实际上不止五种。但是，五味是最基本的五种滋味，所以仍然称为五味。不同的味有不同的作用，味相同的药物，其作用也有相近或共同之处。至于其阴阳属性，则辛、甘、淡属阳，酸、苦、咸属阴。综合历代用药经验，其作用有如下述。

（1）辛，有发散、行气、行血作用。一般治疗表证的药物，如麻黄、薄荷，或治疗气血阻滞的药物，如木香、红花等，都有辛味。

（2）甘，有补益、和中、缓急等作用。一般用于治疗虚证的滋补强壮药，如党参、熟地；缓和拘急疼痛、调和药性的药物，如饴糖、甘草等，皆有甘味。甘味药多质润而善于滋燥。

（3）酸，有收敛、固涩作用。一般具有酸味的药物多用于治疗虚汗、泄泻等证，如山茱萸、五味子涩精敛汗，五倍子涩肠止泻。

（4）涩，与酸味药的作用相似。多用以治疗虚汗、泄泻、尿频、精滑、出血等证，如龙骨、牡蛎涩精，赤石脂涩肠止泻。

（5）苦，有泄和燥的作用。泄的含义甚广，有指通泄的，如大黄，适用于热结便秘；有指降泄的，如杏仁，适用于肺气上逆的喘咳；有指清泄的，如栀子，适用于热盛心烦等证。至于燥，则用于湿证。湿证有寒湿、湿热的不同，温性的苦味药如苍术，适用于前者；寒性的苦味药如黄连，适用于后者。此外，根据前人的经验，苦还有坚阴的作用，如黄柏、知母用于肾阴虚亏而相火亢盛的痿证，即具有泻火存阴（坚阴）的作用。

（6）咸，有软坚散结、泻下作用。多用以治疗瘰疬、痰核、痞块及热结便秘等证，如瓦楞子软坚散结，芒硝泻下通便等。

（7）淡，有渗湿、利尿作用。多用以治疗水肿、小便不利等证，如猪苓、茯苓等利尿药。

3）升降浮沉

升降浮沉是指每种中药作用于人体后对病位和病势所产生的趋向，是中药药性理论的基本内容之一，也是四气五味理论的补充和发展。升指升提举陷，降指下降平逆，浮指上行发散，沉指下行泄利。《素问·阴阳应象大论》提出气味阴阳归属及其升降浮沉的不同作用，根据机体升降出入障碍的不同病位病势应采取相应的治疗方法，为中药升降浮沉理论的产生奠定了基础。经金元时期张元素、李东垣、王好古及明代李时珍的补充和发展，理论趋于完善。

升降浮沉理论也是医家根据不同的病位病势采用不同药物所取得的治疗效果而总结出来的用药规律。各种疾病常表现出不同的病势：向上如呕吐、呃逆、喘息，向下如泄利、崩漏、脱肛，向外如盗汗、自汗，向内如病邪内传等。在病位上则有：在表如外感表证，在里如里实便秘，在上如目赤头痛，在下如腹水尿闭等。消除或改善这些病证的药物，相对来说需要分别具有升降或浮沉等作用趋向。升浮与沉降是两种对立的作用趋向。一般来说，升浮药能上行向外，有升阳举陷、解散表邪、透发麻疹、托毒排脓、涌吐、开窍、散寒等作用，病变部位在上在表、病势下陷的宜用升浮药；沉降药能下行向里，有泻下通便、清热降火、利水消肿、重镇安神、潜阳熄风、消积导滞、降逆止呕、止呃、平喘、收敛固涩等作用，病变部位在下在里、病势上逆的宜用沉降药。

4）归经

归经就是指药物对于机体某部分的选择性作用——主要对某经（脏腑及其经络）或某几经发生明显的作用，而对其他经则作用较小，或没有作用。例如，同属寒性药物，虽然都具有清热作用，但其作用范围，或偏于清肺热，或偏于清肝热，各有所长。再如同一补药，也有补肺、补脾、补肾等不同。因此，将各种药物对机体各部分的治疗作用做进一步归纳，使之系统化，便形成了归经理论。

归经是以脏腑、经络理论为基础，以所治具体病证为依据的。经络能沟通人体内外表里，在病变时，体表的疾病，可以影响到内脏；内脏的病变，也可以反映到体表。因此人体各部分发生病变时所出现的证候，可以通过经络而获得系统的认识。如肺经病变，每见喘、咳等证；肝经病变，每见胁痛、抽搐等证；心经病变，每见神昏、心悸等证。我们根据药物的疗效，与病机和脏腑、经络密切结合起来，可以说明某药对某些脏腑、经络的病变起着主要医疗作用。如桔梗、杏仁能治胸闷、喘咳，归肺经；全蝎能定抽搐，归肝经；朱砂能安神，归心经等。

这说明归经的理论，是具体指出药效的所在，是从疗效观察中总结出来的。

3. 中药的炮制

中药必须经过炮制之后才能入药，这是中医用药的特点之一。中药炮制是根据中医药理论，依照辨证施治用药的需要和药物自身性质，以及调剂、制剂的不同要求，所采取的制药技术。

1）中药炮制与临床疗效

中药炮制是中医长期临床用药经验的总结。炮制工艺的确定应以临床需求为依据。炮制工艺是否合理、方法是否恰当，直接影响到临床疗效。中药的净制、切制、加热炮制与加辅料制均可影响临床疗效。

加热是中药炮制的重要手段，其中炒制、煅制应用广泛。许多中药经炒制后，可杀酶保苷，如芥子，牛蒡子等；煅制常用于处理矿物药，动物甲壳及化石类药物，能使质脆易碎，而且作用也会发生变化，例如，白矾煅后燥湿、收敛作用增强，血余煅炭后能止血。此外，川乌、草乌加热煮制后，其毒性显著降低，保证了临床用药安全有效。

中药经辅料制后，在性味、功效、作用趋向归经和毒副作用方面都会发生某些变化，从而最大限度地发挥疗效。

2）炮制对药性的影响

炮制对药性的影响包括对性味、归经、毒性的影响等。

①对性味的影响

能够改变药物的性能，扩大应用范围。如生地功专清热凉血、滋阴生津，而酒制成熟地后则成滋阴补血、生精填髓之品；天南星经姜矾制成后成制南星，功能燥湿化痰、祛风解痉，药性辛温燥烈，而经牛胆汁制后成胆南星，变为药性凉润、清化痰热、息风定惊之品。

②对归经的影响

有些药物经炮制后，可以在特定脏腑经络中发挥治疗作用。如知母、黄柏、杜仲经盐炒后，可增强入肾经的作用；如柴胡、香附、青皮经醋炒之后，增强入肝经的作用，便于临床定向选择用药。

③对毒性的影响

对一些毒副作用较强的药物经过加工炮制后，可以明显降低药物毒性及副作用，使之广泛用于临床，并确保安全用药，如巴豆压油取霜，醋煮甘遂、大戟，酒炒常山，甘草银花水煮川乌、草乌等，均能降低毒副作用。

3）炮制对药物成分的影响

药物的炮制方法是根据药物的性质和治疗的需要而定的。药物的性质决定了药物的理化作用。不同的炮制方法和加入不同的辅料，对药物的理化性质和治疗作用有不同的影响。中药经过炮制以后，由于温度、时间、溶剂以及不同辅料的处理，使其所含的成分产生不同的变化。

中药材的化学成分是很复杂的，就某种具体的中药材来说，其中所含的具有一定生理作用的化学成分，在治疗疾病的过程中，可能是起治疗作用的有效成分，也可能是无效甚至有害的成分。尽管目前对于大多数中药材的有效成分还不十分清楚，然而人们从实践中认识到在中药材中可能起生理作用的化学成分，主要在生物碱类、甙类、挥发油、树脂、有机酸、油脂、无机盐等几类成分中。炮制就是要保留有治疗作用的成分，去除无效甚至有害的成分。

4）目的和意义

①降低或消除药物的毒性或副作用。②改变或缓和药物的性能。③增强药物联系。④改变或增强药物作用的部位和趋向。⑤便于调剂和制剂。⑥有利于贮藏及保存药效。⑦矫味矫臭，有利于服用。⑧提高药物净度，确保用药质量。

4. 中药的配伍

配伍是指有目的地按病情需要和药性特点，有选择地将两味以上药物配合同用。疾病的发生和发展往往是错综复杂、瞬息万变的，常表现为虚实并见、寒热错杂、数病相兼，故单用一药是难以兼顾各方的，所以临床往往需要同时使用两种以上的药物。药物配合使用，药与药之间会发生某些相互作用，有的能增强或降低原有药效，有的能抑制或消除毒副作用，有的则能产生或增强毒副反应。因此，在使用两味以上药物时，必须有所选择，这就提出了药物配伍关系问题。前人把单味药的应用同药与药之间的配伍关系称为药物的"七情"。七情之中，除单行外，其余六个方面都是讲配伍关系，现分述如下。

1）单行

即不需配伍，单用一味药即可治愈疾病，称为单行。如清金散就是单用一味黄芩，治肺热咳血的病证。

2）相须

即将性能功效相类似的药物配合应用，以增强原有疗效。如石膏与知母配合，能明显增强清热泻火的治疗效果；大黄与芒硝配合，能明显增强攻下泻热的治疗效果；全蝎、蜈蚣同用，能明显增强止痉定搐的作用。

3）相使

即在性能功效方面有某些共性，或性能功效虽不相同，但是治疗目的一致的药物配合应用，而以一种药为主，加一种药为辅，能提高主药疗效。如补气利水的黄芪与利水健脾的茯苓配合时，茯苓能提高黄芪补气利水的治疗效果。

4）相畏

即一种药物的毒性反应或副作用，能被另一种药物减轻或消除。如生半夏和生南星的毒性能被生姜减轻或消除，所以说生半夏和生南星畏生姜。

5）相杀

即一种药物能减轻或消除另一种药物的毒性或副作用。如生姜能减轻或消除生半夏和生南星的毒性或副作用，所以说生姜杀生半夏和生南星。由此可知，相畏、相杀实际上是同一配伍关系的两种提法，是药物间相互对待而言的。

6）相恶

即两药合用，一种药物能使另一种药物原有功效降低，甚至丧失。如人参恶莱菔子，因莱菔子能削弱人参的补气作用。

7）相反

即两种药物合用，能产生或增强毒性反应或副作用。如"十八反""十九畏"中的若干药物。

（1）十八反：

本草明言十八反，

半蒌贝蔹及攻乌。

藻戟遂芫俱战草，

诸参辛芍叛藜芦。

即：甘草反甘遂、大戟、海藻、芫花；乌头反贝母、瓜蒌、半夏、白蔹、白芨；藜芦反人参、沙参、丹参、玄参、细辛、芍药。

（2）十九畏：

硫黄原是火中精，朴硝一见便相争。

水银莫与砒霜见，狼毒最怕密陀僧。

巴豆性烈最为上，偏与牵牛不顺情。

丁香莫与郁金见，牙硝难合京三棱。

川乌草乌不顺犀，人参最怕五灵脂。

官桂善能调冷气，若逢石脂便相欺。

大凡修合看顺逆，炮爁炙煿莫相依。

即：硫黄畏朴硝，水银畏砒霜，狼毒畏密陀僧，巴豆畏牵牛，丁香畏郁金，牙硝畏三棱，川乌、草乌畏犀角，人参畏五灵脂，官桂畏赤石脂。

第二节　中医药信息化

20 世纪 70 年代，计算机技术叩开了中医学这门古老学科的大门。今天，计算机的应用已深入到中医学的各个领域，现代信息技术在中医药领域的广泛应用，加速着中医药信息化的进程，推动着中医药的继承与创新发展，成为中医药发展新的切入点和增长点。

一、我国中医药信息化发展现状

中医药的信息化发展在近年来越来越受重视。卫生部、国家中医药管理局共同发布的《关于加强卫生信息化建设的指导意见》，将中医药信息化建设的要求提到前所未有的高度。国家中医药管理局印发的《中医药信息化建设"十二五"规划》，根据国家深化医药卫生体制改革的要求，总结分析了中医药信息化发展的指导思想、基本原则和建设目标。目前，中医药信息化已经在中医研究的多个方面得到了应用。

1. 医疗信息化

早在 20 世纪 70 年代，国内专家就开始研究计算机在中医临床诊断系统、专家诊疗系统中的应用。近年来，中医诊疗系统正朝着智能化、标准化及规范化方向发展。

医院信息管理系统已成为现代化中医医院运营必不可少的基础设施与技术支撑环境。应用信息技术，可以实现中医药资源共享与远程医疗服务，促进管理现代化，提高医院的经济和社会效益。

2. 政务管理电子化

中医药发展需要信息化，中医药政务工作离不开信息化，随着中医药行业各领域信息化建设的发展，中医药政务信息化也逐步发展起来。经过几年努力，各地中医药管理部门积极推进网络建设与互联互通，开展网络应用、政府网站、中医药电子政务信息交换系统、办公自动化系统建设。管理网络平台的建设，对科研管理及人员培训起着重要作用。北京市中医管理局为更好地实施北京市中医药"科技提升区县基层服务能力"工程项目建设，于2008年建立了"北京市中医管理局协作与培训网络平台"，覆盖了全市26家二级以上中医医院、1家综合医院示范中医科和2家传染病医院。北京市中医管理局利用该平台有效地进行了甲型H1N1流感防控工作及全市中医药人员甲型H1N1流感防控工作的培训。

3. 中药产业信息化

信息化是管理创新的基础。在国家大力提倡运用现代化信息技术进行药品集中招标采购等政策指引下，传统中药产业信息化工作得到很大发展，企业资源计划（ERP）、客户关系管理（CRM）等系统已被较多的中药企业接纳并实施。如吉林敖东延边药业股份有限公司从成立之初就大胆决策，开始推行ERP信息化管理，建立了公司局域网网络、ERP信息管理和办公自动化（OA）等系统，率先在全国中药企业实现了GMP（药品生产质量管理规范）与ERP相结合。目前，公司成功地实施了ERP系统中的采购、生产、质量、销售、财务等23个模块，并投资1 000多万元建设信息中心楼，新建机房具有完善的机房管理和监控系统，实现机房"无人值守"的智能管理要求。

数据挖掘技术在新药研发中得到应用。上海中医药大学与上海药物研究所合作，采用基于分子对接的虚拟筛选技术在ACD（available chemicals directory）化合物库中发现了天然的新型抑制剂。用计算机进行的虚拟筛选大大减少了生物实验筛选的化合物数量，既缩短了研究周期，又节约了研究经费。另外，中国中医科学院中医药信息研究所开发建立了面向新药研发的中医药化学辅助研发系统，该系统可以通过多途径的检索从整体上对中药化学成分进行研究。

4. 中医药信息化平台建设

整合全国的中医药资源，搭建公共信息平台，建立一体化的中医药信息研究中心，是中医药信息化走向国际化的必由之路。我国的中医药经过长期的科学研究及实践积累了大量的数据资源。随着高速网络的全面覆盖，中医药信息资源的网络化也得到了发展。各种中医药信息化平台如信息网站，已在互联网上呈现，可提供在线咨询、信息反馈等各种网络化服务，如中医药在线、中国中药网、药监科技成果档案计算机管理信息系统等。据不完全统计，目前国内外已建成近百个中医药相关数据库，以文字描述性数据库为主，数据库形式从单表型数据库向关联型数据库方向发展。多库融合共享平台、数据库关联检索、数据挖掘等技术已开始应用。

5. 展望

从20世纪70年代初计算机处理中医药数据开始，在中医药学发展需求驱动下，在先进方法和技术引领下，中医药信息化建设与发展对中医药信息学的形成起到了促进作用。经过40余年的发展，中医药信息学在资源建设、文献检索、情报研究、网络建设、数据库建设、信息标准研究、医院信息系统、电子病历、信息诊断技术、信息工程建设、信息学学科、信息素养教育等各个研究领域都取得了较快发展。目前，中医药信息研究领域尚缺乏一个统一的学科体系和学科规范，因此，中医药领域出现了一些与中医药信息相关的学科，如中医神经信息学、中药信息学、中医药信息学、中医信息学、中医药生物信息学、中医药计算系统生物学、中医证候信息学等。

二、中医医案信息化研究

医案是历代医家经验和理论的总结，是临床第一手资料，历代医家都十分重视医案的整理和总结。中医学在长达几千年的发展历程中，积累了大量的临床实践经验和医案文献资料。中医医案融理法方药于一体，蕴含了医生个人对于疾病诊疗过程的真实而有效的宝贵经验，自古以来就是中医医生学习他人之长的重要阶梯。在目前以循证医学为核心的治疗理念下，中医医案无疑也是支持中医临床决策的重要参考依据，理应得到充分的应用。

1. 根据研究对象划分

1) 以医类案

即根据不同的医家来归类医案，或对具备同一特点、同一流派的数位医家的医案进行归类，从中归纳出医案中的共性知识，即某位医家或某一流派的诊疗特点。

2) 以病证类案

即以病证为纲，收集同一病证的相关医案，对不同医家治疗该证特点进行比较归纳。

3) 以方类案

即通过整理那些以使用某条方剂为主方的医案，从而对该方剂的功效、配伍、适应证、使用范围等得出进一步的认识。

综上可见，在选择医案进行归类整理分析时，选择角度多种多样，根据研究侧重点，提取医案的总体特点，结合研读者的理解与阐发，有利于深入研究某位医家、某种疾病或某类方药的学术思想，因此能够在综合探讨中做到不断突破和创新。

2. 按研究方法划分

1) 个人领悟法

即作者通过对医案的阅读和思考，从不同的角度阐述研读医案的体会和领悟。" 医者，意也"，中医历来注重学习过程中个人领悟，加之中医医案多夹叙夹议，研读过程中自然会对医家的理法方药有个人的领会。另外由于不需要借助统计学、数学等其他学科的知识，因此随时随地均可进行。这类文章在医案研究文献中占较大比例，大约占75%。多采取的是一些辨证思维的方法。

2) 医案数据库的建立

目前国内外多采用手工建立中医医案数据库，耗时耗力，费时费物，且尚没有建成大型、齐全、成熟、开放的中医医案数据库。医案的利用形式单一，医案查询和搜索还是主要依赖书籍形式的文献，计算机及 web 技术没有发挥出应有的作用；可利用的共享数据库资源很少，通常没有权限查阅。医案的利用和发展主要限于一般内容的查询和分析，开发方式单调，基本不能发现很有价值的知识，从原始医案中挖掘出有价值的成果极少。

3）医案内在知识的发掘与利用

与数学、统计学、数据挖掘方法相结合，进行医案内在知识的发掘与利用，从医案当中发掘某些中医临床诊疗规律可以提供临床诊疗参考。有专家提出数据挖掘技术（如描述性分析、聚类分析、关联分析等）可应用于医案中蕴含的辨证论治规律及医家特色、用药经验等的整理，认为医案整理和挖掘的实施可以促进中医学理论和临床的发展。

第三节　数据挖掘

数据挖掘（data mining，DM）是为解决"数据丰富，知识贫乏"状况而兴起的边缘学科之一，是从海量数据中获取知识的可靠技术。近年来，数据挖掘引起了信息产业界的极大关注，其主要原因是随着数据库技术的成熟和数据应用的普及，各个领域所积累的数据量正在以指数速度增长，人们正面临着"数据丰富，知识贫乏"的问题，所以迫切需要一种新的技术从海量数据中自动、高效地提取所需的有用知识。数据挖掘技术就是适应这一要求迅速发展起来的一种处理数据的新技术，它可以从大型数据库中的大量原始数据中提取人们感兴趣的、隐含的、尚未被发现的有用的信息和知识。它是一个多学科交叉研究领域，融合了数据库（database）技术、人工智能（artificial intelligence）、机器学习（machine learning）、统计学（statistics）、知识工程（knowledge engineering）、面向对象方法（object - oriented method）、信息检索（information retrieval）、高性能计算（high - performance computing）以及数据可视化（data visualization）等最新技术的研究成果，经过十几年的发展，产生了许多新概念和方法，特别是最近几年一些基本概念和方法趋于清晰，它的研究正向着更深入的方向发展。数据挖掘之所以被称为未来信息处理的骨干技术之一，主要在于它以一种全新的概念改变着人类利用数据的方式。

一、数据挖掘技术的相关概念及发展

1. 数据挖掘常见模式

1）分类模式：此模式就是构建一个分类模型，把具有某种特征的数据分到给定的类别上。该过程由两步构成：模型创建和模型使用。模型创建是指通过对训练数据集的学习来建立分类模型；模型使用是指使用分类模型对测试数据和新的数据进行分类。

2）聚类模式：此模式是将各种数据分成若干类，每一类内数据间差异性较小，同时类之间数据有较大差异性。与分类模式的区别是，分类模式是给定的类别，而该模式没有事先给定的类别，类别数也不确定。

3）回归模式：此模式是确定两种或两种以上变量间相互依赖的定量关系的一种统计分析方法，运用十分广泛。回归分析按照涉及自变量的多少，可分为一元回归分析和多元回归分析；按照自变量和因变量之间的关系类型，可分为线性回归分析和非线性回归分析。

4）关联模式：此模式是挖掘数据间的关联规则，发现不同项之间的关联性。比如在超市购物时，购买面包的同时往往会买黄油，而这两者之间有关联性，此模式就是来挖掘各数据间的关联性。

5）序列模式：此模式是描述基于时间或其他序列而经常发生的规律或趋势，并对其建模。一个典型的例子就是：在购买 PC 机的顾客当中，有70%的人会在半年内购买内存条。序列模式将关联模式和时间序列模式结合起来，重点考虑数据之间在时间维上的关联性。

6）偏差模式：此模式主要是对极端和偏离较大数据的分析。在大多数据挖掘过程时，差异数据往往被删除，而这些差异的数据往往具有特殊的价值。此模式主要是挖掘各种孤立点、偏离数据，来弥补常规数据挖据算法的不足。

2. 常见方法概述

1）神经网络法

神经网络法是一种模拟生物神经系统的结构和功能，通过训练来学习的非线性预测模型，可完成分类、聚类、特征挖掘等多种数据挖掘任务。神经网络的学习方法主要表现在权值的修改上，其优点是具有抗干扰、非线性学习、联想记忆功能，对复杂情况能得到精确的预测结果；缺点是不适合处理高维变量，不能观察中间的学习过程，具有"黑箱性"，输出结果也难以解释，且需较长的学习时间。神经网络法主要应用于数据挖掘的聚类技术中。

2）决策树法

决策树是通过一系列规则对数据进行分类的过程，其表现形式是类似于树形结构的流程图。最典型的算法是 J. R. Quinlan 于 1986 年提出的 ID3 算法，之后在 ID3 算法的基础上，J. R. Quinlan 又提出了极其流行的 C4. 5 算法。采用决策树法的优点是决策制定的过程是可见的，不需要长时间构造过程，描述简单，易于理解，分类速度快；缺点是很难基于多个变量组合发现规则。决策树法擅长处理非数值型数据，而且特别适合大规模的数据处理。

3）遗传算法

遗传算法是一种采用遗传结合、遗传交叉变异及自然选择等操作来生成实现规则的、基于进化理论的机器学习方法。它的基本观点是"适者生存"原理，具有隐含并行性、易于和其他模型结合等性质。其主要的优点是可以处理许多数据类型，同时可以并行处理各种数据，对问题的种类有很强的鲁棒性；缺点是需要的参数太多，编码困难，一般计算量比较大。遗传算法常用于优化神经网络，解决其他技术难以解决的问题。

4）粗糙集法

粗糙集法也称粗糙集理论，是一种新的处理含糊、不精确、不完备问题的数学工具，可以处理数据约简、数据相关性发现、数据意义的评估等问题。其优点是算法简单，不需要关于数据的任何预备的或额外的信息；缺点是难以直接处理连续的属性，须先进行属性的离散化。因此，连续属性的离散化问题是制约粗糙集理论实用化的难点。粗糙集理论主要应用于近似推理、数字逻辑分析和化简、建立预测模型等问题。

5）模糊集法

模糊集法利用模糊集合理论对问题进行模糊评判、模糊决策、模糊模式识别和模糊聚类分析。模糊集合理论是用隶属度来描述模糊事物的属性。系统的复杂性越高，模糊性就越强。

6）关联规则法

关联规则反应了事物之间的相互依赖性或关联性。其最著名的算法是 R. Agrawal 等人提出的 Apriori 算法。最小支持度和最小可信度是为了发现有意义的关联规则给定的两个阈值。在这个意义上，数据挖掘的目的就是从源数据库中挖掘出满足最小支持度和最小可信度的关联规则。

3. 发展趋势

1）空间数据挖掘

空间数据挖掘是指从对空间数据库中非显式存在的知识、空间关系或其他有意义的模式等的提取。空间数据挖掘包括空间数据描述、分类、关联、聚类和空间趋势与孤立点分析。

2）多媒体数据挖掘

多媒体数据挖掘是指从多媒体数据库中发现有意义的模式，多媒体数据库存储和管理大量多媒体对象，包括音频数据、图像数据、视频数据、序列数据以及包含有文本、文本标记、链接的超文本数据。多媒体数据挖掘研究的问题，包括基于内容的检索和相似度搜索、概化和多维分析、分类和预测分析，以及多媒体数据中的关联挖掘。国内对于多媒体数据挖掘的研究比较少，多媒体数据挖掘、文本数据挖掘和 Web 数据挖掘既有区别又有联系，多媒体文本数据挖掘过程有自己的模型及特征。

3）时序数据和序列数据的挖掘

时序数据库是指由随时间变化的序列值或事件组成的数据库，序列数据库是指由有序事件序列组成的数据库。时序和序列数据挖掘的研究内容包括趋势分析、在时序分析中的相似度搜索、与时间相关数据中序列模式和循环模式的挖掘。

4）文本数据挖掘

在现实世界中，大量可获得的信息是存储在文本或文档数据库中的，它包含了丰富的文档内容，如新闻文章、技术论文、书籍、数字图书馆、电子邮件信息等。文本挖掘超出了基于关键字和基于相似度的信息检索范畴，它利用基于关键字的关联和文档分类的方法从半结构化文本数据中发现知识。

5）Web 数据挖掘

Web 数据挖掘是指从大量的 Web 文档集合中发现蕴涵的、未知的、有潜在应用价值的、非平凡的模式。它所处理的对象包括静态网页、Web 数据库、Web 结构、用户使用记录等信息。通过对这些信息的挖掘，可以得到仅通过文字检索所不能得到的信息。

二、聚类分析

1. 概述

聚类是从数据集中发现一些自然的分组（簇），使得簇内的相似度大，簇间的相似度小。聚类分析首先要用相似度量方法测度数据间的相似程度，然后采用准则函数评价聚类划分结果的质量。聚类分析的结果可以揭示出数据间的差别，发现内在联系，此外，还为更深层次的数据分析与知识发现提供可靠的依据。聚类技术已被应用于多个领域，如模式识别、机器学习等。

2. 分类及研究

1）划分方法

给定包含 n 个样本点的数据集，将数据集划分为 k 个不相交的子集，每个子集均代表一个簇且 $k \leq n$。代表算法为 $k-\text{means}$ 算法、$k-\text{medoids}$ 算法、EM 算法、PAM 算法、CLARA 算法、CLARANS 算法等。

（1）$k-\text{means}$ 算法是基于划分方法的典型算法，用簇中对象的平均值来表示该簇。

（2）$k-\text{medoids}$ 算法中，每个簇用接近聚类中心的一个对象来表示。

（3）EM 算法以另一种形式对 $k-\text{means}$ 算法进行了扩展。它不把对象分配给一个确定的簇，而是根据对象与簇之间的隶属关系发生的概率来分配对象。新的平均值基于加权的度量值来计算。

（4）PAM 算法是基于 $k-\text{medoids}$ 算法的思想，试图对 n 个对象给出 k 个划分。最初随机选择 kT 中心点后，该算法试图找到更好的中心点。所有可能的对象对被分析，每个对中的一个对象看作是中心点，而另一个不是。对可能的各种组合估算聚类结果的质量。聚类值量由代价函数来评估，该函数用来判断一个对象是否是当前一个中心点的好的代替，如果是就进行替换，否则不替换。在一次迭代中产生的最佳对象的集合成为下次迭代的中心点。此算法的时间复杂度为 $O\left[k\left(n-k\right)^2\right]$，当 n 和 k 较大时，其计算代价非常高。PAM 算法比较适合处理较小规模的数据集。

（5）CLARA 算法则可处理较大的数据集。该算法选取整个数据集中的小部分样本，采用 PAM 算法选择中心点进行聚类。该算法的执行效率比 PAM

要高，但其聚类的质量主要取决于选取的小部分样本。

（6）CLARANS算法将采样技术和PAM结合起来，改进了CLARA算法的聚类质量和可伸缩性。CLARANS算法在搜索的每一步带一定随机性地抽取一个样本，其聚类的过程可看成对图的搜索。CLARANS能够探测孤立点，但是其计算代价较高，时间复杂度为$O(n^2)$，其中n为对象的个数。

2）层次方法

层次方法就是通过分解所给定的数据对象集来创建一个层次。层次方法存在的缺陷就是在进行（组）分解或合并之后，无法回溯。将循环再定位与层次方法结合起来使用常常是有效的，如BIRCH和CURE，就是基于这种组合方法设计的。

Chameleon算法是一个利用动态模型的层次聚类算法，它通常采用k-最近邻居图方法来描述对象。该算法的思想是先通过一个图划分方法将数据对象聚类为大量相对较小的子聚类，然后采用凝聚的层次聚类算法反复地合并子类来完成层次聚类。该算法能够发现高质量的任意形状的更自然的聚类结果。但在处理高维数据时，在最坏情况下的时间复杂度达到$O(n^2)$，并且k-最近邻居图中的k值和相似度函数的阈值都需要人工确定。

龙真真等人提出了一种改进的Chameleon算法，把表示数据节点的图转化为一个以距离为基础的加权图，然后引入模块度的概念对加权图进行合理分割，并按照结构相似度再合并。该算法没有使用任何参数设定，增强了Chameleon算法的可行性和先进性，聚类效果也很好。

3）基于密度的方法

只要临近区域的密度（对象或数据点的数目）超过某个阈值，就继续聚类。

（1）DBSCAN是一个有代表性的基于密度的方法。它根据一个密度阈值来控制簇的增长。DBSCAN算法可将足够高密度的区域划分为簇，并在带有"噪声"的空间数据库发现任意形状的聚类。在DBSCAN算法形成的聚类结果中，一个基于密度的簇是基于密度可达性的最大的密度相连对象的集合，不包含在任何簇中的对象被认为是"噪声"。该算法最坏情况下的时间复杂度为$O(n^2)$，该算法对参数MinPts和Eps的选择非常敏感。

（2）OPTICS算法由Ankerstetal进行了发展和推广，该算法没有显式地产生一个数据集合簇，它通过计算得到簇次序，该次序代表了数据基于密度的聚类结构。该方法解决了 DBSCAN 算法中对输入参数 MinPts 和 Eps 的选择敏感性问题，适合进行自动和交互的聚类分析，但是它不能显式地产生簇，并且不能划分具有相似密度的簇。OPTICS 算法与 DBSCAN 算法的复杂度相同。

（3）DENCLUE 算法是一个基于一组密度分布函数的聚类算法。它用影响函数来描述一个数据点在邻域内的影响；数据空间的整体密度被模型化为所有数据点的影响函数的总和；聚类通过确定密度吸引点来得到。密度吸引点是全局密度函数的局部最大。DENCLUE 算法对于包含大量"噪声"的数据集合具有良好的聚类效果；对高维数据集合的任意形状的聚类给出了简洁的数学描述；该算法的执行效率明显高于 DBSCAN。该算法的最大缺点是要求对密度参数和噪声阈值进行人工输入及选择，而该参数的选择会严重影响聚类结果的质量。

4）基于网格的方法

基于网格的方法将对象空间划分为有限数目的单元以形成网格结构。其主要优点是处理速度很快，处理时间独立于数据对象的数目，只与量化空间中每一维的单元数目有关。

基于网格思想的代表算法有：STING 算法、CLIQUE 算法、WaveCluster 算法。

（1）STING 算法是一种基于网格的多分辨率的聚类技术，它将空间区域划分成为矩形单元。针对不同级别的分辨率，通常存在多个级别的矩形单元，这些单元形成了层次结构：高层的每个单元被划分为多个低一层的单元。关于每个网格单元属性的统计信息被事先计算和存储。这些统计参数对于查询处理是有用的。

（2）CLIQUE 可以自动地发现最高维的子空间，高密度聚类存在于这些子空间中。CLIQUE 对元组的输入顺序不敏感，无需假设任何规范的数据分布。它随输入数据的大小线性地扩展，当数据的维数增加时具有良好的可伸缩性。但是，由于该方法大大简化，聚类结果的精确性可能会降低。

（3）WaveCluster 是一种多分辨率的聚类算法，它首先通过在数据空间上强加一个多维网格结构来汇总数据，然后采用一种小波变换来变换原特征空间，在变换后的空间中找到密集区域。在该方法中，每个网格单元汇总了一组映射到该单元的点的信息。这种汇总信息适合于在内存中进行多分辨率小波变换使用，以及随后的聚类分析。

5）基于模型的方法

基于模型的方法就是为每个聚类假设一个模型，然后再去发现符合相应模型的数据对象。它根据标准统计方法并考虑到"噪声"或异常数据，可以自动确定聚类个数，因而它可以产生很鲁棒的聚类方法。

其代表算法主要有两类：统计学方法和神经网络方法。统计学方法的常用方法有 COBWEB，它是一种流行的简单增量概念聚类算法，以一个分类树的形式创建层次聚类。神经网络方法将每个簇描述为一个标本，标本作为一个聚类的"原型"。根据某些距离度量，新的对象可以被分配给标本与其最相似的簇。神经网络聚类的两个比较著名的方法是竞争学习和自组织特征映射，这两种方法都涉及有竞争的神经元。

6）基于图聚类的方法

基于图论的方法，是新近发展较快的方法之一，它是利用图论和图形学的原理实现聚类的方法，该类算法可以处理更为复杂的簇结构，如非凸结构，并能收敛于全局最优解。图聚类算法的代表有：最小生成树（MST）、基于有向树的聚类算法、基于 Delaunay 三角图算法（DTG）、基于强连接子图算法（HCS）、基于连通核的可辨识聚类算法（CLICK）、CAST 算法、基于 P 加权最小公共母图算法（WMCSP）、基于最大公共子图的算法（McGregor）及其谱技术聚类的方法。

图聚类技术难点主要体现在算法的计算复杂度、高维数据的处理，基于谱技术的聚类的方法成为了研究的热点。谱算法框架一般可归纳为三步：首先构造数据集的相似矩阵；然后通过计算相似矩阵或者拉普拉斯矩阵的前 k 个特征值与特征向量，构建特征向量空间；最后利用 $k-$means 或其他经典聚类算法对特征空间中的特征向量进行聚类。常见的算法有：基于归一化割的图像分割（SM）及改进的算法（KVV），低速率割的方法（MRC），用归一化后拉普拉斯特征向量表达目标数据再用 $k-$means 算法实现聚类的方法（NJW），矩阵特征向量表达的聚类方法 MULTICUT 和 ANCHOR 算法等。

7）基于模糊聚类的方法

模糊聚类算法先初始化构建一个初步的划分，将数据划分为 k 个模糊组，构建一个隶属矩阵 U，通过隶属矩阵求解每个模糊组的中心点，根据计算出的中心点来获得当前划分的目标函数值，将当前获得的目标函数值与上一次获得的目标函数值进行比较，如果满足截止条件则终止算法，否则更新隶属矩阵 U，重复以上步骤。

A. Baraldi 与 P. Blond 等人综述了模糊聚类算法，上面描述的模糊聚类过程即为 FCM（fuzzy c - means）算法，该算法于 1974 年由 Bezdek 提出。FCM是最流行并且应用广泛的模糊聚类算法，相对于 k - means 算法，FCM 算法能够部分避免陷入局部最优的问题，而这一直都是困扰聚类算法的一个难题。在 FCM 算法的基础上，很多学者提出了一些改进的算法，这些改进集中在隶属函数设计，加速聚类过程，避免陷入局部最优等方面。由于原始的 FCM 算法是基于欧式距离的，即要求数据空间为球形空间，不能处理椭圆形的数据空间，国内的王丽娟等针对这一问题提出了一种给每个特征属性加权的模糊聚类算法，CF - WFCM 算法。由前面 FCM 算法过程的描述可知在迭代计算的过程中要存储计算整个隶属矩阵 U，并且要不断地更新计算中心点，因此FCM 算法的计算复杂度较高，难以用于大型数据集。基于此，Richard. J. Hathaway 等给出了一个扩展快速 FCM 算法——geFFCM。同样为了加速FCM 算法的运行效率，Kolen 等将原始的 FCM 中的交替更新隶属矩阵中耗费内存空间的过程移除，将两步更新合并为一步更新，显著地加快了聚类运行效率。由于 FCM 可能过度划分数据集，Nikolaos A. Laskaris 等给出了一种 Beyond FCM 的算法，该算法增加了一个基于图的后处理阶段。N. R. Pal 等给出了一个中概率 FCM 算法。D. Dembele 与 P. Kastn 等采用 FCM 对 DNA 微阵列数据进行聚类分析；Marie - Hélèn Masson 等提出了一种用于对象数据聚类的算法 ECM。

除 FCM 算法，还有一些其他的模糊聚类算法，如迭代贝叶斯模糊聚类，模糊子空间聚类（FSC），结合 FCM 和最大期望估计使算法能够有效地分析簇间对象个数、密度、形状变化较大的情况；活跃半监督模糊聚类算法，模糊自组织映射聚类算法等。

8）基于基因表达数据分析的聚类方法

随着人类基因组计划的实施，目前已经产生了大量的 DNA（脱氧核糖核酸）和蛋白质序列，如何在这些海量的生物信息中提取有用的信息是目前生物信息学研究的重要问题。目前生物信息学已大量应用于基因的发现和预测，可以利用生物信息学去发现基因的蛋白质产物的功能，为基因和蛋白质同源关系的搜寻和家族的分类提供信息。目前随着生物信息学的算法、程序的不断改善，使得不仅能够从一级结构，也能从估计结构上发现同源关系。

基因表达数据能够在基因组的水平上检测基因转录产物 mRNA（信使核糖核酸）的丰度，目前基因表达数据主要通过 cDNA（互补脱氧核糖核酸）微阵列、基因芯片等高通量技术取得。在生物信息学领域，人们提出了大量用于基因表达数据的聚类算法。Jiang Daxi 等将用于基因表达数据分析的聚类算法分为三类：①基于基因的聚类；②基于样本的聚类；③两路聚类。杨春梅等描述了对基因表达数据进行处理时如何选择恰当的数据预处理方式和相似性度量以获得高质量聚类结果。对基因数据进行聚类分析后，一个重要的问题就是如何进行聚类确认。聚类确认是聚类分析过程中的必要环节，其目的是对聚类结果的质量和聚类算法的性能进行评估，有助于聚类结果的注释。基于图模型的聚类算法被广泛用于基因表达数据的分析，Yu Zhiwe 等提出了一种基于图的一致聚类算法；Vincent S. Tseng 等提出了一种无参数的相关搜索聚类算法；J. Gollub 等综述了聚类算法在基因表达数据分析中的应用，对了解相关技术和方法有较大的帮助。

9）蛋白质序列分析聚类算法

蛋白质是组成生物体的基本物质，是生命活动的主要承担者，一切生命活动无不与蛋白质有关。通过多年的积累，目前已经形成了海量的蛋白质序列数据库，比较知名的序列数据库有 SCOP，COG，UniProtKB/Swiss - Prot。蛋白质结构分类数据库 SCOP 由英国医学研究委员会（Medical Research Council 简称 MRC）的分子生物学实验室和蛋白质工程研究中心开发和维护。SCOP 的目标是提供关于已知结构蛋白质之间的结构和进化关系的信息，该数据库对已知三维结构的蛋白质进行分类，并描述了它们之间的结构和进化关系，所涉及的蛋白质包括结构数据库 PDB 中的所有条目。蛋白质直系同源簇

（COG）数据库是对细菌、藻类和真核生物的 21 个完整基因组的编码蛋白，根据系统进化关系分类构建而成。COG 数据库对于预测单个蛋白质的功能和整个新基因组中蛋白质的功能都很有用。Swiss – Prot 蛋白质序列数据库，由瑞士日内瓦大学和欧洲分子生物学实验室 EMBL 于 1986 年共同合作建立。Swiss – Prot 力图提供高质量的数据注释信息，包括对蛋白质功能、结构域、翻译后修饰、突变体等的描述，并保证序列数据的非冗余性，旨在帮助基因组和蛋白质组以及相关的分子生物学研究人员提供有关蛋白质序列的最新消息。一般来说，任何蛋白质序列数据的搜索和比较都应从 Swiss – Prot 开始。

面对庞大的序列数据库，如果能仅仅根据序列信息就可以确定蛋白质的家族信息，那么将有助于分析相似蛋白质的功能差异性并且揭示蛋白质之间的相互作用原理。目前实验测出的蛋白质序列数量已经远远超出已经确定功能的蛋白质序列，如何根据现有的已经确定功能的蛋白质序列来分析预测新的蛋白质序列的功能并鉴别蛋白质序列之间的差异性是摆在生物学家面前的重要问题。聚类分析通过测量蛋白质序列之间的相似性对蛋白质序列进行有效的划分，为确定蛋白质序列的家族信息和预测蛋白质序列的功能及对蛋白质序列进行同源检测提供了有力的依据。

目前已经有很多聚类方法用于蛋白质序列分析，它们主要分为两类：①基于完全连通图的方法，在图中顶点表示蛋白质，赋权的边表示蛋白质之间的距离，通过对图中的边进行裁剪操作来获得一个特定门限值下的分类结果，如 GeneRAGE 算法和 FORCE 算法，GeneRAGE 算法将序列之间的相似度用一个二元矩阵来表示，采用迭代调用 SmithWaterman 动态规划序列比对算法来获得蛋白质序列的正确家族信息；②使用单链聚类组织一个树来反映蛋白质之间的距离，同样使用一个门限值来获得分类结果，如 ProtoMap、SYSTERS 和 ProClust 算法，ProtoMap 提供了一种基于成对相似度的自动化分类方法，它不需要任何的多重序列比对预处理或预定义分组。A. Paccanaro 等给出了一种基于谱聚类的全局蛋白质序列聚类方法并理论上证明了方法的有效性，而且分析指出了其他局部方法的局限性。A. Kelil 等提出的 CLUSS 算法提供了一种新的蛋白质序列相似度计算方法 SMS（substitution matching similarity），通过层次化聚类方法生成系统进化树，对进化树节点赋予协相似度值，最后通过门限值来划分不同的蛋白质家族。虽然目前已经产生了大量优秀的用于蛋白质序列分析的聚类算法，但是由于蛋白质序列数量庞大，且目前已经确定功能的蛋白质序列并不是很多，因此目前用于蛋白质序列聚类的方法都有很多局限性，很难在各种数据库的数据中间均取得较好的聚类结果。

3. 在中医药中的应用

随着中医数据库的发展，聚类的方法在中医药各个领域得到了广泛的应用。

1）中医证候分析

聚类分析在中医辨证客观化、定量化、标准化的研究中，多用于疾病的中医证候分类，为中医临床辨证论治依据提供分型的方法学。由于采集的中医证候信息数据为属性变量，这种变量的特点给聚类分析方法的选择带来一定的局限性，因此在病例的聚类过程中，需进行多种聚类方法的探索性分析。如欧爱华等在 SARS 与急性上呼吸道感染中医证候分型及指标数量化方法的研究中，运用组间均联法和最小方差法的同时也进行了其他的聚类方法的探索性分析。目前，常用于中医证候聚类分型的方法有最小方差法、组间均联法，所选择的测度（距离）有欧几里德距离、形状测度等。由于对聚类分析方法优劣的评价至今尚无系统的检验理论，因此在样品聚类分析中，最重要的是根据病人四诊指标的变量类型，进行多种聚类方法下的探索性分析，并且对每次聚类的结果结合专业知识进行判断，最后选取较为符合专业特征的分类结果并给予临床较为合理的证候名称。

唐雪春等在总结支气管扩张患者中医证候分布特征时，使用分析中离差平方和法合用欧氏平方距离的分层聚类方法，进行四诊指标频数的描述性分析，利用频数进行二次归一，计算四诊指标权重，得出聚为不同类别证型的主要症状，经由医生根据专业知识和临床经验，明确聚为一类症候群的证候分型，再将原临床辨证分型与聚类分析的证型进行相互验证。最终结果提示该病中医证候可分为痰热蕴肺、肝火犯肺、气虚血瘀、肺阴虚等四个证型。这与张惠勇等对 563 例支气管扩张患者的证候进行随访调查研究的结论相近。二者相互印证，提示聚类分析应用于证候的回顾性研究可能较为准确地综合反映证候的临床信息特征。刘胜、林琳、吴焕林等在各自的研究中，也运用了同样的聚类方法。张世筠等以 varclus 过程对肝证进行变量聚类分析，通过斜交旋转的主成分聚类分析，把与各类相关系数最大的变量分配到相应的类中，使由类成分所解释的方差最大，从而达到减少变量，即用信息损失很少的类成分集代替大变量集。经此变量聚类方法，关系密切、性质相似的证型被归为同一类，中医肝证最后分为 3 类：实证、风证、虚证。刘罡等用模糊聚类分析，通过对所有糖尿病视网膜病变（DR）患者以其中医证候量化表中的各个症状的得分为测量指标（因变量），患者的 ID 号为应变量进行聚类分析，将所有患者分为三组，再对这三组患者的 DR 分期情况进行卡方检验，发现按中医症状划分为三组的患者各组的 DR 分期具有质的区别，并且依照中医症状表现的轻重，从轻到重分别对应于 DR 临床前期、DR 非增殖期和 DR 增殖期。通过分析结果可以看出，糖尿病患者的中医症状与 DR 分期有着内在的联系，说明以 DR 的三期划分对糖尿病患者的中医证候进行分析，具有相应的科学依据。李海霞等介绍了运用扩展熵的无监督聚类分析方法，其聚类过程可归纳为：①首先将要聚类的对象看成最小的聚类集合，即每组数据都是一类；②对每对数据组都计算其合并所产生的信息损失量，选择信息损失量最小的一对数据组进行合并，合并后将其看作一组数据，其数值的比值按相应的公式进行计算；③对合并后的数据对象重新按照步骤②进行聚类，直到所有数据组都聚成一类，据每一步聚类的信息损失量来确定应该选择的聚类数。由于随着聚类步骤的增加，信息损失量会逐渐增加，确定聚类数的一个客观标准就是两步之间的信息损失量有显著变化，说明接下来聚类信息损失量太大而不能代表原数据对象。同时以冠心病心绞痛的证候聚类为例进行无监督聚类，聚类的结果与中医辨证相符，说明无监督的聚类，可以排除人为因素造成的误差和导向，更客观地为数据聚类。

上述聚类分析的方法主要包括了系统聚类方法结合频数分析、系统聚类方法结合主成分分析、主成分聚类分析、基于模型的神经网络聚类分析、模糊聚类分析、基于扩展熵的无监督聚类分析等。其中系统聚类结合其他方法在中医证候研究中的运用较为常见，但其在证候研究中也有一定的不足：①类数的确定具有主观因素；②在聚类分析中，中医认为一个症状可由多个病因引起，而聚类分析对症状的归属要求专一性，这是聚类分析在研究证候时的矛盾，也是一个局限；③聚类结果的好坏没有评价的客观标准，绝大部分情况下聚类结果的好坏是由结果的有用性来决定的。随着中医辨证的客观化、标准化不断深入，将会有更多的聚类分析方法运用于中医证候的聚类分析中，而且随着更多的聚类分析方法的应用，中医证候的聚类研究将更为客观化。

2）中医基础分析

在此类研究中，模糊聚类的应用较为常见。如何裕民等在对 5 088 份体质问卷进行中医体质学说的研究时，利用 Foxpro 数据库，将所收集的问卷经模糊聚类，聚合出了强壮型、虚弱型、偏寒型、偏热型、偏湿型、瘀滞型等体质类别，并对上述体质类别进行了相关性的分析。聚类分析的结果对偏燥型的 5 个子项区分度不高，因此没有确立偏燥型的体质。余兴龙等考虑到中医舌诊对各种舌象的划分界限较模糊，对舌象的自动识别运用模糊数学原理进行聚类分析。此外也有其他聚类分析的方法在中医的相关领域研究中运用，如徐丽等在开展中国人亚健康状态评估表条目的初步筛选过程中，系统聚类分析法被充分利用，不仅用于选择有代表性的条目，还用于考察量表结构的设计，即各方面的确定（如条目的分类）是否合理。聚类分析结果提示：亚健康量表结构中，抑郁和焦虑两个方面的条目被聚在同一类内，与因子分析和相关分析结果一致。据此得出应该综合应用多种方法进行量表条目的筛选，提高量表的质量。张维波对人体十二经原穴皮肤二氧化碳呼出量相关性的分析中，使用了系统聚类，主要考察类平均法的结果，并参考 Ward 法（离差平方和法），结果表明两种方法的聚类结果大体上是一致的，也说明不同聚类方法可以相互作为检验方法。张启明等使用偏斜主成分聚类的方法，对教材所有医案涉及的病名、病位、病因或病理结果、证型、症状及用药分类等内容进行分析，进而揭示五脏之间的亲疏关系。基于聚类分析的类树结构发现心与肾最常同时发病，其次是肝与脾，肺最不易同其余四脏一同发病。班晓娟等尝试将模拟退火算法用于病例的划分聚类实践中，提出基于模拟退火的病例聚类算法。该算法使用高效的 XML 编辑距离作为判断基于 XML 描述的病例间相似性的度量测度，通过模拟金属从高温缓慢冷却的退火过程来实现名老中医数据库中病例的最优聚类。通过在数据库测试模型上进行实验，表明文章所提出的聚类算法有助于提高病例的查询效率，且具有较高的查询准确率。王米渠等以寒证基因芯片数据库分析为基础，设计了四类相互关联的分析方法：①纵向发展的聚类分析（个体用药前后的连续追踪）；②横向互比的聚类分析（应用树状分层图、多维标度和平滑聚类等分析方法）；③分证候的聚类分析（如肢冷单个证候疗效的分析，进而将39个寒证分证候聚类为六大类并做进一步分析）；④合寒证聚类分析（综合因素分析、聚类分析等方法研究寒证主效基因组及其组合模式对基因表达谱的决定性影响，寒证证候变量主导因素及其与主效基因组的相互关系等），但未见其进行数据验证。

3）方药分析

在方剂研究中，聚类分析多用于方剂中的用药规律、用药方案筛选等相关研究中。李国春等采用 $k-means$ 算法对用于治疗慢性胃炎的汉代著名方剂半夏泻心汤的临床用药量进行了分析，发现该方在临床应用中，每味中药的药量是呈现有规律的变化的。肖小河等以国家、北京方案和广东方案推荐的中医药防治 SARS 的技术方案为代表，采用组间平均的聚类分析方法，探讨中医药防治组方用药的基本规律、特点和经验。聚类分析结果显示，中医药抗击 SARS 的系列处方中，国家与地方、地方与地方、南方与北方、预防与治疗、试行与修订、中成药与汤剂等之间，既存在一定的差异性，也存在一定的相似性。

在中药的相关研究中，目前中药的四性、五味相关聚类以及同类中药之间的相互关系研究较多，各种聚类方法都有应用。俞仲毅等以药性为变量，器官组织为样本，$k-means$ 聚类分析为探索性分类工具，对药性与器官组织机能变化的相关数据矩阵进行快速分类。结果表明，当将器官组织分为11类时，寒、微寒、凉、热、温、微温、平等药性变量之间有显著差异，而器官组织形成的类别最少。周鲁等应用模糊数学中的聚类分析方法，讨论解表类中药之间的相互关系。首先对采用文字表述的中药药性的四气五味、升降浮沉、功能主治等基本概念进行量化，量化后通过一定运算法则，得到等价矩阵后，选择合适的 λ 值进行样本的截集聚类。结果表明，在较低的截集水平上，所有的辛温解表药和辛凉解表药聚为一类，反映出其解表共性；而在较高的截集水平上则分为多类，反映出其药性的差异。相比之下，辛温解表药之间的药性差异小于辛凉解表药之间的药性差异。张明雪等将系统聚类分析用于分析实验中正常组、模型组、温心胶囊治疗组是否自成一类，由此判断造模方法的特异性和温心胶囊的有效性。张晓杰为研究荨麻疹辨证论治规律，对古今 185 首方剂，采用聚类分析的方法，形成 12 个聚类方。将麻疹的辨证论治分为风热相搏证、风寒外束证、肠胃湿热证、气虚卫外不固证、血虚肌肤失养证、血虚经络阻滞证、寒湿中阻证和阳虚失煦证。高彦伟等利用摄动模糊聚类方法对中药复方桂枝汤的药群进行了分类，结果表明该方法优于传统模糊聚类方法，避免了利用传递闭包求模糊等价矩阵进行分类的失真问题，与中药传统组方原则相吻合，能够避免传统聚类方法的失真。当取截集水平为 0.5 或 0.6 或 0.7 时，将桂枝汤的药群分成 4 类：桂枝、白芍、生姜、（大枣、甘草）；当取截集水平为 0.4 时，将桂枝汤的药群分成 3 类：（桂枝、大枣、甘草）、白芍、生姜。研究发现，利用模糊数学方法结合计算机技术研究中药复方的配伍规律是可行的，为中药方剂问题的研究提供了一种新的思路和技术途径。

三、关联规则

1. 概述

R. Agrawal 等人于 1993 年首先提出了挖掘顾客交易数据库中项集间的关联规则问题，其核心方法是基于频集理论的递推方法。此后人们对关联规则的挖掘问题进行了大量研究，包括对 Apriori 算法优化、多层次关联规则算法、多值属性关联规则算法、其他关联规则算法等，以提高算法挖掘规则的效率。

其基本原理如下：

设 $I = \{i_1, i_2, \cdots, i_m\}$ 是 m 个不同的项目组成的集合，给定一个事务数据库 D，其中的每一个事务 T 是 I 中一组项目的集合，即 $T \subset I$，T 有一个唯一的标志符 TID。若项集 $X \subset I$ 且 $X \subset T$，则事务集 T 包含项集 X。一条关联规则就是形如 $X \Rightarrow Y$ 的蕴涵式，其中 $X \subset I$，$Y \subset I$，$X \cap Y = \varnothing$。关联规则 $X \Rightarrow Y$ 成立的条件：它具有支持度 s，即事务数据库 D 中至少有 $s\%$ 的事务包含 $X \cup Y$；它具有置信度 c，即在事务数据库 D 中包含 X 的事务至少有 $c\%$ 同时也包含 Y。

关联规则挖掘问题就是在事务数据库 D 中找出具有用户给定的最小支持度 minsup 和最小置信度 minconf 的关联规则。关联规则挖掘问题可以分解为以下两个子问题。

（1）找出存在与事务数据库中的所有强项集。项集 X 的支持度 $support$ (X) 不小于用户给定的最小支持度 $minsup$，则称 X 为强项集（large itemset）或频繁项集（frequent itemset）。

（2）利用强项集生成关联规则。对于每个强项集 A，若 $B \subset A$，$B \neq \varnothing$，且 $support$（A）$/support$（B）$\geqslant minconf$，则有关联规则 $B \Rightarrow (A-B)$。

2. 分类及研究现状

随着关联规则挖掘研究的发展，出现了很多全新形式的关联规则。关联规则挖掘研究根据处理的数据集的性质和挖掘结果的不同有不同的分类方式。

1）根据变量类型的分类

根据规则里所处理的值的类型，关联规则可以分为布尔型关联规则和数值型关联规则。

布尔型关联规则是只考虑关联项在数据库的事务中出现或不出现两种情况，处理的值都是离散的、种类化的，它显示了这些变量之间的关系。而数值型关联规则是描述量化项目（或属性）之间的关系，一般采用对项目（或属性）量化值的区间化处理，对数值型字段进行处理，将其进行动态的分割，或者直接对原始的数据进行处理，当然数值型关联规则中也可以包含种类变量。因此，数值关联规则处理的变量的取值是连续的、数值化的。例如，性别＝"女"$\Rightarrow$职业＝"秘书"，是布尔型关联规则；性别＝"女"$\Rightarrow$avg－inc（平均收入）＝2 300，涉及的平均收入是数值类型，所以是一个数值型关联规则。

基于支持信任理论的关联规则挖掘布尔型描述的数据已经比较成熟。多值属性关联规则的形式为：$x = q_x \Rightarrow y = q_y$，其前件和后件对应的都是单一的数值，而不是区间，所提出的算法比较简单，但当需要发现所有属性之间的关联规则时，将遇到属性组合的爆炸问题。

目前提出的挖掘多值属性关联规则的算法大多是将多值属性关联规则挖掘问题转化为布尔型关联规则挖掘问题，即将多值属性的值划分为多个区间，每个区间作为一个属性，将类别属性的每一个类别当作一个属性，然后针对这些属性应用布尔关联规则挖掘算法。

如何划分区段是实现多值关联规则挖掘到布尔型关联规则挖掘转变的关键。其中有两个互相牵制的问题：当区段的范围太窄时，则可能使每个区段对应的属性支持度很低，出现"最小支持度问题"；当区段的范围太宽时，则可能使每个区段对应的属性可信度很低，出现"最小可信度问题"。

给定一个数据库 D，多值关联规则挖掘问题就是发现所有支持度和置信度分别大于等于用户给定的最小支持度 minsup 和最小置信度 minconf 的多值关联规则。关联规则中的项目可以是数值或类别。

多值关联规则挖掘问题一般按照以下步骤完成：

（1）在每个数值属性 x 的值域 $[l, u]$ 上确定划分的区间数及分割点，确定与属性 x 相关的原子集合 split (x)；

（2）将每个 $<x, l_k, u_k> \in$ split (x) 映射为一个逻辑属性 A，进而将所有数值属性及其值域区间映射为项目集；

（3）产生支持度大于等于最小支持度 minsup 的频繁项集；

（4）利用频繁项集产生置信度大于最小置信度 minconf 的关联规则；

（5）从所有产生的规则中确定出有趣的规则。

2）根据数据抽象层次的分类

根据规则中数据所涉及的抽象层次，关联规则可以分为单层关联规则和多层关联规则。

单层关联规则（single – level association rule）是指在给定的规则集中，规则不涉及不同抽象层的项或属性，没有考虑到现实的数据具有多个不同的层次；而在多层的关联规则中，对数据的多层性已经进行了充分的考虑。例如，"IBM 台式机⇒SONY 打印机"，是一个细节数据上的单层关联规则；"台式机⇒SONY 打印机"，是一个较高层次和细节层次之间的多层关联规则。

基于要挖掘的数据库中的概念层次和发现单一概念层次中的关联规则的算法，学者们提出了许多高效发现一般或多层关联规则的算法，主要有：Han 等的 ML – T2L1 及其变种 ML – T1LA，ML – TML1，ML – T2LA 和 R. Srikant 等的 Coumulate、Stratify 及其变种 Estimate、EstMerge 等。

（1）算法 ML – T2L1 的基本思想是首先根据要发现的任务从原事务数据库生成一个根据概念层次信息进行编码的事务数据库，利用这个具有概念层次信息的新生成的数据库，自顶向下逐层递进地在不同层次发现相应的关联规则。它实际上是算法 Apriori 在多概念层次环境中的扩展。根据在发现高层关联规则过程中所用的数据结构和所生成的中间结果的共享方式不同，算法 ML – T2L1 有三个变种：ML – T1LA，ML – TML1，ML – T2LA。

（2）算法 Coumulate 的基本思想与 Apriori 完全一样，只是在扫描到事务数据库某一事务时，将此事务中所有项的祖先加入到本事务中，并加入 3 个优化：对加入到事务中的祖先进行过滤；预先计算概念关系 T 中的每一个项的祖先，得到项集与其祖先的对照表 T^*；对既包含项集 X 又包含 X 的祖先的项集进行剪枝。

（3）算法 Stratify 基于"若项集 X 的父辈不是强项集，则 X 肯定不会是强项集"的事实进行设计。其基本思想为：在概念层次有向非循环图中，定义没有父辈的项集 X 的深度 depth（X）= 0，其他项集的深度为：［max（｛$depthX'/X'$ 是 X 的父辈｝）+1］。算法要对事务数据库进行多遍扫描，第 k（$k \geqslant 0$）次扫描计算深度为 k（$k \geqslant 0$）的所有项集 C_k 的支持数，并得出深度为 k（$k \geqslant 0$）的大项集 L_k。在第 k（$k \geqslant 1$）次扫描前，对 C_k 进行剪枝，即删除 C_k 中那些祖先包含在 $C_{k-1} – L_{k-1}$ 中的元素。

3）根据数据维数的分类

根据规则中涉及的数据的维数，关联规则可以分为单维关联规则和多维关联规则。

单维关联规则中的项或属性每个只涉及一个维，如用户购买的物品，仅考虑物品维，而在多维的关联规则中，要处理的数据将会涉及多个维。也就是说，单维关联规则是处理单个属性中的一些关系，而多维关联规则是处理各个属性之间的某些关系。例如，"啤酒⇒尿布"这条规则只涉及用户的购买的物品；"年龄 20~30，月收入 3 000⇒买电脑"这条规则同时涉及年龄、收入和购买物品这三个维，故而是多维关联规则。

（1）单维关联规则

①经典方法

R. Agrawal 等提出了 AIS，Apriori 算法。

在算法 AIS 中，候选强项集是在扫描数据库的过程中产生的，即在对数

据库进行第 k 次扫描时，候选强项集（其中每一个元素的元素个数不一定是 k 个，可以大于 k）是由第 $k-1$ 次扫描所产生的边界集（frontier set）通过增加当前事务中的项得到的，同时计算候选强项集中的元素支持数，直到某一次扫描所产生的边界集为空时停止运算，第 k 次扫描所产生的边界要大于本次扫描生成的强项集，该算法的缺点在于生成的候选强项集太大。

算法 Apriori 利用"在给定的事务数据库 D 中，任意强项集的子集都是强项集；任意弱项集的超集都是弱项集"这一原理对事务数据库进行多次扫描，第一次扫描得出大 1 – 项集 L_1，第 k（$k>1$）次扫描前先利用第 $k-1$ 次扫描的结果（即大（$k-1$）– 项集 L_{k-1}）和函数 Apriori – gen 产生候选大 k – 项集 C_k，然后在扫描过程中确定 C_k 中每个元素的支持数，最后在每次扫描结束时计算出大 k – 项集 L_k，算法在当候选大 k – 项集 C_k 为空时结束。该算法所产生的候选强项集比算法 AIS 小得多，提高了算法效率。

②DHP 算法

J. S. Park 等提出的 DHP 算法，是利用哈西（Hashing）技术有效地改进了候选强项集的生成过程，产生了比前述算法更小的候选强项集（对大 2 – 候选集尤为明显），同时也缩减了事务数据库的大小，减小了 I/O 操作时间，其效率比 Apriori 算法有明显提高。

③频集算法的优化方法

虽然 Apriori 算法自身已经进行了一定的优化，但是在实际的应用中，还是存在不令人满意的地方，于是人们相继提出了一些优化的方法。

a. 基于划分的方法。Savasere 等设计了一个基于划分的算法。该算法分为两部分：在第一部分中，算法首先将要在其中发现关联规则的事务数据库 D 分为 n 个互不相交的事务数据库的 D_1，D_2，…，D_n，D_i（$i=1$，2，…，n）的大小要求能够容纳在内存之中，然后将每个分事务数据库 D^i（$i=1$，2，…，n）读入内存并发现其中的强项集 L_i，最后在第一部分结束时将所有分事务数据库的强项集合并成为一个在事务数据库 D 中的潜在强项集 $L_p = \overset{n}{\underset{i=1}{U}} L_i$；算法第二部分计算潜在强项集 L_p 在事务数据库 D 中的支持数，并得出强项集 L。该算法只对事务数据库 D 扫描 2 次，大大减少了 I/O 操作，从而提高了算法效率。

b. 基于采样的方法。基于对数据集前一遍扫描得到的信息，对此仔细地做组合分析，可以得到一个改进的算法。Mannila 等先考虑了这一点，他们认为采样是发现规则的一个有效途径，随后又由 Toivonen 进一步发展了这个思想，先使用从数据库中抽取出来的采样得到一些在整个数据库中可能成立的规则，然后对数据库的剩余部分验证这个结果。Toivonen 的算法相当简单并显著地减少了 I/O 代价，但是一个很大的缺点是产生的结果不精确，即存在所谓的数据扭曲（data skew）。分布在同一页面上的数据时常是高度相关的，可能不能表示整个数据库中模式的分布，由此导致采样 5% 的交易数据所花费的代价可能同扫描一遍数据库相近。Lin 和 Dunham 讨论了反扭曲（anti – skew）算法来挖掘关联规则，他们引入的技术使扫描数据库的次数少于 2 次，算法使用了采样处理来收集有关数据的次数，以减少扫描遍数。

Brin 等提出的算法使用比传统算法少的扫描遍数来发现频集，同时比基于采样的方法使用更少的候选集，改进了算法在低层的运行效率。具体的考虑是，在计算 k – 项集时，一旦认为某个 $(k + 1)$ – 项集可能是频集时，就并行地计算 $(k + 1)$ – 项集的支持度，算法需要的总的扫描次数通常少于最大的频集的项数。在这里，基于工作基础他们也使用了杂凑技术，并提出产生"相关规则"（correlation rules）的一个新方法。

c. 减少交易的个数。R. Agrawal 等人提出的 AprioriTid 和 AprioriHybrid 算法。AprioriTid 算法除了具有 Apriori 算法的特点外，还有另外一个特点，即仅在第一次扫描时用事务数据库 D 计算候选强项集的支持数，其他各次扫描用其上一次扫描生成的候选数据库 D' 来计算候选强项集的支持数。在最后的几次扫描中，D' 的大小要远远小于 D，减少 I/O 操作时间，提高了算法效率。AprioriHybrid 算法是 Apriori 算法与 AprioriTid 算法的结合，当候选事务数据库 D' 不能完全容纳于内存时用 Apriori 算法，当内存能够完全容纳候选事务数据库 D' 时，则用 AprioriTid 算法。

d. 基于兴趣度的关联规则挖掘算法。现有的关联规则挖掘算法主要考虑可信度和支持度的阈值，如经典的 Apriori 算法和 DHP 算法。然而过去的一些应用发现，从一个数据库中很容易产生大量规则，但是其中的大部分对用户来说可能是不感兴趣的或者是没用的，甚至还可能引起误导。R. Srikant 等给出了感兴趣规则的定义（R – interesting），后来有人对感兴趣的规则定义做了改进。A. Savasere 等定义了否定关联规则的兴趣度，周欣等提出了一个基于差异思想的兴趣度定义，并提出了改进的定义以及使用兴趣度后对挖掘算法的修改等。

e. 基于约束的规则挖掘。基于约束的关联规则的主要目的是发现更有趣的、更实用的和更特别的关联规则。R. Srikant 等研究了在提供布尔表达式约束情况下的关联规则发现问题。布尔表达式约束允许用户指定他所感兴趣的关联规则的集合，这种约束不仅可以对事务数据库进行预加工，而且可以把它集成在挖掘算法内部，从而提高算法的执行效率。根据这种继承方式的不同给出了 3 种不同的算法：MultipleJoins，Recorder，Direct。R. Ng 等提出并分析了用户所给出的两个对发现算法的剪枝步骤非常重要的属性：反单调性（anti-monotonicity）和简洁性（succinctness），提出了一个高效的基于约束的关联规则的挖掘算法 CAP。另一种类型的基于约束的关联规则挖掘方法是元模式制导的关联规则挖掘算法。这种类型的发现算法首先由用户给定要发现的关联规则的元模式或模板，然后根据这种模式提出了两个相应的算法：大谓词增长算法（large predicate-growing）和直接 P 谓词测试算法（direct P-predicate testing）。

对于基于 Apriori 的频集方法，即使进行了优化，但一些固有的缺陷还是无法克服。Apriori 算法及其优化算法可能产生大量的候选集。当长度为 1 的频集有 10 000 个的时候，长度为 2 的候选集就会成指数倍增长，其候选集个数将会超过 10^7。如果要生成一个很长的规则时，要产生的中间元素也是巨大量的。对此可采用 FP 树算法解决。

FP 树算法采用了一种 FP-growth 的方法。它采用了分而治之的策略：在对数据库进行第一次扫描后，把找到的频集压缩进一棵频繁模式树（FP-tree），同时依然保留其中的关联信息。随后再将 FP-tree 分化成一些条件库，每个库和一个长度为 1 的频集相关。然后再对这些条件库分别进行挖掘。当原始数据量很大的时候，也可以结合划分的方法，使得一个 FP-tree 可以放入主存中。实验表明，FP-growth 对不同长度的规则都有很好的适应性，同时在效率上比 Apriori 算法有很大的提高。

④增量式关联规则挖掘算法

关联规则增量更新主要有 3 个问题：a. 在给定的最小支持度和最小置信度下，当一个新的数据集 db 添加到旧的数据库 DB 中时，如何生成 db－DB 中的关联规则；b. 在给定的最小支持度和最小置信度下，当一个数据集 db 从旧的数据库 DB 中删除时，如何生成 DB－db 中的关联规则；c. 给定数据库 DB，在最小支持度和最小置信度发生变化时，如何生成数据库 DB 中的关联规则。

所有的关联规则更新问题都可以归结为以上 3 种情况或它们的组合。解决关联规则更新问题的最直观和最简单的方法就是运用挖掘算法对更新后的数据库重新进行挖掘。这种方法虽然实现简单，但是没有充分利用已经得到的结果，效率较低。

D. W. Cheung 等首先考虑了关联规则的高效更新问题，提出的增量式更新算法 FUP，FUP 的基本框架和 Apriori 是一致的。算法 FUP2 考虑了关联规则更新的第 1 个和第 2 个问题，给出了一个解决这两个问题较通用的算法。DELI 算法用来估计某一数据库发生变化前与发生变化后的关联规则变化的大小，若变化较大，则需要进行关联规则的更新；若变化较小，则认为不用进行关联规则更新，从而避免盲目的更新。冯玉才等针对关联规则更新的第 3 个问题进行了研究，设计出了相应的 IUA 和 PIUA 算法。

算法 IUA 采用了一个独特的候选强项集生成算法 IUA－GEN，在每一次对数据库 DB 扫描之前生成较小的候选强项集，从而提高了算法的效率。它也要求上一次对数据库进行挖掘时发现的强项集 $L = \overset{n}{\underset{i=1}{U}} L_i$（$n$ 为 L 中最大元素的元素个数）在本次挖掘时是可以得到的。人们在发现关联规则时，常常需要不断地调整最小支持度和最小可信度来聚集到那些真正令其感兴趣的关联规则上，因而该算法具有很重要的意义。在 IUA 算法中，将所有的频繁 k 项目集分成了互不相交的 3 类，这使得 IUA 算法能够很容易实现基于共享内存（shared－memory）多处理机结构的并行化，即 PIUA 算法。事实上，像 PIUA 这样的基于共享内存多处理机结构的并行算法特别有利于在限时应用中用来加快单个大顺序算法的计算。

单维关联规则算法除了以上介绍的之外，J. Roberto 等提出了一种在数据库中有效的挖掘长模式的 Max－Miner 算法。Max－Miner 算法采取了一种发现最长频集的策略：先从数据库中找出所有 1 - 项频集，由 1 - 项频繁项逐步形成 seteumeration 树，然后采用宽度优先搜索策略，同时根据最小支持度进行候选集的剪枝工作，产生并生成候选集。R. Wille 于 1999 年首先提出基于概念格的挖掘算法，提供了将数据库中蕴涵的知识形式化成有用概念的一种有效工具。

（2）多维关联规则

多维关联规则指关联规则涉及两个或两个以上变量。根据是否允许同一个维重复出现，多维关联规则又可以细分为维间关联规则（不允许维重复出现）和混合维关联规则（允许维在规则的左右同时出现）。比如，"年龄20 至30，喜欢郊游⇒喜欢游泳"就是混合维关联规则。维间关联规则和混合维关联规则的挖掘还要考虑不同的字段种类，即类别数据与数值数据。对于类别资料，一般关联规则算法都可以处理，而对于数值型资料，就需要将这些资料转换成类别资料才可以处理。

处理数值型字段的方法基本上有以下几种。

①数值字段被分成一些预定义的层次结构。这些区间都是由用户预先定义的。得出的规则也叫作静态数量关联规则。

②数值字段根据数据的分布分成了一些布尔字段。每个布尔字段都表示一个数值字段的区间，落在其中则为 1，反之为 0。这种分法是动态的。得出的规则叫布尔数量关联规则。

③数值字段被分成一些能体现其含义的区间。它考虑了数据之间的距离因素。得出的规则称基于距离的关联规则。

④直接用数值字段中的原始数据进行分析。使用一些统计的方法对数值字段的值进行分析，并且结合多层关联规则的概念，在多个层次之间进行比较，从而得出一些有用的规则。得出的规则称为多层数量关联规则。

4）根据挖掘扩充的分类

根据对关联挖掘的不同扩充，可以扩充为相关分析、最大频繁模式与频繁闭项集挖掘。相关分析可以识别项是否相关。最大模式是一个频繁模式 p，使得 p 的任何真超模式（即包含 p 的模式）都不是频繁的。频繁闭项集是一个频繁的闭的项集，即如果项目集 C 是闭的，那么就不存在 C 的任何真超集

C'，使得包含 C 的子模式的每个事务也包含 C'。使用最大频繁模式与频繁闭项集可以显著地减少挖掘所产生的频繁模式集的数量。

3. 在中医药中的应用

关联规则是数据挖掘领域中最为常用和成熟的方法之一，目的是从给定的事项中，挖掘出事物特征之间满足一定支持度和置信度的关联现象。因此，可应用关联规则帮助分析证候、中医症状体征的内在关系，更为客观和准确地把握疾病的病机病理，并有助于辨证论治客观化和规范化的研究。

1）方剂配伍分析

方剂配伍理论研究是较早引入关联规则数据挖掘技术的中医药研究领域之一。应用关联规则数据挖掘技术重点研究方剂中药物和药物之间、药量之间以及药对间的关联规律，在这一方面的应用积累了较为丰富的成果。蒋永光等以关联规则技术为主对 1 355 首脾胃方的药物之间的配伍关联关系进行了数据挖掘。陈波等应用关联规则对李东垣的脾胃方从药物间关联、症状间关联、处方结构与症状关联进行分析，得出升麻、柴胡、当归、黄芪等共同使用的规律，其组方结构以补中益气汤为基础，针对主治证候的变化而进行相应的加减变化。宋姚屏等应用关联规则技术对脾胃类方中药对的剂量进行分析，探寻药对间的相关性及其关联程度的差异，并就其缘由进行了分析。叶亮等利用关联规则技术对中医学历代典籍含有大枣的方剂进行数据挖掘得到与大枣配伍相关的频繁项集，发现大枣与甘草等 3 组中药配伍有显著关联性，与仲景方中大枣的配伍情况有明显对应关系。李振岳等应用关联规则技术对治疗伤寒病的中药复方药对配伍的规律进行分析研究，按伤寒六经分类进行伤寒病复方药对配伍规律的关联模式研究。研究结果显示，所得的六经药对与文献记录的六经主要药对组成基本一致。许钒等用关联规则等数据挖掘方法对当归芍药散的组方药味进行了探讨，认为在当归芍药散的组成中，当归、茯苓和芍药为主要成分，泽泻为特征成分，川芎、白术在其中发挥重要作用。陈擎文采用频数分析及关联规则来分析治疗中风的 9 个药对，以及最常用的 3 个药对。何前锋运用高频集挖掘的方法，得到中国方剂数据库的前 20 味高频药，并把高频用药组合与经验药对进行比较分析，提示可能成为新药对的组合。张润顺等以逍遥散为主方分析研究肝脾不调证中药配伍规律，得出茯苓、甘草、炒白术、柴胡、白芍、当归等为逍遥散的主要药物，且安神类药物以龙骨、牡蛎等为主，消食类药物以山楂、神曲、麦芽等为主。行气燥湿类方药以平胃散中药物为核心，如苍术、陈皮、厚朴等。活血化瘀类以丹参最为常用，常与莪术，或与黄芪，或与赤芍等药物配伍。理气和胃药中配伍较多的有木香与砂仁、陈皮与半夏、陈皮与枳壳、半夏与旋覆花等。健脾和中药以党参、半夏及厚朴，党参与厚朴，太子参与枳壳等较多。吴荣等分析 7 位名医治疗冠心病的方剂配伍规律。在其所使用的 175 种中药中，活血药、化痰药及补虚药之间的配伍是最常用的药物组合，瓜蒌薤白类方、活血通脉剂及生脉散等是名医治疗冠心病的基本方药，三者之间的配合应用构成了名医用药的一般规律。结果所得的名医治疗冠心病药对、药组反映了名医治疗冠心病标本同治的治疗思想。贾磊等应用关联规则研究王清任使用桃仁的药物配伍规律，找出了桃仁和其他药物的配伍主要集中在与活血化瘀、补血养血、补气药及理气药物的配伍几个方面。尚尔鑫等分析中药配伍禁忌的组成特点和配伍方式，结果显示部分属性组合如热与肺、热与寒、热与苦、热与甘、胃与热等在配伍禁忌中出现频率很高，而在药对中的出现频率则很低，证明在配伍禁忌组合中存在特定的性味归经属性组合，与药对存在明显的差异。张欢等研究古代文献和现代临床研究中治疗哮喘的方剂中药物配伍规律，发现所有哮喘方中，甘草的支持度最高，古方中支持度最高的药物为半夏，今方中支持度最高的为麻黄；古今方支持度较高的共同药物有麻黄、杏仁、甘草、半夏、五味子，共同药对有麻黄与杏仁、甘草与麻黄、甘草与杏仁、半夏与麻黄、半夏与甘草，药物集中在麻黄、甘草、杏仁、半夏。这些符合古今治疗哮喘的共同思想。

2）药证关系分析

由于中医诊疗过程类似于黑箱理论的原理，四诊合参得到的诊断信息作为信息输入，然后得出治疗疾病的方药作为信息输出。关联规则技术比较适合分析疾病、证候和药物之间的关联关系和规律，可以挖掘出其中隐含的药－证、药－症模式。这一方面的应用较多，故而相关的研究文献也较多。刘娟等应用关联规则技术对 321 首白术方进行数据挖掘，对白术类方的药物配伍规律进行了分析，结果提示白术有健脾和化湿两大功效，为脾虚湿蕴证之要药。纪荣芳等采用关联规则技术对中医治疗健忘或痴呆的中药方剂进行了数据挖掘，得出置信度最大的七种关联规则，认为中医治疗健忘或痴呆，重用补虚药、安神药、清热药。高铸烨等运用关联规则技术对急性冠脉综合征患者的中医四诊信息、治疗用药数据进行挖掘分析，认为中医常随症以益气、活血、化痰、养阴为主组方治疗急性冠脉综合征患者。叶亮等用关联规则技术探讨了古今医家用四物汤类方治疗痛经的用药规则，通过比较其置信度，确定古今医家在用药规律上无显著差别，在用四物汤类方治疗痛经时，香附、延胡索是与四物汤同时出现频率最高的药物。黄苏萍等运用关联规则技术对治疗失眠的专题数据库进行分析，揭示了药证对应的关联规则。宿树兰等应用关联规则技术探讨了痛经的用药规律，认为运用关联规则等数据挖掘技术，能较好地发现中医临床治疗痛经方药的用药规律，为临床遣方用药提供理论指导。李茵等对治疗骨质疏松症的中药复方数据，以关联规则技术进行数据挖掘，结果显示在治疗骨质疏松症的中药复方中，使用频次前几位的依次为熟地黄、淫羊藿、山药、杜仲等。郭超蜂等抽取古代妇科专著中治疗崩漏以及带下的方剂，应用 MS SQL SERVER 建立数据库，采用关联规则分析方法分析治疗崩漏及带下的用药规律。研究发现，明清时期治疗崩漏的方药以四物汤和四君子汤合方为最常用结构；治疗带下病的方药以健脾去湿药物为最常用结构，结果提示利用现代信息技术中的数据挖掘方法能够较准确地整理分析古代妇科专著中治疗崩漏、带下的用药规律，有益于中医药学的知识发现。陈连栋使用 Apriori 算法，利用 Apirori 性质，首先从事务集（120 个病例）中得到药物集和症状集，之后针对每一个症状，统计与之相关的药物出现频次，通过最小支持度与最小置信度得到强关联规则，挖掘出针对单个病症的用药规则。组合症状，挖掘用药规则，从而得到参考药方。孙秀丽等收集了临床整理历代医家诊治中风病过程中出现的各种中风症状及药物等，发现言语蹇涩、口眼歪斜、半身不遂及左瘫右痪这 4 个症状与防风、当归、川乌头及川芎这 4 味核心药物高度相关。这些信息为中风的诊断和治疗提供有力的支持。谭定英等分析《张仲景药对集》《中药药对大全》中"药物—药对—病症"的对应关系，结果发现在药物与病症关联分析中杏仁与水肿以及乌梅与瘰病、痞满等较常见。在药物与病症关联分析中发现，咳嗽常选用葶苈子、麻黄、杏仁；感冒、水肿选用细辛、麻黄及附子；水肿、咳嗽选择泽泻、牡蛎等。屠强等分析明清医籍、医案中关于疫病治疗的方药特色及药症关系，结果发现火热及伤津后的症状"面赤""便秘"与理气药"枳实"具有强相关关系，火热及伤津后的症状"谵语""便秘"与泻热通便之"芒硝"具有强相关关系；热扰心神之"心烦"与泻火除烦之"栀子"、解表除烦之"淡豆豉"具有强相关关系等。结论揭示了疫病总属热邪为患，易伤及营血，易耗伤气阴，初步揭示明清医家对疫病诊疗的学术思想及治疫经验。谭展鹏等分析当代名中医治疗痢疾医案发现，痢疾的证候以湿热蕴结和中气下陷为主，腹痛、下利脓血、里急后重为痢疾的三大主要症状，湿热蕴结证患者多用黄连、黄柏和白头翁，中气下陷多用升麻；且痢疾患者舌脉以红舌、黄苔、数脉、滑脉为常见，多用黄连、芍药、白头翁、金银花、茯苓、甘草等药物。

3）"证—症"关系分析

中医的"证"是由症候组成的。"证"的研究被认为是中医现代化的瓶颈，近现代以来对中医学的"证"的实质进行了多学科的研究。利用现代信息学的数据挖掘技术研究"证"与症候之间的关联规律被认为是一个重要的方向。陈明等对关联规则技术在中医疾病证候诊断中的应用进行了探讨，认为可以为证候诊断标准的研究提供新的方法学思路，为证候的计算机智能诊断奠定基础。李艳等对 RA（类风湿关节炎）中医诊断的特点进行了分析，认为中医学侧重于诊察 RA 的症状描述与环境因素。黄小波等以关联规则技术为工具，根据慢性疲劳综合征的临床表现，选择慢性疲劳综合征中气虚和血虚两种证型，通过分析"证"与症候之间的相关性，认为慢性疲劳综合征中气虚与血虚两种证型之间显著相关。沈亚诚等采用关联规则技术分析了绝经综合征症状与证候之间的联系和证候规律。陈明等运用关联规则技术探索肝硬变和中医辨证之间的关系，结果显示气滞/气郁证和血瘀证最小支持度分别为21%和25%，最小置信度分别为30%和35%，是最符合强规则的中医证候；认为关联规则技术能为中医药的深度挖掘和现代化研究提供研究。张承江等收集了中医古籍文献中有名称的中医肾病治疗方剂，并建立相应的数据库，然后应用关联规则挖掘算法对该数据库进行复方配伍规律的研究，对肾病复方的配伍规律在单味药、两味药以及多味药层次上进行了探索研究，提出了肾病中医治疗信息的关联规则挖掘算法。张菊英等收集《中医大辞典·方剂分册》和李东垣著作中的脾胃方，整理后建立脾胃方数据库，应用模糊聚类、系统聚类等方法，对脾胃方中的所有用药，根据功效及四气五味分别进行聚类，在此基础上，采用频繁项集探寻脾胃方的用药规律。李慧琴等对慢性乙型肝炎近10年的有关资料进行整理，建立慢性乙肝专病专方表，并利用频繁模式、关联规则等数据挖掘技术对中医方剂数据进行处理、分析，得到5味药物的频繁模式和药物关联。

4）医案分析

古代和近现代的著名中医留下了大量有价值的医案，以手工方式去分析这些宝贵临床经验中的关系和规律是难以完成的，数据挖掘技术为这方面的研究提供了强大而有力的工具。李文林等用数据挖掘方法探讨了名医经验中理—法—方—药之间的多重关联关系，为脾胃病的名医经验规律提供了重要的参考价值，但该领域的研究依然需要在扩大样本量的基础上进行方法学方面的进一步验证。吴丽萍等以关联规则为主对古代医籍中情志病证医案进行了分析，结果显示古代情志病证医案中病因、病位和病机以及辨证都具有一定的规律。李秀娟等以《董建华老年病医案》为数据源，采用关联规则技术等数据挖掘方法对医案进行数据挖掘，对核心药物、药对规律进行了分析，认为董建华治疗老年病善用理气药，药对以理气药药对为主，所用药对既有效法古人者，也有自己创见者。朱立成等采用关联规则分析名中医445例哮喘医案的病因、病位、证候与四诊信息的关联关系，病因、病位、证候、四诊信息与用药的关联关系，以及中药之间的关联关系，最终认为中医医案中的用药、四诊信息、病因、病位、证候之间存在一定关联性，可通过关联规则分析获取其中规律。邹石等以古代心悸医案为研究对象，建立数据库，进行频数分析和关联分析，挖掘出治疗心悸的基础方为半夏、陈皮、人参、茯苓、白术、甘草、当归、白芍、远志、茯神、酸枣仁、龙骨。欧阳志强等搜集已出版发行的名中医牙痛医案，采用关联规则和链接分析方法进行统计，分析显示牙痛治疗有两个核心组方，以浙贝母、赤芍、连翘、金银花、蒲公英、菊花为第一核心中药组方，石膏、知母、生地黄、牛膝、牡丹皮为第二核心中药组方，两组方与牙痛的中医治疗理论非常吻合。李文林等以临床收集的 628 例名医病案为对象，采用基于 FP - tree 的算法，对证型—症状、症状—药物，证型—药物之间的关联规则进行了挖掘。经过分析发现，挖掘出的大部分规则能得到合理的解释并具有一定的实际意义。

5）其他分析

随着研究的不断深入，关联规则运用的范围越来越广泛，如针灸处方研究、中药药性分析等。罗玲等检索从先秦至清代的古代中风针灸处方文献，用关联规则方法分析其治疗中腧穴、经络和特定穴运用规律，总结、提炼针灸处方配伍方式，得出了治疗半身不遂和不省人事的主要穴位和常用处方。杨霖等运用关联分析挖掘中药毒性研究中的应用价值及其可行性，发现有毒与热性有较大的关联，有毒药占热性药的 63%。有毒中药在热性而辛味，辛味而归肾经以及温性的中药中所占比例依次为 67%、33%、15.8%，且发现辛味有增加热性、温性、归肾经药毒性的作用等规律，提示临床选用具有这类药性中药时需特别留意其毒性作用。此外，在疾病风险预测等方面关联规则也有其特点。诸如关鹏等运用关联规则对细菌性痢疾疫情风险数据挖掘，发现朝阳市细菌性痢疾以夏季高发，此时平均气温、平均地温、月均最高气温、平均最低地面温度较高，月降水量高，月蒸发量为中度，因而气候湿热，而冬季发病率低，此时温度低，降水少，蒸发量小，气候阴冷。伤寒与副伤寒具有与细菌性痢疾同时高发的特点。这种方法有助于发现传染病与季节、气象等各种影响因素之间的关系，分辨出不同的传染病在季节与气候上的不同特征。

四、回归分析

1. 概述

随着以数据库、数据仓库等数据仓储技术为基础的信息系统在各行各业的应用，海量数据不断产生，导致数据库中存储的数据量急剧增大。然而，在大量的数据背后隐藏着许多重要信息，如能把这些信息从数据库中抽取出来，将会非常有用，数据挖掘技术就是伴随着这种需求从研究走向应用的。数据挖掘是从大量的、不完全的、有噪声的、模糊的、随机的数据中，提取隐含在其中的、人们事先不知道的、但又非常有用的信息和知识。

回归分析是通过一个或几个变量的变化去解释另一变量的变化，包括找出自变量与因变量、设定数学模型、检验模型、估计预测等环节。变量之间的关系，有的是确定的函数关系，有的则没有，变量 y 随着变量 x 而变化，但不能由 x 的取值精确求出 y 的值，变量 y 与 x 之间的这种关系称为相关关系。回归分析就是研究变量间相关关系的一种数理统计分析方法。

2. 分类及研究现状

一般来说，变量之间的关系可以分为两种：函数关系和统计关系。在数学中，变量之间大多是有明确数学表达式的函数关系。而在经济学、社会科学以及自然科学中，大量存在着另外一种变量间的趋势性关系。也就是说，x 与 y 并不能在某种函数关系下保持一一对应，然而却表现出很强的相随变动规律。这样的变量关系就叫作统计关系。

回归分析就是采用量化分析，研究自变量 x 与因变量 y 之间的这种统计关系。事实上，在统计关系中，认为因变量 y 的变化可以由两方面的因素造成：一方面是系统性因素，如果自变量是 x，则系统因素往往可以表达成 x 的函数形式 $f(x)$；另一方面，在 y 的变动中还存在大量的随机因素，它们的综合效果被记为 ε。进行回归模型建模的目的，就是要通过对观测数据的分析，建立因变量 y 与自变量 x 的统计模型。

根据自变量与因变量之间的关系，可以将回归分析分成线性回归分析和非线性回归分析。线性回归分析的研究方法和应用已经接近完美，而非线性回归分析的研究还处于初步阶段，近年来出现了一些有效的方法，如有理插值方法、小波分析方法等。

1）一元线性回归

在回归分析与建模中，如果因变量与自变量之间的关系是线性关系，则称之为线性回归模型；否则，称之为非线性回归模型。一元线性回归是描述两个变量之间统计关系的最简单的回归模型。一元线性回归虽然简单，但通过分析一元线性回归模型的建立过程，我们可以了解回归分析方法的基本思想及其在实际问题研究中的应用原理。

在实际问题的研究中，经常要研究某一现象与影响它的最主要因素的关系。如影响粮食产量的因素非常多，但在众多因素中，施肥量是一个最主要的因素，我们往往需要研究施肥量这一因素与粮食产量之间的关系。在消费问题的研究中，影响消费的因素很多，但我们可以只研究国民收入与消费额之间的关系，因为国民收入是影响消费的最主要因素。保险公司在研究火灾损失的规律时，把火灾发生地与最近的消防站的距离作为一个最主要因素，研究火灾损失与火灾发生地距最近消防站的距离之间的关系。上述几个例子都是研究两个变量之间的关系，而且它们的一个共同点是：两个变量之间有着密切的关系，但它们之间密切的程度并不能由一个变量唯一确定另一个变量，即它们之间的关系是一种非确定性的关系。

一元线性回归模型可以表示为：

$$y = \beta_0 + \beta_1 x + \varepsilon$$

其中，β_0，β_1 为回归参数；ε 是随机误差项。

若对 y 和 x 分别进行 n 次独立观测，得到 n 对观测值 (y_i, x_i) $(i = 1, 2, \cdots, n)$。这 n 对观测值之间的关系符合模型：

$$y = \beta_0 + \beta_1 x_i + \varepsilon_i$$

其中，β_0 与 β_1 作为总体回归参数，分别为回归直线的截距和斜率；x_i 是自变量在第 i 次观测时的取值；y_i 是对应于 x_i 的因变量取值；ε_i 被称为随机误差项。

ε_i 是一个随机变量，它服从高斯–马尔科夫（Gauss – Markov）假定，即服从均值为零、方差为 σ^2 的正态分布，并且对于不同的观测 $i \neq j$，有 Cov $(\varepsilon_i, \varepsilon_j) = 0$，同时它与 x_i 也不存在相关性。

2）多元回归

在大多数的实际问题中，影响因变量的因素不是一个而是多个，一般称这类问题为多元回归分析问题。它是多元统计分析的各种方法中应用最广泛的一种。多元回归分析，是预测中常用的一种方法，通过建立变量与解释变量之间的数学模型，对建立的数学模型进行 R 检验，F 检验，t 检验，在符合判定条件的情况下把给定的解释变量的数值代入回归模型，从而计算出变量的未来值即预测值。

多元回归方法因其实用性及有效性，在现今社会越来越多的领域得到广泛应用。早在 1986 年，郑钟光就将多元回归分析应用在矿石体重测定中，并用实践证明了这一方法具有较大的优越性。苑玉风应用多元回归分析和逐步回归分析，研究某种汽车发动机用球墨铸铁活塞环球化率的影响因素，并建立了相关关系。李金海在多元回归数学模型基础上，提出了多元回归方法的应用步骤。另外，这一方法也被广泛地应用于预报各种气象参数。牛桂萍、黄祖英用多元回归分析做暴雨的长期预报，虽然误差较大，但他们同时指出有待于因子本身做进一步的改进。林祖享、梁舜华运用多元回归方程，绘制出赤潮生物的变化趋势图，并预报是否可能发生赤潮。此外，多元回归分析方法也被越来越多地应用于预报各种自然灾害。王震宇等将这一方法用于滑坡预报，并用实例证明了能在一定程度上解决滑坡的预报问题。刘昌蓉等采用多元线性回归分析方法，建立地质灾害危险级别的评价模型，按照计算结果综合反映出地质灾害活跃程度的高低，对该区域进行有效防治，从而有利于地质灾害的减轻减少。袁宇运用多元回归分析法，建立了化学污染面积、纵深与诸条件的关系，快速估算预测出突出性化学污染危害，并提前做出防范措施。索南仁欠也提出了水质污染的多元回归分析方法，这一方法的建立有助于我们更加直观地了解水质的最显著污染因素，在具体治污过程中，更有针对性地实施合理治污方案。

（1）多元线性回归

多元线性回归是最简单的多元回归，大量多元非线性回归和多项式回归都可以化为多元线性回归来研究，因而多元线性回归有广泛的应用价值。

设随机变量 y 与一般变量 x_1，x_2，$\cdots$，x_p 的线性回归模型为：

$$y = \beta_0 + \beta_1 x_1 + \beta_2 x_2 + \cdots + \beta_p x_p + \varepsilon$$

其中，β_0，β_1，$\cdots$，β_p 是 $p+1$ 个未知参数，β_0 称为回归常数，β_0，β_1，$\cdots$，β_p 称为回归系数。y 称为因变量，x_1，x_2，$\cdots$，x_p 称为自变量。当 $p=1$ 时，上式为一元线性回归模型。当 $p \geq 2$ 时，我们就称之为多元线性回归模型。ε 是随机误差，与一元线性回归一样，对随机误差项我们常假定：

$$\begin{cases} E(\varepsilon) = 0 \\ \mathrm{Var}(\varepsilon) = \delta^2 \end{cases}$$

称 $E(y) = \beta_0 + \beta_1 x_1 + \beta_2 x_2 + \cdots + \beta_p x_p$ 为理论回归方程。

①逐步回归计算方法

在实际问题中，人们总是希望从对因变量有影响的诸多变量中选择一些变量作为自变量，应用多元回归分析的方法建立"最优"回归方程以便对因变量进行预报或控制。所谓"最优"回归方程，主要是指希望在回归方程中包含所有对因变量 y 影响显著的自变量而不包含对 y 影响不显著的自变量的回归方程。逐步回归分析正是根据这种原则提出来的一种回归分析方法。它的主要思路是在考虑的全部自变量中按其对 y 的作用大小、显著程度大小或者说贡献大小，由大到小地逐个引入回归方程，而对那些对 y 作用不显著的变量可能始终不被引入回归方程。另外，已被引入回归方程的变量在引入新变量后也可能失去重要性，而需要从回归方程中剔除出去。引入一个变量或者从回归方程中剔除一个变量都称为逐步回归的一步，每一步都要进行 F 检验，以保证在引入新变量前回归方程中只含有对 y 影响显著的变量，而不显著的变量已被剔除。

逐步回归分析的实施过程是每一步都要对已引入回归方程的变量计算其偏回归平方和，然后选一个偏回归平方和最小的变量，在预先给定的 F 水平下进行显著性检验，如果显著则该变量不必从回归方程中剔除，这时方程中其他的几个变量也都不需要剔除（因为其他的几个变量的偏回归平方和都大于最小的一个，更不需要剔除）；相反，如果不显著，则该变量要剔除，然后按偏回归平方和由小到大地依次对方程中其他变量进行 F 检验，将对 y 影响不显著的变量全部剔除，保留的都是显著的。接着再对未引入回归方程中的变量分别计算其偏回归平方和，并选其中偏回归平方和最大的一个变量，同样在给定 F 水平下做显著性检验，如果显著则将该变量引入回归方程，这一过程一直继续下去，直到在回归方程中的变量都不能剔除而又无新变量可以引入时为止，这时逐步回归过程结束。

②偏最小二乘方法

偏最小二乘回归方法是伍德和阿巴诺于 1983 年提出的一种新型多元统计方法，20 多年来偏最小二乘回归在理论、方法和应用方面都得到了迅速的发展。

偏最小二乘回归方法与普通最小二乘回归方法在思路上的主要区别是它在回归建模过程中采用了信息综合与筛选技术，不再直接考虑因变量和自变量集合的回归建模，而是在变量系统中提取若干对系统具有最佳解释能力的新综合变量（即成分提取），然后利用它们进行回归建模。

偏最小二乘回归分析提出了采用成分提取的方法。在主成分分析中，对于单张数据表 X，为了找到能最好地概括原数据信息的综合变量，我们在 X 中提取了第一主要成分 F_1，使得 F_1 中包括的原数据变异信息可达到最大，即 Var (F_1) →max。

（2）多元非线性回归

在许多实际问题中，变量之间的关系并不都是线性的。通常我们会碰到某些现象的被解释变量与解释变量之间呈现某种曲线关系。对于曲线形式的回归问题，显然不能照搬我们前面线性回归的建模方法。

对于种种非线性关系，可分为三种类型。第一类是可通过变量替换化为线性关系；第二类是 y 与自变量间的非线性关系的函数形式不明确，这类非线性回归问题可利用多元线性逐步回归来求解；第三类非线性问题，y 与自变量的非线性关系的函数形式是确定的（只是其中的参数未知），但不可以通过变量变换化为线性关系，这类非线性回归问题必须用更复杂的拟合方法求解。一般非线性回归模型可以写成：

$$Y = \varphi\ (x_1,\ x_2,\ \cdots,\ x_m,\ \beta_1,\ \beta_2,\ \cdots,\ \beta_r)\ + \varepsilon$$

非线性回归可分为两种情况，即已知曲线（方程）类型和未知曲线（方程）类型。这两种情况需要用不同的方法来解决。一般来说，如果已知曲线类型，回归效果会比较有保证；同时在多数情况下，我们对所研究的对象都有一定了解，可以根据理论或经验给出可能的曲线类型，因此常用的还是已知曲线类型的回归。

（3）Logistic 回归分析

Logistic 回归属于概率型非线性回归，是分析因变量为定性变量的常用统计分析方法。

近年来，Logistic 回归模型的应用相当广泛，已经渗透到医学、经济学、生物学、犯罪心理学、工程技术学等领域。其主要原因是：Logistic 回归模型是处理分类数据（包括连续数据）的有力工具，且对解释变量几乎没有任何限制。

Logistic 回归模型的诊断主要是在线性回归模型的诊断基础上发展和提出的。Cook 于 1977 年提出了一系列的线性回归模型诊断方法，其中最为著名的是 Cook 统计量。此后，许多学者直接将 Cook 的诊断思想移入非线性模型中，并取得良好效果。Cook 和 Weisberg 于 1980 年提出一种泛型（不管回归模型的类型）的经验影响函数，这个函数只是理论上能达到寻找强影响点的目的，但很难实施，运算量过大，且效果并不太好。Pregibon 于 1918 年在线性模型的基础上，利用扰动原理探究 Logistic 回归模型的强影响点；与此同时，Pregibon 利用扰动方程推出的 Logistic 回归模型的诊断统计量与 Cook 统计量形式上几乎一致；不仅如此，Landwehr 和 Pregibon 等还提出了一系列有价值的诊断统计图，如 Pearson 残差图、删除数据对系数估计的影响图等，使强影响点达到可视化的效果。近年来，对 Logistic 回归模型的诊断研究相对较少，Sugata 考虑 Logistic 回归模型删除数据后对各个系数估计的绝对影响来探索强影响点，但其缺陷在于：轮换删除数据点后并没有从整体上考虑其影响程度。韦博成、林金官等讨论了广义线性模型的回归诊断，但 Logistic 回归模型的回归诊断还欠进一步地系统化。

建立 Logistic 回归模型与其他传统模型一样，主要有两个目的：①用模型去挖掘数据所隐含的内在信息，以及用模型去衡量解释变量与响应变量的相依关系；②预测或为决策者提供某些先验信息，做出较准确的决策。Logistic 回归模型要较准确地完成上述两个目的，模型的稳健性必不可少，而 Logistic 回归模型的影响分析正是通过一系列技术去探究影响模型稳健性的一些观测数据即强影响点。

3. 在中医药中的应用

医学研究中 Logistic 回归多用于疾病危险因素的筛选、病因学分析以及混杂因素的控制和校正等方面。而现在中医研究人员也正尝试着将其运用于中医病机、证候、用药等领域，以期利用标准偏回归系数绝对值的大小来判断各自变量对发病影响的重要性。

中医长期以来注重辨证施治，因人而异，人体是一个开放的复杂系统，各子系统之间的关系是不可叠加的，是非线性的。中医证候亦是一个非线性的复杂系统，这本身是中医的精髓，但这样就会带来规范性较差的问题，如证的名称规范、证的诊断标准规范等，而 Logistic 回归在中医药规范化研究中将会发挥重要作用。中医药学理论中就有一定程度的数学语言和思维应用，证的分类、组成和演变中包含着多元模糊的数学思想，所以，将数理统计引入证的研究不但是可行的而且是科学的。

1）医案分析

医案，是中医诊疗活动的记录。医案之多，难以逐一翻阅，采用 Logistic 回归分析可以帮助我们领悟先贤的辨治思路、用药规律。

张启明等总结中医历史上著名医家的医案 22 459 条，建立大型数据库（约 56 000 000 条数据），采用非条件 Logistic 多元逐步回归法筛选变量，统计筛选出脾（胃）病的常见临床证候，与某一证候正相关和负相关的病因或病理结果、症状和用药，并定量地表达了这些病因或病理结果、症状及用药对该证候的重要性。同时张启明等又做了肺病、胃病、心病、肝病、肾病的医案数据分析，为中医五脏理论的定量研究做了一些探索与总结。还有人借助古代大型医案数据库，对历代中医内科著作中论述到的证候及其症状信息群进行统计分析，采用国际通用的 SAS 6.12 统计软件中的非条件 Logistic 多元逐步回归方法筛选变量，最终获得回归方程数学模型，表达为 $logit（p）= a_0 + a_1 x_1（\beta_1）+ a_2 x_2（\beta_2）+ \cdots + a_m x_m（\beta_m）$。通过该模型的运用和统计数据结果的分析，为证候"内实外虚"特征提供客观证据，为证候规范化研究提供参考资料。

古代医案浩如烟海，从中获取医家宝贵的临床辨治经验和思维方法已成为当今科研人员研究的重点，而统计方法运用到这一领域无疑会起到事半功倍的作用。但是从医案中获取数据，其所给出的资料由于种种原因不会很完善，如气虚患者所表现出来的乏力症状，有的医家予以记载，有的医家则未提及，这样采用 Logistic 回归分析时就会带来偏差，其结果就有待商榷。

2）"病—证"分析

Logistic 回归分为非条件 Logistic 回归和条件 Logistic 回归分析两种，前者适用于队列研究和成组病例对照研究的资料分析，后者则用于配比设计的病例对照研究的资料分析。人们希望解决的问题是如何根据患者的证候信息判断其属哪一证型，故 Logistic 回归分析的方法是以往证候研究中用得最多的统计方法，其原理是：利用标准偏回归系数绝对值的大小来判断各自变量对发病影响的重要性。以往的研究中，研究者通常是通过临床流行病学的方法收集患者的资料，并根据辨证论治理论对病人进行辨证，然后采用判别分析和回归分析建立症状与证之间的判别函数，达到筛选和确定证候相关症状的目的。

陶丽等根据 325 例胃癌患者的病历简况和四诊资料分为脾虚、肝胃不和、瘀阻胃络、胃热阴虚、痰湿凝滞和气血两虚 6 个证型，应用多因素 Logistic 回归分析证型和临床相关因素（年龄、性别、Karnofsky 评分和临床分期等）的关系。结果显示脾虚证型在胃癌证型中占主导地位；肝胃不和证型多出现在早期胃癌，多见于女性患者；痰湿凝滞证型和气血两虚证型的 Karnofsky 评分低，生存质量差。钟秀驰等对 491 例输卵管阻塞性不孕症患者采用 Logistic 回归分析对各个证型进行分析比较，结果显示最常见证型为气滞血瘀证。痰瘀互结、湿热瘀阻、肾虚血瘀和多囊卵巢综合征，初潮年龄的延迟与肾虚血瘀之间具有相关性。病程的延长对于血瘀证是危险因素。马永刚等采用非条件性 Logistic 逐步回归筛选瘀血阻络证之辨证体征，建立血管性痴呆瘀血阻络证之辨证体征诊断模型，并给出各体征对瘀血阻络证定性诊断的影响度，结果发现耳轮色晦暗、眼周色黑、唇色紫暗等 3 项体征对血管性痴呆瘀血阻络证之定性诊断有重要意义。张世筠等采用流行病学调查方法，在控制混杂因素后，运用 Logistic 回归分析显示：除肝阳化风、血虚化风、肝肾阳虚积分外，肝血亏虚积分的增高对诊断冠心病有显著的影响，而其余各型积分和总积分的增高对诊断冠心病则有非常显著的影响。刘凤斌等运用现代多元统计 Logistic 逐步回归分析，按照诊断树的步骤计算出诊断树各枝权和尾端各证型的诊断指数和 Logistic 回归方程。按诊断树各枝权证型出现的概率连乘求出尾端证型（总的辨证分型）的概率。Logistic 逐步回归分析预测虚和实的结果与专家诊断的总符合率为 88%，主证的总符合率为 93.8%，兼证的总符合率为 79.7%。吴瑾等对 1 002 例冠心病心绞痛患者和 982 例心脑合病患者进行问卷调查，对可能导致心脑合病的中医病因如外感六淫（风、寒、暑、湿、燥、火）、七情内伤（喜、怒、忧、思、悲、恐、惊）、饮食不节（饥饱失常、饮食偏嗜、五味偏嗜）、年老体虚（素体虚弱、久劳体虚、年过半百）等因素进行 Logistic 回归分析，发现在外感六淫、七情内伤、饮食不节、年老体虚几个方面中，寒和口味偏清淡是心脑合病的保护因素，风、怒、饥饱不调、饮食不洁、口味偏酸、口味偏咸、素体虚弱和久劳体虚均是其危险因素。徐琳等为探讨 CHB（慢性乙型肝炎）中医临床常见证候的症状特征，运用频数统计 CHB 患者中医证型分布情况，选取证型无明显兼夹者为研究对象，经 χ^2 检验筛选各证候差异症状，纳入二元 Logistic 回归分析提取特征性症状，并以刀切法验证，结果证明湿热内阻证、肝郁脾虚证和肝肾阴虚证是 CHB 的临床常见证型。

3）中西医结合分析

王阶等根据冠脉造影积分情况，以 10 分为单位，将 324 例冠心病心绞痛病例划分为 8 个积分层次，以 8 个证候要素为自变量，并以冠脉病变积分层次为因变量，进行二值 Logistic 回归分析，结果是冠心病心绞痛随着冠脉病变程度的加重，其证候要素（病机）变化经历"阳虚血瘀—痰浊热蕴—阴虚血瘀—气虚血瘀—寒凝痰浊—寒凝血瘀—气、阴、阳均虚"的过程。王阶等对临床预试验血瘀证客观指标回归分析，结果是 170 例血瘀证与非血瘀证患者血红蛋白、甘油三酯、总胆固醇、内皮素、一氧化氮、纤溶酶原激活物 6 因素的逐步回归显示其贡献度的顺序为内皮素＞血红蛋白＞纤溶酶原激活物＞一氧化氮。岳小强等收集 737 例原发性肝癌患者的临床资料，并使用标准化舌象采集环境获取其临床舌象，由医学专家给出舌象诊断，使用条件 Logistic 回归对肝癌并发上消化道出血的危险因素进行筛选。舌色按由淡白、淡红到红进行分类，结果显示上消化道出血的主要危险因素与肝癌临床分期、舌形异常、舌下脉形状和血清总胆红素水平有关；而舌色按紫与不紫进行分类，结果显示舌色也与肝癌并发上消化道出血密切相关。胡凯文等应用 Logistic 回归分析方法对 115 例中晚期肺癌患者合并肺部细菌感染的中医证候的危险因素进行了研究，结果表明中医的痰热证、阳虚证的出现是中晚期肺癌患者合并肺部细菌感染的危险信号。张友祥等应用 Logistic 回归分析方法，从中医学角度对重型肝炎患者并发真菌感染的中医证候进行了分析，结果显示，中医的痰热证、热毒证及湿热证是重型肝炎并发真菌感染的危险因素。丁邦晗等对 365 例胸痹心痛患者的中医基本证候与血脂异常的不同指标进行二值多元

Logistic 回归分析，结果显示胸痹心痛患者的血脂异常所表现的临床证型有特异性。陈国通等为综合评估老年脂质代谢紊乱中医易患因素对胰岛素的影响，阐明影响胰岛素敏感性的主要中医因素，进行 Logistic 回归分析，结果显示老年脂质代谢紊乱患者存在胰岛素敏感性下降，肾虚是主要影响因素，为深入研究老年脂质代谢紊乱的中医发病机制提供了线索。纪文岩等为探讨冠心病心绞痛不同血瘀证与相关因素的关联性，纳入 150 例符合条件的病历，对不同血瘀证与相关因素关联性进行 Logistic 回归分析。结果是：冠心病心绞痛不同血瘀证分布为痰浊血瘀 > 气虚血瘀 > 血虚血瘀 > 气滞血瘀 > 热毒血瘀 > 寒凝血瘀，其中 Lp – PLA2（脂蛋白磷脂酶 A2）对气虚血瘀影响强度最大，TC（胆固醇）对痰浊血瘀影响强度最大，血虚血瘀与糖尿病病史相关性较强。

五、因子分析

1. 概述

因子分析（factor analysis）是通过研究众多变量之间的内部依赖关系，探求观测数据中的基本结构，并用少数几个假想变量（因子）来表示基本的数据结构的方法。该算法是由心理学家 Charles Spearman 和 Karl Pearson 在 1904 年提出的，他们利用这种方法对智力测验得分进行了统计分析，之后被用于解决心理学和教育学方面的问题。随后，因子分析的理论和数学基础逐步得到发展和完善，特别是 20 世纪 50 年代以后，随着计算机的普及和各种统计软件的出现，因子分析得到了巨大的发展。

因子分析的目的是在所有能测量的变量中，根据这些变量内部的相关性大小将变量分组，每一组变量用一个能归纳分组后某一方面性质的变量，称为公因子（factor）。因此，因子分析中的因子通常是一个不能直接测量而又具有综合意义的隐变量，公因子个数 q 都要求小于指标数 p，在统计学中是一个降维的研究过程。

因子分析的基本思想是通过对量表中题项（观测变量）的相关系数矩阵的内部结构进行研究，把有高度相关性的观测变量按某种规则分成亚组。每一亚组的变量共享一个公共因子。除公共因子影响各题项外，还受其他因子影响，即每个题项还有其特殊因子。公共因子便代表了量表的基本结构，因子分析的目的是确定公共因子数。公共因子解释观测变量总变异量公共因子的实际含义，其实质是对多个指标变量用少数几个潜在指标的线性组合来表示，也就是用少数的几个变量（或因子）来综合反映全部变量（因子）的大部分信息。变量虽然较原始变量少，但所包含的信息量却可占原始信息的85%以上，用这些新变量来分析证候要素信息变量，其可信度仍然很高，而且这些新的变量彼此间互不相关，消除了多重共线性。

关于其模型构建，设有 n 个样本，每个样本由 p 个指标 x_1，x_2，$\cdots$，x_p 来描述，且每个指标都已标准化，其模型如下：

$$\begin{cases} x_1 = a_{11}F_1 + a_{12}F_2 + \cdots + a_{1m}F_m + \varepsilon_1 \\ x_2 = a_{21}F_1 + a_{22}F_2 + \cdots + a_{2m}F_m + \varepsilon_2 \\ \cdots\cdots \\ x_p = a_{p1}F_1 + a_{p2}F_2 + \cdots + a_{pm}F_m + \varepsilon_p \end{cases}$$

其中，F_1，F_2，$\cdots$，F_m 是由标准化的可观测评价指标分解出来的相互独立的公共因子，它们是不可观测的，其含义要根据具体情况来解释；ε_1，ε_2，$\cdots$，ε_p 是各对应指标 x_i 所特有的因子，称为特殊因子，它表示 x_i 中所不能被公共因子解释的部分；aij 是第 i 个指标在第 j 个公共因子上的系数，称为因子载荷。上述公式可用矩阵形式表示为：

$$X = LF + \varepsilon$$

其中

$$X = (x_1,\ x_2,\ \cdots,\ x_p)'$$
$$F = (F_1,\ F_2,\ \cdots,\ F_m)'$$
$$\varepsilon = (\varepsilon_1,\ \varepsilon_1,\ \cdots,\ \varepsilon_p)'$$
$$L = \begin{pmatrix} a_{11}a_{12}\cdots a_{1m} \\ a_{21}a_{22}\cdots a_{2m} \\ a_{p1}a_{p2}\cdots a_{pm} \end{pmatrix}$$

这个数学模型需要满足以下条件：

（1）$m < p$，即提取的公共因子个数少于原始变量个数；

（2）Cov $(F,\ \varepsilon) = 0$，即公共因子和特殊因子不相关；

(3) Var（F）$=I$，即各公共因子不相关且方差为 1；

(4) Cov（ε_i，ε_j）$= 0$，Var（ε_i）$= \delta_i$，即各特殊因子不相关且方差不同。

2. 分类及研究现状

因子分析包括探索性因子分析、证实性因子分析以及多阶证实性因子分析，是多元统计分析中的一个重要内容。

1）探索性因子分析

研究者对测量变量与因子间的联系在事前并不知道或者并不确定，因此需要根据统计理论及准则，以确定最小因子的个数，这种因子分析研究过程具有探索性，称为探索性因子分析。其基本思路是：计算变量相关矩阵或协方差矩阵；提取因子，主成分分析是其中的典型方法；确定因子个数，可根据特征根大小、因子的累计贡献率、碎石图三方面来考虑；进行转轴，使得各变量在其公因子上的载荷系数更易于解释；解释因子结构，并由此判断其公因子的名称及意义。其数学模型为：$X_j = a_{j1}F_1 + a_2F_2 + \cdots + a_{jm}F_m + e_j$。探索性因子分析不事先假定因子与测度项之间的关系，无先验理论，而让数据"自己说话"。应用探索性因子分析除了确定最少因子个数外，还要确定测量变量与因子间如何发生联系以及联系程度有多大。

2）证实性因子分析

证实性因子分析是研究者根据专业理论或以往的经验对测量变量与因子间关系已有先验知识，并根据先验知识对所建立的统计假设进行检验，用以评价隐变量（因子）与其对应的指示变量间的关系的统计方法，又称为确定性因子分析。其基本思路是：计算变量间的方差或协方差；定义因子模型，包括选择因子个数和定义因子载荷；拟合模型，判断两者吻合程度大小的方法有极大似然估计（ML）、未加权最小二乘估计（ULS）和广义最小二乘估计（GLS）；模型评价，包括三个方面，一是用各种拟合指数对模型做整体评价，二是对参数进行检验，三是评价模型对数据的解释能力。证实性因子分析假定因子与测度项的关系是部分知道的，即哪个测度项对应于哪个因子，尽管尚且不知道具体的系数，其主要目的是考核事先定义因子的模型拟合实际数据的能力，考核数据与预期理论是否吻合，有利于更清晰地分析量表的基本内容及结构。

CFA 模型中，最简单的形式为各观测变量只在一个因子（潜变量）上载荷不为零。CFA 模型为：$x_m = \lambda_{mp}\xi_p + \delta_m$，此方程称为测量方程，反映了因子与题项间的关系。其中 λ 为因子载荷，δ 为随机误差项。由上式可以得到：$\Sigma = \Lambda\phi\Lambda' + \psi$，其中 Σ 表示可观测变量总体协方差矩阵，ϕ 是潜变量的协方差矩阵，ψ 是测量误差的协方差矩阵，Λ 是可观测变量在潜变量上的负荷矩阵。样本协方差矩阵为：$S \approx \Lambda\phi\Lambda' + \psi$，当模型拟合较好时，样本协方差矩阵 S 可较好地估计总体的协方差矩阵 Σ。模型拟合的好坏可以采用 χ^2、比较拟合指数（CFI）和近似误差均方根估计（RMSEA estimate）等指标来衡量。

3）二阶证实性因子分析

二阶证实性因子分析是在证实性因子分析基础上进一步分析一阶公因子的方法，其目的是为了进一步明确包含在一阶公因子之间的隐变量。二阶证实性因子分析的数学表达式由两部分构成，其中，观测变量 y 在一阶因子 η 部分的方程表达式为：$y = \Lambda_y\eta + \varepsilon$；一阶因子在二阶因子部分的方程表达式为：$\eta = \Gamma\xi + \zeta$；一阶因子的协方差矩阵表示为 $\Gamma\phi\Gamma' + \psi$，所有观测变量 y 的协方差矩阵可表示为：$\Sigma = \Lambda_y (\Gamma\phi\Gamma' + \psi) \Lambda_y + \Theta_\varepsilon$。在上述二阶证实性因子分析模型中，二阶因子向量用 ξ 来表示，一阶因子用 η 表示，观测变量用 y 表示。Λ_y 为观测变量 y 在一阶因子 η 上的因子载荷矩阵，Γ 为一阶因子 η 在二阶因子 ξ 上的因子载荷矩阵，二阶因子 ξ 的协方差矩阵用 Φ 表示。ζ 表示一阶因子 η 的残差，ε 表示观测变量 y 的测量误差。ζ、ε 的协方差矩阵相应的表示为 ψ、Θ_ε。在二阶证实性因子分析模型中，如果模型的两个部分均被识别的话，那么模型就是可识别模型。另外，从模型识别的角度来说，二阶因子的方差被固定为 1，一阶因子的方差和协方差固定为 0，即不被估计。

模型评价常用到的拟合指数有拟合优度指数（GFI）、调整拟合优度指数（AGFI）、比较拟合指数（CFI）、χ^2、标准化残差均方根（SRMR）、近似误差均方根（RMSEA）等。GFI、AGFI 及 CFI 的值域在 0～1 之间，越接近 1 则意味着拟合越好，一般来说，这几个值大于 0.9 即可说明模型拟合观测数据。χ^2 值越接近零，模型拟合程度越好，但 χ^2 值对样本量非常敏感，通常认为 χ^2/df <3 时模型拟合良好。

3. 在中医药中的应用

中医辨证是在望、闻、问、切四诊所得的各种症状、舌脉象的基础上进行诊断的辨证思维过程，最终得出由症状、舌象及脉象所构成的中医证候。因子分析法是一种降维多元统计方法，通过分析多个原始变量之间的关系，试图找到存在其中的有限个不可观测的潜在因素，这些潜在因素可以解释原始变量之间的相关性。因此，该方法在中医药领域，尤其是证候研究方面得到了广泛的应用。

1）证候分析

中医证候系统中，四诊信息是由临床医师通过望、闻、问、切等得来的，是直观的，可以直接测度的，而证候或证候要素是临床医师经过分析综合概括而得到的，是不可直接测量的，属隐变量，如果直接将这些四诊信息指标进行回归、判别或相关分析，常常会出现回归结果不稳定、判别函数变化较大等现象，若采用主成分分析或因子分析进行降维处理，得出几个具有代表性的因子，判断疾病的可能证候分型，能很好地克服一般回归、判别分析的不足。探索性因子分析可以判断疾病证候的可能分类，但是不能判断其证候分类正确与否。在探索性因子分析基础上，结合中医专家讨论，把探索性因子分析结果作为先验，定义因子模型，选择因子个数，定义因子载荷，并进行模型拟合，考核数据与预期理论是否吻合，判断假设证候分类正确与否，若模型拟合程度好，则验证假设，否则，则否定假设。在中医证候系统中，证候要素是构成证候的基本要素，证候是由四诊信息综合分析而来的隐变量，而证候又是由不同证候要素之间应证组合而成。如何对证候分类继续降维提取构成证候的最小单元证候要素是研究的关键问题之一。二阶证实性因子分析是在证实性因子分析基础上进一步分析提取公因子，这和中医证候系统十分相似，因此理论上可以应用二阶证实性因子分析对中医四诊信息进行证候要素提取，明确疾病证候要素构成以及各证候要素与四诊信息之间的对应关系。

吴旸等人为探讨冠心病的特异症状表现及证候特点，收集 348 例行冠脉造影患者四诊信息，剔除四诊信息中低于 20% 阳性率的指标，应用因子分析降维处理得出冠心病主要中医证候分型，得到 16 个公因子，分别为：F1 虚证脉象、F2 脾肾气虚、F3 痰湿证、F4 肝气郁滞、F5 热盛津伤、F6 心气虚、F7 脾虚不运、F8 阴虚津亏、F9 肝阴亏虚、F10 气阴两虚、F11 气化不利，水湿内停、F12~F16 血瘀证，从而证明了虚证为冠心病主要中医证型。王阶为探讨不稳定型心绞痛（unstable angina，UA）中医证候规律，通过多中心前瞻性收集 815 例经冠状动脉造影证实的 UA 患者，采用因子分析对其四诊信息进行中医证候非线性降维研究，提取到了 5 个公因子，分别为：F1 心肾阴虚，F2 心脾两虚，F3 痰瘀互阻，F4 气虚血瘀，F5 阳虚寒凝，其中以 F4 气虚血瘀所占比例最大，从而认为气虚血瘀是 UA 的核心病机。

许前磊等人为探讨艾滋病常见中医证候分型规律，采用流行病学方法，收集人类免疫缺陷病毒/艾滋病（HIV/AIDS）患者 1 632 例，选取其中出现频率较高的湿热内蕴、湿热蕴毒、痰热蕴肺、邪结皮肤、脾气虚弱、气阴两虚、气血亏虚和肺脾气虚 8 个证型患者 1 303 例，采用自行设计的"HIV/AIDS 中医证候调查表"获取研究对象中医四诊信息，应用因子分析法进行统计分析，发现艾滋病常见临床证型有 10 个，分别是肺脾气虚、湿热内蕴、痰热蕴肺、脾气虚弱、风寒袭肺、脾虚湿盛、邪结皮肤、气阴两虚、气血亏虚及湿热蕴毒。

李得民等人为探讨超早期脑梗死中医证候的分布特点，调查收集 112 名超早期脑梗死患者，详细记录中医四诊信息，应用探索性因子分析法进行统计学分析，结果显示，超早期脑梗死中医证候分为 4 类，分别为气虚血瘀证、热结腑实证、肝肾阴虚证、风痰阻络证。

王恩成等人探讨慢性乙型肝炎中医证候特征规律，收集的 1 064 例慢性乙型肝炎患者的四诊信息，运用因子分析的方法进行挖掘，得出 8 个临床因子组合证型，分别为脾胃湿热（15.725%）、肝肾阴虚（9.255%）、肝郁脾虚（8.939%）、肝郁化火（7.781%）、脾虚湿阻（7.055%）、瘀血阻滞（5.520%）、阳虚（3.943%）、无证可辨（1.702%）。疏欣杨等为探讨慢性咳嗽的中医证候规律，采用预先设计的量表，对 161 例慢性咳嗽患者进行流行病学调查，收集慢性咳嗽的症状、舌脉等资料，建立数据库，并通过因子分析提取主要证候因子，结果共提取 7 个公因子（分别为：类风盛挛急证、类肺阴亏虚证、类肝火犯肺证、类风寒袭肺证、类痰湿蕴肺证、类燥邪伤肺证及类痰热壅肺证)，累计贡献率为 54.393%，与专家共识意见基本相同。唐斌擎等人为探讨感冒后咳嗽中医证候分布规律，多中心收集 481 例感冒后咳嗽患者资料，采用因子分析法对其证候信息进行中医证候非线性降维研究，结果提取到 4 个公因子（分别为：F1 痰阻清窍证，F2 肺脾两虚证，F3 心阴亏虚证，F4 风燥犯肺证)。薛飞飞等人为规范化肝郁证证候特点，利用中医大型电子图书《中华医典》，从民国以前中国历代医学古籍 720 余部进行检索，规范化后得到频数在 5% 以上的肝郁证症状 18 个，并进行因子分析，特征根等于 1 的情况下提取 8 个公因子，其累计贡献率为 62.08%，得出在古代文献中肝郁证共包含肝气不舒、胃肠不适、脾气虚、热象 4 组症状。王丽颖等人为探索高血压病的证素分布规律，通过横断面调查，采集 1 508 例高血压病患者的常见四诊信息，选择探索性因子分析方法，对高血压病中医症状特点进行分析，得到 10 个公因子和气虚、痰、阳虚、内火、阳亢、阴虚、瘀血 7 个证候要素，其中痰和气虚这两个证素出现频率最高，分别为 29.95% 和 19.53%。

2）症状分析

桂明泰等为提取原发性高血压（EH）患者的主要病理要素，纳入 1 000 例 EH 患者，对其主要中医症状进行流行病学调查，采用因子分析方法对相关数据进行统计分析，挖掘出 12 个因子（分别为 F1：X4 腰酸、X5 膝软；F2：X6 五心烦热、X18 失眠、X17 心悸；F3：X11 面赤、X12 目赤；F4：X21 口淡、X22 食少；F5：X1 眩晕、X8 胸闷、X7 头如裹、X2 头痛；F6：X25 肢麻、X26 胸胁刺痛；F7：X20 健忘、X19 耳鸣；F8：X13 口干、X14 口苦；F9：X10 畏寒肢冷、X24 夜尿频、X23 气短；F10：X15 便秘、X16 溲赤；F11：X3 急躁易怒；F12：X9 呕吐痰涎)，由此认为高血压病病理要素主要涉及阴虚、气虚、阳虚、阳亢、痰湿与血瘀；病位主要涉及肝、肾、脾、心。焦蕉等人为探索胃癌术后中医证候要素，采用回顾性病例分析，收集 287 例胃癌术后患者的中医四诊信息资料，经一般性描述分析后进行因子分析，归纳证候要素，经频数分析，常见症状为神疲乏力、纳呆、形体消瘦；根据因子分析，公因子有 9 个，证候要素的病位在脾、胃、肝，病性为气虚、脾虚、阴虚、血瘀、痰湿、气郁、气逆，提示的中医证型为

脾胃虚寒证、血瘀证、胃阴亏虚证、肝郁脾虚证、肝胃不和证、脾胃虚弱
证及脾气虚证。

3）用药分析

熊旺平等人以经典方葛根芩连汤为例，对中医方药临床剂量与效应的变
化规律进行研究，葛根芩连汤给药根据剂量分为 9 个组（1.65~28.05 g/kg），
每组同样的剂量给药 6 次，提取血清蛋白、血糖、胰岛素、糖化血红蛋白和
胰岛素抵抗指数 5 项指标的因子，提取 2 个公共因子，方差贡献率分别为
55.601% 和 24.157%，其中第 1 因子能代表血糖、糖化血红蛋白和胰岛素抵
抗指数，而第 2 因子则适合代表血清蛋白和胰岛素。陈亮等人运用因子分析
并结合数据挖掘的方法总结和分析丁霞教授临床治疗慢性胃炎的用药规律，
该研究收集自 2013 年 1 月至 2013 年 3 月间在丁霞教授门诊就诊且有明确疗效
的 98 例慢性胃炎患者的病历资料及首次用药处方，录入 Microsoft Excel 数据
库，使用 PASW Statistics 18 统计软件包进行因子分析及数据挖掘，共提取药
物组合公因子 9 个，能够涵盖全部变量信息的 74.9%，通过数据挖掘发现在
丁霞教授临床诊疗过程中部分公因子药物的使用与患者的临床表现有明显的
相关性，得出丁霞教授临床治疗慢性胃炎的用药规律。

六、神经网络

1. 概述

人类关于认知的探索由来已久，早在公元前 400 年左右，希腊哲学家柏
拉图和亚里士多德等，就曾对人类认知的性质和起源进行过思考，并发表了
有关记忆和思维的论述。在此后很长的一段时间内，由于科学技术发展水平
所限，人们对人脑的认识主要停留在观察和猜测的基础上，缺乏有关人脑内
部结构及工作原理的了解，因而进展缓慢。直到 20 世纪 40 年代，随着神经
解剖学、神经生理学以及神经元的电生理过程等研究取得突破性进展，人们
对人脑的结构、组成及最基本工作单元有了越来越充分的认识，在此基础上，
综合数学、物理学以及信息处理等学科的方法对人脑神经网络进行抽象，并
建立简化的模型，称为人工神经网络 ANN（artificial neural network），为叙述
方便将人工神经网络直接称为神经网络。

目前，关于神经网络的定义尚不统一，按美国神经网络学家 Hecht Nielsen 的观点，神经网络的定义是："神经网络是由多个非常简单的处理单元彼此按某种方式相互连接而形成的计算机系统，该系统靠其状态对外部输入信息的动态响应来处理信息。"综合神经网络的来源、特点和各种解释，它可以简单地表述为一种旨在模仿人脑结构及其功能的信息处理系统。

神经网络是在许多学科的基础上发展起来的一门活跃的边缘性交叉学科。它的产生和发展一方面受其他学科的影响，反过来又势必影响其他学科的发展。从信息论角度看，它是另一种信息处理的工具，对它的研究将涉及许多学科和专业。现在不少学科都把这个课题作为它们的前沿在进行研究，如数学、物理学、信息科学、心理学、神经生理学、认识科学、计算机科学、微电子学，甚至哲学等；另一方面，直接应用现代科学的新理论和新方法如信息论、系统论、控制论、协同论和耗散结构理论等对它进行研究。它可同时为这些学科提出许多新问题，将会推动这些学科理论和其他方面的发展，研究其发展过程和前沿问题，具有重要的理论意义。

以神经网络研究为开端，整个学术界对计算的概念和作用有了新的认识和提高。计算不仅仅局限于数学中，更不仅仅采取逻辑的、离散的形式，在大量的物理现象以及生物学对象中，进行各种各样的计算，而且大量的运算表现在对模糊低精度模拟量的并行计算，对于这一类计算，传统的计算机是无能为力的。神经网络的数学理论本质是非线性的数学理论，因此，现代非线性科学方面的进展必将推动神经网络的研究，同时，神经网络理论也会对非线性科学提出新课题。神经网络研究的对象是神经系统，这是高度进化的复杂系统，也是系统科学中一个重要的具体领域。神经网络的研究不仅重视系统的动态特性，而且强调事件和信息在系统内部的表达和产生。

1）神经网络原理

现在人们提出的神经元模型有很多，其中最早提出并且影响较大的是 1943 年心理学家 McCulloch 和数学家 W. Pitts 在分析总结神经元基本特性的基础上首先提出的 M-P 模型。该模型经过不断改进后，形成现在广泛应用的 BP 神经元模型。人工神经元模型是由大量处理单元广泛互连而成的网络，是人脑的抽象、简化、模拟，反映人脑的基本特性。一般来说，作为人工神经元模型应具备以下要素：

（1）具有一组突触或连接，常用 w_{ij} 表示神经元 i 和神经元 j 之间的连接强度，或称之为权值。与人脑神经元不同，人工神经元权值的取值可在负值和正值之间。

（2）具有反映生物神经元时空整合功能的输入信号累加器。

（3）具有一个激励函数用于限制神经元输出。激励函数将输出信号限制在一个允许范围内，使其成为有限值，通常神经元输出的扩充范围在 $[0，1]$ 或 $[-1，1]$。

神经网络模型图如图 1-1 所示。

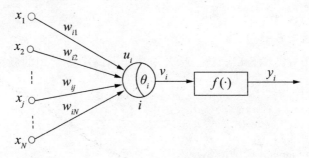

图 1-1

其中 x_j（$j=1，2，\cdots，N$）为神经元 i 的输入信号，w_{ij} 为连接权。u_i 是由输入信号线性组合后的输出，是神经元 i 的净输入。θ_i 值为神经元的阈值，v_i 为经偏差调整后的值，也称为神经元的局部感应区。

$$u_i = \sum_{j=1}^{N} w_{ij} x_j$$

$$v_i = u_i + \theta_i$$

$f(\cdot)$ 是激励函数，y_i 是神经元 i 的输出。

$$y_i = f\left(\sum_{j=1}^{N} w_{ij} x_j + \theta_i\right)$$

激励函数 $f(\cdot)$ 可取不同的函数，但常用的基本激励函数有以下三种。

①阈值函数

$$f(t) = \begin{cases} 1，& t \geq 0 \\ 0，& t < 0 \end{cases}$$

该函数又叫阶跃函数，如果激励函数采用阶跃函数，则人工神经元模型即 M－P 模型。此时神经元的输出取 1 或 0，反映了神经元的兴奋或抑制。

通常符号函数 Sgn（t）也作为神经元的激励函数。

$$\text{Sgn}\ (t)\begin{cases}1,\ t\geq0\\-1,\ t<0\end{cases}$$

②分段线性函数

$$f\ (t)\begin{cases}1,\ t\geq1\\t,\ -1<t<1\\-1,\ t\leq-1\end{cases}$$

该函数在 ［－1，1］线性区内的放大系数是一致的，这种形式的激励函数可看作是非线性放大器的近似。

③Sigmoid 函数

Sigmoid 函数又称 S 型函数，是人工神经网络中最常用的激励函数。S 型函数的数学表达式如下：

$$f\ (t)\ =\frac{1}{1+\exp\ (-at)}$$

其中 a 为 Sigmoid 函数的斜率参数，通过改变参数，我们会获取不同斜率的 Sigmoid。当斜率参数 a 接近无穷大时，此函数转化为简单的阈值函数，但阈值函数仅取值 0 或 1，而 Sigmoid 函数的值域是 0 到 1 的连续区间，还要注意到 Sigmoid 函数是可微分的，而阈值函数不是。

2）人工神经网络的特点

（1）并行分布处理

人工神经网络的知识存储容量很大。在神经网络中，知识与信息的存储表现为神经元之间分布式的物理联系。它分散地表示和存储于整个网络内的各神经元及其连线上，每个神经元及其连线只表示特定一部分信息，而不是一个完整的具体概念，只有通过各神经元的分布式综合效果才能表达出特定的概念和知识。正因为神经网络的功能分布在多个处理单元里，它们的并行活动，就会大大提高神经网络的信息处理速度，而且知识的存储不是在特定的存储单元里，而是在整个系统里。

（2）非线性映射

这一特性源于其近似非线性映射能力。人工神经网络同现行的计算机不同，是一种非线性的处理单元。只有当神经元对所有的输入信号的综合处理结果超过某一门限值后才输出一个信号，因此神经网络是一种具有高度非线性的超大规模连续时间动力学系统。它突破了传统的以线性处理为基础的数字电子计算机的局限，从而给处理非线性问题带来新的希望，标志着人工智能信息处理能力和模拟人脑智能行为能力的一大飞跃。

（3）通过训练进行学习

神经网络通过所研究的过去的数据记录进行训练，一个经过适当训练的神经网络具有归纳全部数据的能力，因此神经网络能解决那些由数学模型难以处理的问题。由于人工神经网络中神经元个数众多，且整个网络存储信息容量巨大，使得它具有很强的不确定性信息处理能力。即使输入信息不完全、不准确或模糊不清，神经网络仍然能够联想思维存在于记忆中的事物的完整图像。只要输入的模式接近于训练样本，系统就能给出正确的推理结论。

（4）适应与集成

神经网络的强适应和信息融合能力使其可以同时输入大量不同的控制信号，解决输入信息间的互补和冗余问题，实现信息集成和融合处理。

2. 分类及研究现状

1）分类

人工神经网络的模型按照不同的方法可以有很多种不同的分类。

（1）按神经网络结构分类

①前馈型神经网络

前馈型神经网络中的每个神经元接收到前一层的输入信号，并且把输出值输出到下一层，整个过程单向传输，没有反馈。前馈型神经网络的节点分为两类：输入单元和计算单元。输入节点与计算节点直接相连，每一个计算单元可以有很多个输入，但是只有一个输出。每一个计算节点的输出可以耦合到其他节点作为输入。通常情况下，前馈型网络有 N 个层，其中第 i（$1 < i \leqslant N$）层的输入只能与第 $i-1$ 层的输出相连接，最后一层的节点又叫作输出节点。在人工神经网络里，输入节点和输出节点负责接收外界信号和向外界发送信号，中间的叫作隐含层。

②反馈型神经网络

反馈型神经网络中，每一个节点都可以作为计算单元，虽然也是多输入单输出，但是输出不但可以连接到下一层作为下一层节点的输入，还可以连接到同层或者前一层作为其他节点的输入。这样的话，在反馈型神经网络中，神经元节点互相连通，成为一个互相连通型神经网络，信号既能够正向传播，也能够反向传播。

从作用上看，前馈型神经网络信号传递过程主要是函数映射，因此可以用作模式识别或者函数逼近。而反馈型网络信号传递过程主要是利用能量函数的极小点，如果是利用全部能量极小点，则主要用于联想存储器；如果是利用局部能量极小点，则主要用作求解最优值问题。

（2）按学习方式分类

人工神经网络的一个重要特点就是能够从外界获取信息，并且按照提前预定好的范围不断地调节自身的参数（如权值、阈值），使得神经网络不断地改善自身性能，这种过程又称为训练。这种从外界获取知识并且在学习中改进自身的性能对于神经网络来说具有重要的意义。

人工神经网络的学习方式主要分为两种。

①监督学习

监督学习又称为有教师学习，指的是外界给神经网络提供若干组输入数据和期望输出数据。神经网络根据输入数据计算出相应的实际输出数据，然后再和期望输出数据比较差值，根据差值调节相应的系统参数，最终使得实际输出数据满足相应的要求。见图1-2。

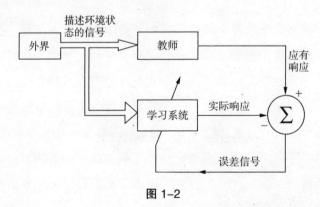

图1-2

②非监督学习

非监督学习又称为无教师学习，它只有外界提供的输入数据，没有相应的期望输出数据，因此不能够通过计算差值来调节系统参数，而是按照外界提供的输入数据的一些统计规律自发地调节系统参数，以表示外界输入的某些固有特性。

（3）按学习算法分类

人工神经网络的学习归根结底就是对网络自身的参数进行调整的过程。主要方法有：根据外界给出的输入输出数据，通过计算误差的方法不停地对自身系统参数调整，根据外界的具体要求直接计算自身的系统参数。因为神经网络的结构和功能多样化，所以神经网络的学习算法也多种多样，在这里，主要介绍几种常见的学习算法。

①误差纠正学习

设在 n 时刻，第 k 个神经元的输入为 $x_k(n)$，期望输出为 $d_k(n)$，实际输出为 $y_k(n)$，那么输出的误差信号为 $e_k(n) = d_k(n) - y_k(n)$。为了使实际输出值在特定概率下最接近期望输出值，需要设定一个以误差信号 $e_k(n)$ 为自变量的函数，称为目标函数，并且使目标函数值达到最小。这样的话，误差纠正学习就转化成为一个求解最优值的问题。常见的目标函数有：

$$J = \mathrm{E}\left[\frac{1}{2}\sum_k e_k^2(n)\right]$$

其中 J 是目标函数的求期望算子，通常情况下，用 J 在 n 时刻的瞬时值 $\varepsilon(n)$ 来代替 J：

$$\varepsilon(n) = \frac{1}{2}\sum_k e_k^2(n)$$

这样的话，要使得实际输出值能够在特定概率下最接近期望输出值，就需要使目标函数 $\varepsilon(n)$ 达到最小值，问题就转化成 $\varepsilon(n)$ 对权值 w 求极值的问题。其方法包括最陡梯度下降法，即：

$$\Delta w_{kj}(n) = \eta e_k(n) x_j(n)$$

其中，η 为学习步长。

②Hebb 学习

Hebb 学习是心理学家 Hebb 所发明的一种学习规则，当神经网络节点两端的神经元同时处于激活状态或者同时处于抑制状态时，连接权的连接强度增加。反之，当节点两端的神经元一个处于激活状态，而另一个处于抑制状态时，连接权的连接强度减弱。数学公式表示为：

$$\Delta w_{kj}(n) = F\left[y_k(n), x_j(n)\right]$$

其中，$x_j(n)$，$y_k(n)$ 分别表示连接权两端神经元的输入输出值。Hebb 学习中，比较常见的算法有相关学习规则，即 $\Delta w_{kj}(n)$ 与 $x_j(n)$，$y_k(n)$ 相关成比例，用数学公式表示为：

$$\Delta w_{kj}(n) = \eta y_k(n) x_j(n)$$

③竞争学习

竞争学习指的是神经网络在学习过程中，每个神经元的输出互相竞争，通过比较后输出值最大或最小的那个获胜，并且被激活，而其他的神经元输出被抑制。这种最强者被激活、弱者被抑制的学习规则被称为竞争学习，数学公式表示为：

$$\Delta w_{kj}(n) = \begin{cases} \eta\left(x_j - w_{ji}\right), & \text{若神经元 } j \text{ 竞争获胜} \\ 0, & \text{若神经元 } j \text{ 竞争失败} \end{cases}$$

2）常见神经网络

（1）BP 神经网络

误差反向传播神经网络又称 BP（back propagation）神经网络。BP 神经网络模型根据最小均方差的误差原则进行计算，可以是单层，也可以是多层映射神经网络。它是最具代表性的前馈型神经网络类型之一。BP 神经网络的学习算法采用的是误差反向传播学习算法。该种神经网络的优点是：学习训练算法成熟、结构简单、易于硬件实现并且工作状态稳定等。

BP 网络的应用大体有分类、函数逼近、优化预测等方面。例如，心电图分类和胃电图分类，对函数的最小二乘逼近，对工业过程或自然科学数据的拟合、电力负荷或多媒体中信息流的预测等，尤其是对时间序列的预测更有实用价值，像国民经济和人口发展等计算都可用 BP 网络来建模与拟合。由于BP 网络较简单，因此在工业上得到广泛应用。在控制系统中，BP 网络作为一个神经元控制部件，可以用于装置的控制系统或信息流控制系统中。BP 网络的优点是：在分类与识别方面的性能优越，可以快速高效地对机械故障进行诊断，比传统的谱分析诊断技术效率大大提高。BP 网络存在的不足是：网络的容错性和鲁棒性差，难以保证在线实时机械故障诊断、监测和预报的精准度；BP 算法的收敛速度较慢，且网络隐层节点个数的选取尚缺少统一而完整的理论。

（2）RBF 神经网络

RBF 神经网络即径向基函数（radial basis function，RBF）神经网络。RBF 神经网络模仿人类大脑皮层区域中局部调节和交叠的感受场反应特点，因此具有很强的生物学背景。RBF 神经网络是单隐含层的二层前馈型神经网络，网络的输出是对隐含层加权求和的结果。RBF 神经网络在所选择的激活函数，以及权值矩阵是否存在于隐含层到输出层的连接上两方面，与之前提到的 BP 神经网络相比有所不同。

RBF 神经网络已经成功地应用于函数近似、模式分类、系统建模、模式识别、信号处理等领域。RBF 的优点是：网络结构简单、非线性逼近能力强、收敛速度快以及全局收敛等。RBF 在函数逼近方面还有许多方面需要进一步研究，特别是如何选取径向基函数的个数、中心仍是要深入研究的重要问题。

（3）ART 神经网络

自适应共振理论（ART）神经网络是一种自组织网络模型，是一种非监督学习网络。它能够较好地协调适应性、稳定性和复杂性的要求。在 ART 网络中，通常需要两个功能互补的子系统相互作用。这两个子系统称注意子系统和取向子系统。ART 网络主要用于模式识别，它的不足之处在于对转换、失真和规模变化较敏感。

ART 网络在语音、图像、文字识别等模式识别领域的应用广泛；在工业系统控制中也有应用，如用于故障检测、故障诊断、事故报警等复杂生产流程的质量控制；还可以应用于数据挖掘，从大量数据中搜索并发现稳定而有意义的模式。其优点是：聚类效果好、稳定性强、对于环境变化有良好的自适应能力、算法简单高效。其不足之处是：ART 网络为确定合理的诊断模型和参数，网络结构须进一步学习和优化。

（4）Hopfield 神经网络

Hopfield 神经网络是从物理学磁场理论中受到启发，结合生物神经网络的思维机理而提出的。我们知道，磁场是一种具有记忆功能的物质，人们很早就利用磁场的记忆功能创造出许多很有价值的产品，如目前广泛使用的磁盘。由物理学知识可知，在磁性材料中游动着大量的磁旋，正是由于这些带有方向的磁旋的相互作用，才产生了磁场本身所具有的各种性质。在永久磁铁中，由于所有的磁旋都朝向一个方向，构成了磁铁的 N 极和 S 极的两极特性。Hopfield 网络的基本思想就是用人工神经元模拟磁旋，用神经元之间的连接权模拟磁场中磁旋的相互作用；用各神经元的"激活"和"抑制"两种状态，模拟磁场中磁旋的上、下两个方向，构成一个具有记忆功能的神经网络系统，并且引用物理学中有关能量的概念，用"计算能量函数"（computational energy function）来评价和指导整个网络的记忆功能。

Hopfield 是一种反馈神经网络模型，具有在高度连接下的神经网络依靠集体协同能自发产生计算行为。其应用领域有：图像识别，加工车间调度，电力系统最佳消耗计算，LSI 优化布局，线性系统模型参数估计，最佳调节器设计，电磁场并行计算，并行运动估计等。在线性规划问题中，Hopfield 回避了用纯数学方法（单纯形法）来研究该问题。在模数转化时，一旦硬件电路实现后，如果在输入端加入模拟电压值，那么在其几个神经元上立即（实时）显示出所对应的输出数字信号。

3）新型神经网络

人工神经网络具有自组织、自学习、联想存储的功能和高速寻找优化解的能力，在模式识别、信号处理、自动控制、人工智能、自适应的人机接口、优化计算、通信等领域有广泛的应用。为了更好地满足人工神经网络在众多领域和部门中的应用，近年来，几种新的神经网络，包括小波神经网络、模糊神经网络、进化神经网络、细胞神经网络、混沌神经网络应运而生。

（1）小波神经网络

小波神经网络是20世纪90年代初结合小波分析理论和神经网络两者的优点而提出的一种前馈型神经网络。其基本思想是用小波元代替神经元，通过仿射变换建立起小波变换与网络系数之间的连接，并应用于函数逼近。结合小波变换良好的时频局域化性质及传统神经网络的自学习功能，使得小波神经网络具有如下特点：小波基元及整个网络的确定有可靠的理论依据，可以避免 BP 网络等结构设计的盲目性；网络权系数和学习目标函数的凸性，使网络从根本上避免了局部最优等非线性化问题；有较强的函数学习能力和推广能力。

小波分析的基本思想是用一簇数去表示或逼近一函数或信号，这簇函数称为小波函数系。它是通过一母波（mother wavelet）函数的伸缩和平移构成的。

小波神经网络由于把神经网络的自学习特性和小波的局部特性结合起来，具有自适应分辨性和良好的容错能力，因此特别适合应用在函数逼近、系统辩识、数据压缩等领域。但是，小波网络也还有待改进。例如，在高维数据处理方面小波神经网络的研究还很少，这是由于多维小波理论构造比较复杂。所以小波网络的发展还取决于小波理论的进一步研究。智能研究的实践表明，单纯依赖某种理论和技术是不现实的。因此，今后小波神经网络的研究应注意结合吸收模糊、分形、混沌、进化计算等交叉学科的研究成果，以开拓小波神经网络研究更为广阔的前景。

（2）模糊神经网络

模糊神经网络这一新兴领域的开拓者为美国南加利福尼亚大学信号和图像处理研究所所长 B. Kosko 教授。1987 年，B. Kosko 率先将模糊数学与神经网络相结合，提出了模糊神经网络的概念。在此之后的短短几年时间内，模糊神经网络的理论及应用获得了迅速的发展，各种新的模糊神经网络模型的提出以及与其相适应的学习算法的研究不仅加速了模糊神经网络理论的完善，而且在实践中得到了广泛的应用，其成果层出不穷。近年来，各种刊物发表了大量有关模糊神经网络的文章，IEEE Trana on Neural Network 还出版了有关这方面的专辑，并涌现了不少的专著。

模糊神经网络主要有三种结构：①输入信号为普通变量，连接权为模糊变量；②输入信号为模糊变量，连接权为普通变量；③输入信号与连接权均为模糊变量。根据网型及学习算法中的点积运算是使用模糊逻辑运算（fuzzy logic operations）还是使用模糊算术运算（fuzzy arithmetic operations），模糊神经网络可分成常规型（regular）模糊神经网络和混合型（hybrid）模糊神经网络。近年来，模糊神经网络的研究已取得了一些成果，主要体现在以下几个方面。

①模糊系统与神经网络系统作为一般自适应模型无关估计的研究。我们所处理的任何过程与系统均可用激励与响应的映射来表征，即任何对象都可以用一自适应模型无关函数估计器特性来概述。神经网络作为一般函数估计器，已被广泛地应用于各种领域。模糊系统作为逼近一个紧致域上的任意连续函数，Wang 利用 Stone - Weiestrass 定理证明了具有积推理、中心反模糊化、高斯型隶属函数的模糊系统也能以任意的精度逼近任一闭子集上的实连续函数。

②利用神经网络对模糊控制规则的获取、细化等方面的研究。模糊控制器设计的关键就是模糊建模，然而经典方法都很难有效地辨识规则和细调隶属函数，对于专家难以表达的可采用聚类（或矢量量化）的方法从专家的行为特性中获取有用的启发知识。在专家知识无法用语言表达时，采用无导师的规则聚类算法从经验数据中获取知识是十分必要的，这就使得研究成功的规则获取算法成为目前模糊神经网络研究的重要方法之一。

③在神经网络学习算法中引入模糊控制技术的研究。传统的神经网络学习算法（特别是 BP 算法）存在学习周期长，甚至常常陷入局部极小值点的缺陷。为了加快学习速度，改善学习算法的性能，可以对网络的学习性能进行分析，利用获取适当的启发式知识来控制学习算法。在学习算法中引入模糊控制技术，就能动态地调整网络的学习过程，使传统的静态学习算法动态化。如 Arabshahi 等人给出的层状感知器的后向传播算法的模糊逻辑控制技术，Choi 等人利用启发式知识的模糊逻辑控制器来调整传统神经网络训练中的网络参数，且将注意力集中在 ART 和 BP 的学习参数的控制中。近年来，国内有很多学者对神经网络的训练算法进行了研究，主要集中在解决神经网络训练的快速性、全局优化技术和泛化能力上。王凌等提出了全局训练算法（IB-PM）以及退火策略，李杰等对神经网络的泛化能力进行了研究。

模糊神经网络融合了神经网络和模糊逻辑特点，它从提高神经网络的启发性、透明性和鲁棒性出发，将模糊化概念与模糊推理规则引入神经网络的神经元、连接权和网络学习中。模糊神经网络可以有效地发挥模糊逻辑与神经网络的各自优势，弥补各自的不足。正如模糊集合论创立者 Zadeh 教授在第 6 届 IFAC 世界大会上指出的那样："工业过程软测量中模糊逻辑与神经网络的融合技术必将是今后发展的重点，它越来越受到学术界和工程界的广泛关注。"虽然目前国内外对模糊神经网络的研究较多，但绝大多数均集中于 BP 神经网络与模糊逻辑融合的模糊神经网络，由于 BP 网络本身存在的一些固有缺陷，造成了融合后的网络也存在一些缺陷。这些缺陷主要有：学习收敛速度慢，容易陷入局部极小，实时学习能力差。泛化能力有待增强。因此，当前迫切需要根据工业过程实时控制的要求，进一步开拓研究新型模糊神经网络，并探讨其在工业过程中的应用。

（3）进化神经网络

近年来，越来越多的研究人员正在从事神经网络（NN）与进化算法（EA）相结合的研究工作，从而开辟了新的进化神经网络研究领域。可以说，它是神经网络与进化算法跨学科结合的产物，尽管它们的思想都萌芽于 20 世纪中叶，但二者的结合却是 20 世纪末的事情。人们想通过研究进化神经网络更好地理解学习与进化的相互关系，并且这一主题已成为人工生命领域中十分活跃的课题。

进化神经网络的主要研究内容为如何对神经网络的结构进行编码，即网络参数编码的确定，包括选择待编码的参数、为各参数分配串长、定义串值与参数值之间的映射关系等。

（4）细胞神经网络

CNN（细胞神经网络）是由美国加州大学伯克利分校蔡少棠（L. O. Chua）教授于 1988 年提出的一种神经网络。它与 HNN（Hopfield 神经网络）有相似之处，但又有不同的特点。CNN 和 HNN 在等效电路上相似，但又不完全相同。它也由独立电流源、电压控制电流源和电阻 R、电容 C 所组成。但是，CNN 的电压控制电流源由两部分组成，一部分是由 CNN 的输入电压转换成的电流源，另一部分是由细胞的输出电压转换成的电流源，两者经过不同的转换系数（也称模板参数）变换成压控电流；在 HNN 中神经元之间是全连接，而在 CNN 中神经元之间是邻域内相连接，也就是一个神经元只与其邻域内的神经元相连接，而与邻域外的细胞无连接；在 HNN 中神经元的输入输出特性是 S 形曲线，而 CNN 中神经元的输入输出特性呈分段（饱和）线性特性。HNN

主要用于求解优化问题，而 CNN 主要用于图像处理。由于 CNN 的输出电压的稳态值只可能是 +1 V 或 −1 V 两种情况，所以 CNN 的逻辑关系类似数字电路的 0，1 逻辑关系，因此在黑白图像处理中得到广泛应用。

当改变 CNN 的不同的激励电流和两种电压控制电流源参数即模板参数时，它便可具有不同的功能，如进行方向性检测（水平方向检测、垂直方向检测或呈某一角度的检测），连通片检测、边缘检测、空穴填充、黑白颠倒、阴影检测、图像变全黑或变全白、逻辑与或非运算、去噪声等。

在国内，有不少高校和科研机构开展了有关 CNN 的研究如复旦大学、东南大学、北京大学、同济大学、上海大学、南京邮电学院等单位的学者，在改进 CNN 硬件电路、提出改进的 CNN 连通片检测的快速算法、对 CNN 中混沌与分岔现象的研究，用 FPGA（现场可编程门阵列）芯片实现 CNN 电路，对 CNN 的分形问题的研究及模糊逻辑研究等方面，取得了可喜的成果。

在国外，以 L. O. Chua 为首的加州大学伯克利分校是 CNN 的研究中心，每年都有很多国家的研究者在那里进行研究，并取得了大量研究成果。以 Roska 领导的匈牙利科学院神经网络与计算机研究所、德国慕尼黑网络设计研究所以及日本等国家在 CNN 研究方面也有很强的实力。

（5）混沌神经网络

目前，人们已提出了各种混沌神经网络模型，其中最具代表性的模型有三大类，即由 Aihara 根据动物实验提出的混沌神经网络模型，由 Inoue 以及 Kaneko 等提出的耦合混沌神经元网络模型，由 Chen 和 Aihara、Wang 和 Smith 以及 Hayakwa 等提出的将传统的 Hopfield 神经网络进行适当的变换之后得到的一些具有混沌特性的神经网络模型。

对于混沌神经网络的研究同其他神经网络的研究一样主要集中在三个方面，即理论研究、应用研究和实现研究。对于混沌神经网络的理论研究主要包括：提出具有混沌特性的新型神经元，对现有混沌神经网络特性进行分析并加以改进，对混沌神经网络中的混沌加以控制，小尺寸混沌神经网络特性分析等。对于混沌神经网络的应用研究主要包括：混沌神经网络用于模式识别和图像处理，混沌神经网络用于优化和控制，混沌神经网络用于通信及语音处理。对于混沌神经网络的实现研究主要是研究怎样以电路的方式来实现混沌神经元和混沌神经网络。

3. 在中医药中的应用

1）辨病分析

中医证候体系的复杂性表明对于证候的研究不能单纯使用现代医学还原论的手段和方法。证候与致病因素、理化指标、方剂效应之间都存在着非线性关系，这些非线性关系是导致多年来证候研究出现矛盾和困惑的根源。证候的定位是整体性和亚整体性的，从系统论角度而言，是机体系统和功能子系统异常的外在表现，证候偏重于功能失调，是对机体整体功能反应状态的认识和把握。王永炎认为证候和辨证方法体系研究应遵循以象为素，以素为候，以候为证，病证结合，降维升阶，从系统复杂性出发回归到清晰明了的规则，从非线性设计着手。基于黑箱结构的人工神经网络能利用其自主学习能力，在充分辨识表现于外的"候"的表征信息的基础上，从大量的样本中进行证候特征的规则提取，并将其分布在网络的连接权中，从而建立"候"与"证"的非线性映射函数。在这里，样本（证候）被概括为一对输入与输出的抽象数学映射关系。"候"（各种物理表征信息）为输入单元，"证"为最终的输出结果。医学诊断的过程被看作一个映射问题，通过症状找出对应的证候诊断。因此，人工神经网络把"候"与"证"的对应关系通过输入与输出的映射转化成了一个非线性优化问题。虽然不清楚网络模型的内部结构，但这种模型却可以充分逼近证与候的非线性映射关系，近似真实地反映证候的全貌，是在不打开黑箱的前提下，建立证候模型、反映证候的内在规律和特征的有效方法。同时，网络的自组织、自适应能力又能加强对边缘相似病例的辨识能力，这样的证候诊断模型必将更加逼近证候的真实面貌。

陈五零等采用中国中医科学院西苑医院的 200 例临床病历，使用 202 个症状，诊断的病种为胸痹、咳喘、中风和崩漏。每个病例的症状量化成向量 X（x_1，x_2，…，x_{202}），X 的每个分量"x_i"（$i=1$，2，…，202）对应一个症状，当该症状存在时"x_i"取值为 1，否则取值为 0。人工神经网络的结构为：输入层 202 个节点（对应 202 个症状值）；输出层 4 个节点（对应 4 种病）；人工神经网络在用 100 个样本训练后，对 100 个测试样本做测试，准确率达到 96%。吴新根等 1996 年用人工神经网络实现了 3 种肝病（慢性肝炎、肝硬化、肝癌）的判别诊断。该方法用年龄、病程、上腹包块、肝剑突下、脾大5种症状，人工神经网络的结构为：输入层5个节点（对应5个症状值）；中间层9个节点，输出层1个节点（对应4种病）；样本的症状采用分段量化法。例如，年龄小于或等于20用0表示，年龄大于20小于或等于30用1表示。样本目标值的量化方法为：慢性肝炎用0表示，肝硬化用1表示，肝癌用2表示。人工神经网络输出结果的判定方法为：当输出值属于区间（-0.5，0.5）时，判定为慢性肝炎；当输出值属于区间（0.5，1.5）时，判定为肝硬化；当输出值属于区间（1.5，2.5）时，判定为肝癌；其他值则表明不知如何判定。人工神经网络的学习采用改进的BP算法。该方法共收集了15个有典型代表性的病例，其中9个作为训练样例，剩余的作为测试样例。6个测试样例的测试结果全部正确。陈玲等介绍了一种基于神经网络的中医诊疗专家系统，它是一种用于高血压的中医诊断和治疗系统，将专家治疗高血压的经验直接对应于ANN的输出，这类似于基于案例的推理，模仿了中医的原理。该系统采用含有一个隐含层的三层BP神经网络，其中输入层有65个单元，基本覆盖了高血压的主要症状，中间隐含层有21个单元，输出层有15个单元，每个单元对应一种论治方案，每个输出单元的输出值在0到1之间，说明了所列症状与论证方案的依赖关系。赵卫东等将ANN与案例推理技术结合应用于医疗诊断的方法做了更深入的研究，利用ANN来实现案例检索，设计了一个医疗诊断专家系统，结果表明，基于ANN的案例检索方法是有效的。王震宇等采用BP算法，用典型病例样本训练神经网络，将中医专家掌握的具有很强经验性、模拟性和模糊性的知识提取出来，结果表明神经网络在获取专家知识上可达到人工方式所难以企及的效果。温宗良等将BP神经网络方法应用于高血压中医诊断，在分析传统BP算法不足的基础上，采用成比例的共轭梯度算法，建立高血压中医证候诊断模型。其总体识别率为89.5%，说明该模型能够较好地获取证候的内在规则，表明将人工神经网络技术应用于高血压中医证候研究具有方法学上的可行性。

2）辨证分析

樊晓平等人将人工神经网络应用于抑郁症的辨证中，采用了75项症状指标。人工神经网络的结构为：输入层75个节点（对应75个症状值）；中间层

80 个节点，输出层 5 个节点（对应肝郁气滞证、肝郁脾虚证、肝郁痰阻证、心脾两虚证、肝肾阴虚证 5 种常见证型）。实验总共提取了 5 个证型共 480 个抑郁症患者的数据作为训练样例。其样本分布为：肝郁气滞证 94 例、肝郁脾虚证 97 例、肝郁痰阻证 95 例、心脾两虚证 94 例、肝肾阴虚证 100 例。人工神经网络训练后用另外 20 例抑郁症患者样本数据进行测试，取得了比较好的结果。叶进等探讨了运用人工神经网络对 4 种有相似症状的病证（湿温病、暑温病、太阳伤寒证、太阳中风证）进行自动诊断的方法。采用的症状指标为 9 种，分别是头痛、怕冷、身重、疼痛、恶风、弦脉或洪脉、浮脉、发热、出汗。人工神经网络的结构为：输入层 9 个节点（对应 9 个症状值）；中间层 4 个节点，输出层 4 个节点（对应 4 种常见证型）；症状值采用可信度来表示，每个可信度值由专家根据具体病情确定为属于区间（−1，1）的数值。人工神经网络的输出目标模式为 (1, 0, 0, 0)、(0, 1, 0, 0)、(0, 0, 1, 0)、(0, 0, 0, 1)，分别代表湿温病、暑温病、太阳伤寒证和太阳中风证。林维鉴等根据盛国荣教授的学术思想，把痹证分为行痹、痛痹、着痹和热痹 4 种证型，采用原先用传统方法研制的"盛国荣教授痹证电脑系统"使用的 80 份病例，对将人工神经网络用于中医痹证证候分类做了研究。采用的症状指标为 155 种。人工神经网络的输出目标模式为 (1, 0, 0, 0)、(0, 1, 0, 0)、(0, 0, 1, 0)、(0, 0, 0, 1)，分别代表行痹、痛痹、着痹和热痹 4 种证型。人工神经网络的学习采用 BP 算法。人工神经网络输出结果的判定方法采用最大值原则。采用 80 份病例中的 40 份作为训练样例，其余作为测试样例。实现结果为，对训练样例的证型分类符合率为 95%，对测试样例的证型分类符合率为 92.5%。白云静等采用 BP 神经网络对 765 例类风湿关节炎临床证候资料进行研究分析。观察 183 个症状，每个症状按无、轻、中、重分别记为 0、1、2、3 分。诊断的证型为肝肾不足证、寒湿阻络证、瘀血阻络证、气血两虚证、痰瘀阻络证、阴虚内热证、热毒蕴结证、寒热错杂证、脾肾阳虚证等 10 个证型。首先对数据进行归一化处理，然后进行主成分分析，将输入向量从 183 个减至 98 个。再将 765 例样本随机分为 A、B、C 3 组，使用 3 倍交叉验证方法进行测试。该 BP 模型 3 次训练的迭代次数分别为 89、56、58，说明用 trainscg 函数改进 train 函数后，改进的 BP 神经网络具有很好的收敛性能。该

BP 神经网络通过训练后，3 次测试的平均诊断准确率为 90.72%。李建生等采用 RBF 神经网络对 263 份 2 型糖尿病样本进行证候诊断研究。根据频次大小，结合主成分分析，采用的症状指标为 41 种，将 II 型糖尿病分为气阴两虚证、阴虚证、气虚证、阴阳两虚证、血瘀证、燥热证 6 类证候。首先利用分区聚类确定隐层各节点的高斯函数的中心矢量，然后采用最小二乘原则求出输出层的权值。RBF 神经网络在用 200 个样本训练后，对 63 个测试样本进行检验，结果是基于聚类分析的径向基神经网络的证候诊断准确率达到 94.4%。

3）脉诊分析

胡家宁等根据脉象模糊性处理的要求，提出一种以 ANN 为手段的脉象智能分析系统模型，研究不以单一脉本身为处理对象，而考虑它是否是某些可识别特征的组合，建立了浮沉、弦滑、迟数等一组脉象特征网络。按照各特征网络训练的要求，形成了样本数据库，探讨了神经网络用于脉象分析的特点，证实了 ANN 用于具有模糊性的脉象特征的识别和分类的可行性和优势，其分辨准确率可达 90%。王炳和等针对脉象本身的模糊性特点和中医辨识脉象的思维方式，建立了一个 3 层脉象 ANN 模型，利用 280 例脉象进行识别检验，结果表明对 7 种脉象的识别准确率平均为 87%。此研究为计算机识别脉象和辅助诊断疾病提供了一种有效的方法。岳沛平等构建了一种比较实用的基于小波分析 BP 神经网络的中医脉象信号辨识系统，经 1 456 例临床脉象检测，准确率大于 90%。郭红霞等建立了一个 3 层 BP 神经网络来识别脉象信号，其研究结果显示：对于训练过的样本网络识别正确率为 100%，对于未训练的样本，7 种脉象识别的平均正确率为 92.5%。另从脉象信号的 3 种谱图（功率谱、倒谱和传递函数）分析所获得的 15 个特征参数中，选取 7 个特征参数作为模式分类的特征分量。其结果显示：对学习过的样本，识别分类的准确率很高，为 100%；但对未学习过的样本，识别准确率相对较低，平均准确率为 88.80%。王璐等选用两层 BP 神经网络进行正常人与妊娠妇女脉象的识别，提取 131 位妇女的脉象特征，将妊娠妇女最佳脉形中的 22 个参量值作为网络输入值，其仿真结果与实际结果吻合较好。周越等分别选择改进的 BP 神经网络、RBF 神经网络、共轭梯度神经网络及模糊极大极小神经网络对脉象信号做分类实验，进行 4 种 ANN 分类器用于中医脉象识别的比较研究。李华东等采用改进的学习向量量化神经网络进行学习和识别，对脉象进行 8 级小波分解，分别计算 8 个频带的能量，并作为识别过程的输入向量，识别率达到 95.94%。蔡坤宝等设计了具有良好性能的概率神经网络对正常人与吸毒者的脉象进行识别，应用小波变换的多分辨率分析法对 15 例海洛因吸毒者和 15 例正常人的脉象信号进行分析，结果 15 例正常人和 15 例吸毒者全部被正确地检测出来，检测率达到了 100%。

4）舌诊分析

施明辉等将 ANN 应用于基于舌诊的八纲辨证诊断，这显示了 ANN 不仅可以用于临床病例研究，也可以应用于中医基础理论研究。他们提出了将 ANN 应用于基于舌诊的八纲辨证诊断的完整算法，并利用 Matlab 7.0 的 ANN 工具箱做了仿真实验。仿真实验表明，用 BPNN 可以作为中医辨证知识的一种有效表达方式，而且比基于规则的方法具有更高的时间效率。赵忠旭等采用神经网络模型对中医舌像分析仪的摄像机、显示器的输入输出三刺激值特征化，并采用动量法和学习率进行自适应调整，有效地抑制网络陷入局部极小或"假饱和"现象。这样舌象分析仪中由数码相机、显示器等环节引起的彩色失真实现一次性校正。吴芸等构建了一个"中医舌诊八纲辨证"神经网络知识库，通过计算结果说明采用神经网络技术构建中医诊断知识库是完全可行的。陈群领导课题组也通过基于竞争神经网络模糊推理的技术建立瘀血舌象和血瘀证智能推理诊断模型，该模型的建立克服了传统中医舌象诊断依赖个人经验和不量化的缺点。

5）中药分析

李雨等收集《中华本草》中收录的药性明确、属性特征详尽且具有代表性的植物药 1 728 种（1 071 种寒性药，657 种热性药），按照分层随机抽样原则，从寒、热性两类药材中各随机抽取 60%（共 1 037 种中药）的药材作为训练集，其余 40%（共 691 种中药）的药材组成测试集。结果 BP 神经网络对热性药测试集的判别正确率为 70.72%，对寒性药测试集的判别正确率为 71.96%，整体正确率为 71.49%，结果表明 ANN 为中药药性的有效判别提供了新思路和新方法，是一种很好的辅助方法。

七、各数据挖掘技术适用情况分析

中医辨证论治从症状—疾病—证候—药物组合—方剂等过程中，含有非线性、模糊性、复杂性、非定量等思想，由此产生的中医数据也具有非线性、模糊性、非定量等特征。数据挖掘技术本身所具有的特点，使其自然成为能从中医海量数据中探索规律和有兴趣知识的主要技术之一。利用数据挖掘技术，建立中医专家知识、中医病历信息的有效海量数据，通过有效的算法及其程序系统，可归纳、整理和发现中医证治的规则，揭示出中医临床证治规律。目前国外已有不少这方面的成功案例，显示出数据挖掘技术用于疾病辅助诊治的广阔应用前景。

中医数据含有不确定性和模糊性，不完整性和冗余性，时序性和非时序性，定量性与非定量性等特点，数据之间关系复杂。这也决定了医学数据挖掘的特殊性，使得中医数据挖掘与普通的数据挖掘存在较大的差异，加大了数据挖掘难度。目前，大部分中医证治数据挖掘研究人员，特别是医学专业人员，大都采用数理统计软件 SAS 和 SPSS 进行中医证治规律数据挖掘研究，但效果不够理想。这些软件大都采用多元统计方法，对定性变量进行二值量化，将复杂问题进行线性简化，有利于对复杂问题的简单描述，但很可能与实际问题脱节，因为定性变量的二值量化往往不足以全面表达其原有的含义，而线性简化容易不加区别地处理每个变量对结果的影响，特别对研究中医学疾病与证候之间、症状与证候之间、证候与证候之间、证候与理化指标之间等存在大量具有模糊性、多维性和非线性的关系时，可能失效，并引起一些不良推断。此外，一些研究人员采用一、二个数据挖掘方法进行挖掘时，也常常出现挖掘出的规则与临床实际情况偏差较大的情况。目前数据挖掘方法在中医证治研究中，主要应用在如下几方面。

1. 疾病的一般特征

疾病的一般特征描述、分类与分级，证型的分布和症状构成等，采用聚类分析、集对分析、支持向量机、主成分分析、多因子分析、决策树等方法进行挖掘。

白遵光等使用 SPSS 11.0 的聚类分析方法，发现梗阻肾解除梗阻后的中医证候具有三大特点；李建生等使用 SPSS 11.0 的聚类分析与径向基神经网络相结合进行分析，证明了气阴两虚证异于阴虚证 + 气虚证，气阴两虚证与阴虚证、气虚证是二元线性关系；邓兆智等采用动态聚类法在多维空间进行分类，得出类风湿性关节炎 5 种证型；张琴等使用 SAS 软件的聚类和主成分分析，并结合专业知识对肝炎肝硬化中医常见的证候做出判别；徐蕾等采用决策树进行中医辨证分型分析，共筛选出 26 个变量，发现与临床实际情况基本相符；J. R. Jass 等用决策树对散发性结、直肠癌的形态学进行研究并加以细分；陈启光等采用因子分析方法，发现肝阳上亢与痰浊阻遏证存在正相关，而脾肾阳虚与肝肾阴虚存在负相关，耳鸣是肝肾阴虚主要症状；杨小波等用带先验知识的支持向量机（P – SVM）数据挖掘算法，提高了中医证候信息分类的正确率。

聚类分析方法对两个对象间距离和相异度度量的选择，针对两两对象之间的"相似度"或"相异度"划分不同类别，很容易得出研究者所需的症状群或者数据群，并进行简单的一维解释，但不能从多维和多层次角度来全面分析数据、解释数据结构，而且中医聚类变量的选择，对结果往往影响较大，之前要进行探索性分析，或凭专家经验来确定。在中医证候的研究中，聚类分析只能观察某一方面的特征，而没有具体结果度量。集对分析理论把不确定性与确定性作为一个系统来加以研究，借助对系统中确定性与不确定性相互依存、相互联系、相互渗透，以及能在一定条件下相互转化的特点，研究不确定性在具体条件下的规律，但对不确定性的描述只能在系统层次上，不能确定对微观层面的认识，仅适用于对中医宏观问题的研究。决策树描述简单直观，分类速度快，效率高，特别适合中小规模数据处理，结果易于理解，对输入数据的高维属性和分类标识具有更好的弹性和稳健性。决策树算法节点数据的选择要凭主观确定，得到的分类精度不是很高，而且当类别分得越多时，精度就越低，甚至会出现异常情况。决策树不能用于对连续型变量结果的预测。若中医数据规模巨大，挖掘结果的有效性可能要降低。SVM（支持向量机）是基于统计学习理论、针对小样本学习问题的一个理论框架，其计算复杂性与数据的维数不成正比，只和样本的数量有关，SVM 对数据库中模式分类的准确率一般要高于神经网络。对于维数非常大的数据，计算量可能变得非常巨大，也许使用充足的基函数则数据是可分的，但可能出现过分拟合，如限制中医的维数在合理的范围内，其作用是有效可行的。

2. 各属性间的关系

疾病与证候之间、症状与证候之间、证候与证候之间、证候与理化指标之间、病症与用药之间的关联等，常采用关联规则、决策树方法等进行挖掘。

关联规则用得较多，王大阜用其挖掘中医方剂数据集中方剂配伍的隐藏规律，挖掘出药物之间的相互联系；武建虎等用来挖掘肝癌患者资料的关系规则，发现影响肝癌复发的变量值及变量值的组合；李晓毅等用其挖掘胃癌诊断数据库中的关联规则，发现胃癌疾病与环境、饮食习惯、遗传易感性间的关系，对胃癌病例的诊断和预防有重要的指导意义。武建虎等使用 SAS 8.2 软件进行关联挖掘，发现所得到的关联规则基本揭示了数据所蕴涵的信息，在大样本、多变量医学资料中具有一定的应用价值；张勇晶等使用 SPSS 13.0 软件，对浙江嘉善腺癌现场调查数据库用分决策树模型进行筛选，发现工人、教师和退休人员的腺癌发生率显著高于其他人员，与实际情形基本相符。J. E. Fischer 等用决策树指导患社区获得性肺炎儿童的大环内酯类药的处方；J. Protheroe 等用决策树协助动脉纤维颤动患者进行治疗方式的选择。

通过关联规则（如著名的 Apriori 算法等）可以寻找出相关联的各个数据，当某些症状总是同时出现时，可以从中找出某种证型规律，甚至是病机规律，算法简单，可解释性强；其缺点是计算时间长、分析代价大。在观测症状、证候与实验室指标之间的关系时不足以反映临床实际，可能产生大量无用的规则。为提高实际应用价值，通常用最小支持度、最小置信度和兴趣度来衡量关联规则，最小支持度和置信度由专家或专家群体设定，不可避免地受研究者主观性影响；同时关联规则所处理的属性必须离散化，不能直接用于没有进一步分析或领域知识的预测。决策树实际上可视为有监督的项集生成器，当树把观测数据分到唯一组中，每个决策树规则的支持度和置信度可以轻易遍历树节点得到，通常通过局部决策树模型，以获得大量规则集，每个树模型用支持度和置信度阈值进行剪枝，决策树可以很容易地处理各种中医变量。在算法运用时，最好先进行聚类分析，确定相关属性出现的频度，并进一步做主成分分析，以确定属性的权重，然后进行关联分析，最后通过粗糙集方法，对挖掘出的关联规则，在保留其原有分类能力不降低的情况下，消除重复、冗余以及无用的属性，实现对规则的压缩和再提炼，以提高结果的应用价值。

3. "证—症"关系

贝叶斯网络方法应用较多。王学伟等用其发现了血瘀证的7个关键症状，并定量计算其诊断贡献度；朱文锋等用其进行中医辨证诊断数据中症状与证素间隶属关系、证素之间组合关系的研究，结果表明其与中医专家经验有很高的吻合性；朱咏华等用其进行中医辨证系统的研究，推理验证证候—证素—证名间的关系，其结果与中医专家经验有很高的吻合性；秦中广等利用粗糙集理论建立中医诊断类风湿的模型，以抽取出中医诊断的确定规则和可能规则，用来指导诊断。贝叶斯网络学习技术能够通过数据分析自动创建贝叶斯网络，可以在较少的数据中学习到更准确的模型，揭示中医证候的结构性质、各属性（包括症状、证候与实验室指标等）间的先后关系，进行因果关系分析和推理、计算出各属性的条件概率等，以预测某些可能结果。它的缺点是：由于任意两个节点间最多存在一条有向边，这就决定了两个结点的关系是有方向性，有先有后，一因一果的，不存在交互的、逆向的相关关系。这决定了它未能全部处理中医证候研究中各种繁杂的关系。神经网络具有自适应性和非线性处理的优点，对于连续和离散的属性、定性和定量的属性都可以使用，并且输入属性之间可以高度相关，也可以相互独立，与中医证候等属性的特点相吻合；可用于各种规则提取，对于训练数据中的错误有非常好的稳健性，分类精确。其存在的缺点是：训练时间长，需要大量的参数设置，往往只能根据使用者的经验和需要解决的实际问题的要求在实验中摸索，可解释性差；可以通过机器学习的方法进行自动属性权重系数设定，但复杂度和运算量往往很大。同决策树一样，神经网络也存在过度拟合问题。粗糙集理论是处理不精确和不确定问题的数学方法，能处理大量非线性的不精确的、模糊的数据，适用于具有离散特点的中医属性研究。其优点在于它能利用数据本身提供的信息，知识的获取阶段不需要人类专家参与；搜索其最小集，并从经验数据中获取易于解释的关系规则，当知识和数据随时间动态发生变化时，更新知识比较容易。粗糙集理论把中医症状、证候与实验室指标等看作一种知识,然后运用复杂的数学方法进行知识自挖掘及学习,克服临床医生诊断的主观性和片面性。与传统的神经网络相比,粗糙集方法以直接的方式描述发现的知识,并且非常容易转换成可用的规则,易于理解,较好地克服了神经网络将规则知识隐含于网络的一系列连接和权值中、缺乏透明性、难于理解的缺点。如何寻求快速的简约算法是粗糙集理论要主要面临的困难问题。

4. 疾病演变及预测

疾病、证候的演变预测,中医辨证关系及临床疗效关系等,可采用决策树、基于案例推理、神经网络方法、时间序列分析等进行挖掘。

Burke 等比较了用人工神经网络方法和其他统计学方法构建的乳腺癌生存模型的预测精度,证实神经网络在预测实验中的 25 例患者的 5 年生存率上更精确。Verelst 等采用贝叶斯后验概率分布,帮助无经验的妇科医生在手术前辨别良性和恶性的卵巢肿瘤,并经妇科专家验证,发现神经网络方法在辅助诊断上明显优于传统方法。Lapuerta 等将神经网络用于预测冠状动脉疾病的发生,发现神经网络比 Cox 回归方法更适合应用于复杂的临床预测。查青林等利用决策树模型方法,探索活动期类风湿性关节炎证候疾病信息与疗效的关系,发现证病信息与中西医疗法疗效的关系,符合中医辨证论治个体化诊疗思想,有利于提高治疗方案使用的针对性。基于案例的推理是用以往案例的知识或信息进行相似案例问题求解的方法,它在知识获取、求解效率、求解质量以及知识积累等方面,有突出的优势。这一技术与医疗诊断具有较高的相似性,符合医学专家迅速、准确地求解新问题的过程,患者在整个诊治过程中,可以按时间段将其四诊表现和实验指标值视作不同的个例,将最终结果情况看作目标案例,并通过案例检索与匹配计算,判定治疗效果,并可以从过去的大量经验中,很快找出相同或类似的病症治疗方法,从而获得最好治疗方案,快速达到患者治愈目标。中医诊治的各项指标或规则的属性可构成序列模式结构,这些指标或属性在不同时间的值,便组成随时间变化的序列模式,通过分析,可发现证候和症状随时间的变化规律和发展趋势。

目前,中医药临床疗效评价的体系仍处于探索阶段。郭新峰等总结我国临床试验中结局指标选择的现状及与国外的差距,认为只有选择对患者有直接影响的主要结局指标才能够证实干预措施的真正疗效,以实验室检验为主的生物学指标只是一种次要结局指标,指出应尽快引进与完善功能与生活质量的评价方法,寻找能发挥中医药优势的证候相关指标,分清主要结局指标与次要结局指标的临床意义,严格进行结论推导,坚持循证医学基本原则前提下突出中医辨证论治特色。

第四节　开发背景

中医学术从《黄帝内经》起至今延绵数千年,经过历代医家的理论探索和实践积累,留下了大量对于中医临床决策有指导价值的文献资料,包括关于中药,方剂,各种疾病的症状、诊断、治疗理论与方法的论著,也包括大量关于疾病诊疗的临床实录。中医临床医生的每一次诊疗实际是一个决策过程,都是以医生的医学知识为背景,搜集患者的四诊资料,对此加以分析,判别病名、病性、病位、病势、病机,进而决定治疗原则,确立治法,给出合理的治疗方药等治疗措施。可以说,中医临床决策有"海量的信息"可以利用,这是中医临床得天独厚的优势。这些信息以浩如烟海的中医文献资料的形式保存了下来,成为我们中医临床决策的重要参考。由于时间与空间的限制,也由于人的记忆力是有限的,尽管皓首穷经,孜孜以求,一个中医医生仍然只是掌握了医学信息宝库中的很小一部分,不能充分地利用中医学所留下的用之不竭的宝贵"信息"。

当前,随着化学生物制药成本的增加和高端检查诊疗设备的普及,看病难、看病贵的问题已成为世界各国面临的一个共性的问题。而我省人口基数大,农村经济基础较薄弱,省内名老中医大多集中在省、市级医院,社区、县、乡卫生资源相对不足,群众看病难、看病贵的问题就显得更加突出。传统医药特色优势逐渐淡化,服务领域萎缩;老中医药专家很多学术思想、经验方法以及特色诊疗技术得不到传承甚至濒临失传,中医药发展过程中由于基础条件差,中医药人才匮乏。

中医药信息化是国家中长期科技发展规划中具有战略意义的研究课题,为了适应信息时代发展要求,促进祖国传统医学的传承和发展,使中医中药在国际竞争中更具优势和特色，利用先进的、智能的信息技术来解决中医诊疗信息化过程中的关键问题是一项迫在眉睫的基础性工作。

一、相关政策

《国务院关于扶持和促进中医药事业发展的若干意见》（国发〔2009〕22号）中强调加强中医医疗服务体系建设，培育、培养一批名院、名科、名医，大力加强各级医疗机构中的中医科室建设，推动中医药进乡村、进社区、进家庭。《中共中央国务院关于深化医药卫生体制改革的意见》（中发〔2009〕6号）中指出加快医疗卫生信息系统建设，利用网络信息技术，促进城市医院与社区卫生服务机构的合作。2009年7月，山东省政府正式出台了《关于扶持中医药事业发展的意见》（鲁政发〔2009〕89号文，以下简称《意见》）。《意见》中指出山东是中医药大省，中医药发展历史悠久，历代名医辈出，中药材资源丰富，群众基础雄厚。改革开放以来，山东省中医药事业得到了长足发展，但服务体系不健全，管理体制机制不完善，人才不足，继承创新能力不强，特色优势不突出，中药产业发展相对滞后等问题依然比较突出，与山东省经济社会的发展不相适应。要建立起覆盖城乡的中医医疗服务体系；要大力推进中医药继承和创新，系统开展历代医家医案及其学术思想、技术方法、诊疗经验的整理工作；对传统制药技术和老药工经验进行挖掘整理，形成规范，传承推广。山东省中医药事业发展"十二五"规划中指出，"十二五"期间我省中医药事业发展的总体目标是，在全省建成功能完善、特色突出、基本满足人民群众需求的中医药服务体系；建立起中医药进农村、进社区、进家庭的长效机制；打造并形成山东中医药文化品牌，努力推进由中医药大省向强省转变，确保我省中医药事业发展走在全国前列。在"2014中国健康大会"上，国家卫生计生委规划与信息司副司长张锋表示，"十三五"时期，医疗卫生行业将是国家信息化发展的重点，其已纳入国家网络安全和信息化建设重点规划。

1. 政策支持

到2015年底，中医药信息化取得明显进展，依托国家综合卫生管理信息平台，基本构建统一高效的国家、省、区域（地市或县级）三级中医药信息平台，满足各级中医药管理部门业务应用的需要。基于信息平台的中医药电子政务系统、中医药综合统计管理系统、中医药公共信息服务系统、中医药医疗服务信息系统、中医药预防保健信息系统等初步建成，形成一批覆盖中医药主要业务的应用系统。中医药数据资源库和中医药信息标准体系基本建立，进一步推进中医药信息资源共享、互联互通；建立了一支中医药信息化专业复合型人才队伍，为中医药信息化工作开展提供必要的人才保障。

2. 政策保障

各级政府要将中医药信息系统建设与运行维护管理经费列入财政预算；覆盖全国、面向公众服务的中医药信息系统建设由中央和地方政府共同投入，中央对中西部地区、民族地区医疗机构采取倾斜政策；鼓励和引导社会和机构资金投入中医药信息化建设，促进信息化建设可持续发展。

3. 社会需求

中医药知识博大精深，内容丰富，包含预防保健、因病施治、食疗运动、按摩针灸等，中医思想深入人心，中医对于许多疾病有着显著的疗效。"简、便、廉、验"是中医的特色，让社区居民享受到中医药"简、便、廉、验"的特色服务，有效缓解了基层"看病难、看病贵"的问题。

本平台的建设依照中医药信息化建设"十二五""十三五"规划指导精神，以社会需求为导向，以服务应用促发展，按照经济实用、持续稳定的需求开展中医药信息化建设，促进业务协同，增强信息服务能力，惠及人民群众，使其获得更加便捷的中医药服务。

二、系统建设的必要性

中医注重人与自然的统一，强调整体观念和辨证论治。中医是一门继承性极强的医学科学。几千年来，中医人才培养一直靠师徒传承，老师通过口传心授，将基本理论、中医特色、临床经验传授给徒弟；徒弟在抄方侍诊中，了解老师的思维方式、治病用药的方法。传统的教学模式将中医、中药、针灸等设为相对独立的专业，医不识药，药不懂医，如此割裂水乳交融的中医医学和药学，结果造成学生知识结构上的"残废"，中医、中药、针灸的作用都难以充分发挥，甚至很难维持原有水平。

本系统的建设综合了名老中医的经验及用药规律，通过完整的医案来使名老中医的经验得以传承，通过计算机强大的运算能力，发掘名老中医的辨证及用药规律，诊疗过程中可以进行诊疗辅助，能够促进年轻中医大夫的成长。

三、市场环境

中医药信息化建设目前主要面临基层中医药部门信息化执行能力不足，存在设施缺乏、经费投入不足、地区性差异等问题。重点领域的信息技术应用水平不高，中医药信息资源共享和有效利用不够。

本系统的建设可以为中医药部门信息化提供管理思路，提高中西部地区中医信息化水平，重点领导加强信息化技术应用并有效地进行资源共享，提高资源利用率。

第五节　开发意义

中医药是中华民族几千年来防病治病经验的结晶，是具有中国特色的生命科学。它以其博大精深的思想内涵、独特而完整的理论体系、丰富的实践经验和显著的临床疗效长久以来一直为世人所瞩目。大力发展中医药，对于保障人民群众健康，促进经济社会发展，弘扬中华民族优秀文化具有重大意义。

"看病难"的问题已成为我国面临的一个共性问题，在各级中医院推广名老中医诊疗辅助决策支持系统是解决这一问题的有力手段。群众可直接到各级中医院找一线中青年中医大夫看病，一线中医大夫根据患者的基本情况，首先判断症型、选择合适的名老中医进行辅助诊疗，然后输入患者的四诊资料，系统在该名老中医的经验及机器学习的基础上开出该患者的药方，由一线中医大夫进行判断、修订后开出最终药方。如遇到疑难杂症时，中青年中医大夫可通过该系统向名老中医求助，名老中医可通过电话、网络等各种形式给予指导和帮助。该项目的实施能最大限度解决目前中医人才不足的问题，利用信息化先进技术，优化配置中医医疗资源，使患者能够在有限的医疗资源下享受到名老中医的诊治，同时该系统可以把大量的医学知识高效、方便地传播给广大中青年中医大夫，节省医疗资源，更好地服务群众，并可逐步在全国范围形成网络化、智能化的中医药临床数据支撑平台与管理服务共享体系，从而在我国中医药信息化建设上探索出一条新的道路。

本项目运用决策支持技术的设计原理与方法，模拟名老中医专家诊断、治疗疾病的思维过程而设计系统，通过收集山东省内百位名老中医治疗典型病例的众多医案，采用数据挖掘技术，对名老中医的医案进行深入全面的分析，充分挖掘蕴含在每一位名老中医医案里的用药经验，进而为每一位名老中医构建个性化决策支持系统，作为年轻中医大夫推断疾病、治疗疾病以及预后等决策的重要辅助工具，然后在数据挖掘基础上运用机器学习中的迁移学习技术使系统在不断诊疗过程中逐步增强和改进辅助决策的能力和水平，从而快速提高一线中青年中医大夫的临床诊疗水平。同时，该系统还可以作为中医学院教师辅助教学的工具。

第六节 应用前景与面向人群

一、平台应用前景分析

1. 中医医疗机构数据统计

随着政策的普及，中医类医院及门诊得到了快速发展，2012 年全国中医医疗机构统计情况如表 1-1 所示。

表 1-1 2012 年全国中医医疗机构情况

	机构数/个	时有床位数/张	在岗职工数/人
中医类医院	3 397	612 777	731 415
中医类门诊部	1 215	805	15 076
中医类诊所	34 635	0	69 199
总计	39 247	613 582	815 690

2. 中医医师数据统计

2007～2012 年中医医师数据统计情况见表 1－2 和图 1－3。

表 1－2　中医医师数据

单位：人

	2007 年	2008 年	2009 年	2010 年	2011 年	2012 年
中医医师	241 933	253 233	272 579	294 104	309 272	356 779
见习中医医师	9 351	10 790	11 958	13 168	10 941	12 473
中药师	82 494	88 673	93 178	97 100	100 116	107 630

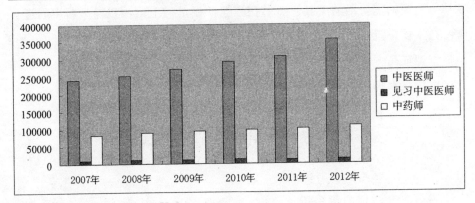

图 1-3

3. 中医医疗机构收支收益情况

中医医疗机构收支收益情况见表 1－3，图 1－4，图 1－5。

表 1－3　中医医疗机构收支情况

	总收入/亿元	总支出/亿元	收入支出差额/亿元	收入收益率/%
中医类医院	1 988	1 908	80	4.02
中医类门诊部	31	28	3	10.66
中医类诊所	33	28	5	17.7
总计	2 052	1 964	88	4.29

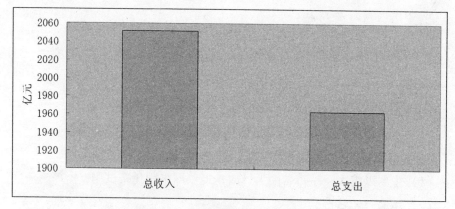

图 1-4　中医医疗机构收支情况

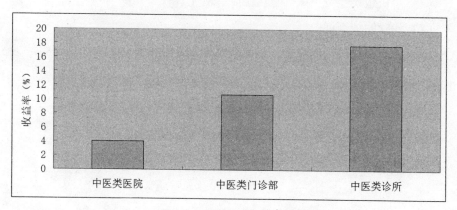

图1-5　中医医疗机构收益情况

随着中医医院规模的扩大，收益改善，医院有更多的资金进行信息化建设。

二、使用人群介绍

1. 各级中医医院（医院版）

（1）开放所有功能；

（2）构建医院级的数据库，提高系统响应速度；

（3）定期同步知识库；

（4）在医院和医生允许的情况下分享病案；

（5）提供手持版，方便中医大夫随诊。

2. 中医诊所（诊所版）

（1）免费提供单机版的病例管理与分析功能；

（2）辅助诊疗功能作为收费功能提供；

（3）对于知名老中医开办的私人诊所，在同意上传病案的前提下，免费开放所有功能。

3. 中医药学校（教学应用平台）

（1）主要以扩大产品知名度为目的，提供网络版免费试用；

（2）患者（手持版）；

（3）手机版，免费下载，宣传医院、医生；

（4）诊疗明细查询；

（5）消息推送，广告宣传，治未病及恢复保健提醒。

第二章 整体设计

第一节 设计思路

名老中医诊疗辅助决策支持系统主要由基础服务层、数据资源层、平台服务层、组件服务层、应用服务层、服务展现层、用户服务层 7 部分组成，主要部分功能简介如下。

一、基础服务层

基础服务层是整个系统的物理基础，为系统的运行提供环境支持，主要包括基础网络、硬件设备、系统软件、机房设施等。

二、数据资源层

数据资源层是整个系统的核心，数据资源层实现对系统产生的各类信息和数据（用户数据库、专家库、知识库、病案数据库），其他各类电子文档、图片、视频等资料的集中存储与管理。

三、平台服务层

平台服务层为系统的应用提供规格化的数据，该层使用各种算法对数据进行规格化，在统计分析的基础上对知识库进行统计分析、归纳总结、迁移学习。

四、组件服务层

本层主要使用较成熟的处理方式对由前端获得的信息使用各种组件进行处理，使数据在进入到系统时能够做到符合流程且安全准确。

五、应用服务层

应用服务层是基于数据资源层定制的满足名老中医诊疗辅助决策支持系统业务需求的各种应用软件。根据目前名老中医诊疗辅助决策支持系统的需求，应用服务层主要包括内容发布平台、电子病历平台、教学应用平台，此外还包括业务应用系统之间的内部接口，以及业务应用系统与外部信息系统之间的外部接口。

六、服务展现层

服务展现层是基于应用服务层以友好的界面提供用户使用该系统的软件。主要包含首页、诊疗中心、案例搜索、专家介绍、教学应用、管理平台等功能。该层主要使用应用服务层提供的基础功能来完成与用户的交互。见图 2-1。

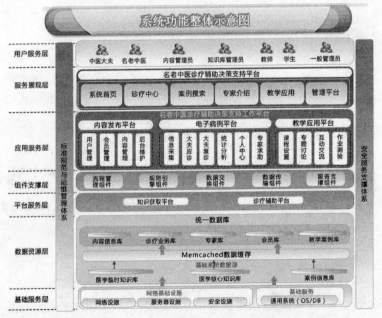

图 2-1

第二节 网站概述

一、系统模块组成

系统的主题思想：继承、创新、发展、传播。系统由中医电子病历、内容发布平台、诊疗辅助平台、知识获取平台、教学应用平台、质控分析平台、疗效评价平台组成了中医诊疗辅助综合服务平台。见图2-2～图2-4。

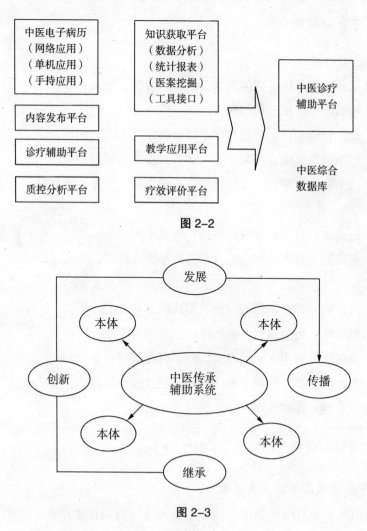

图 2-2

图 2-3

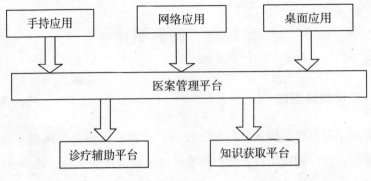

图 2-4

二、主要功能点介绍

系统主要功能为：

（1）电子病例系统：望闻问切，症状，诊断，处方；

（2）辅助诊疗系统：相似病案参照，成方参照；

（3）知识获取平台：病案自动上传，整理，入库，维护；

（4）教学应用系统：案例学习，讲解，点评，模拟接诊；

（5）治未病保健平台：体质评估，未病先治，恢复治疗建议。

平台亮点：

（1）自助式：自行设置后台数据，满足不同需求；

（2）实用性：管理分析功能并存，满足传承需求；

（3）安全性：单机操作网络备份，保障知识产权；

（4）可用性：符合中医的习惯及用药禁忌；

（5）原创性：自主编程、成熟算法满足拓展要求；

（6）发现性：采用大数据方式，便于研究规律；

（7）方便性：基础数据全面，药品及症状库全面准确；

（8）可靠性：评价标准可靠，符合行业标准。

三、项目创新点

1. 海量中医医案的搜集整理

收集山东省内百位名老中医成功中医医案，并对医案中的一些中医术语进行规范化处理。依据由项目组制定的《山东省名老中医医案术语辞典》，初步对中医主症状、兼症以及中药材、药品进行信息编码，基本形成可供系统学习使用的数据集。由于中医医案数据的特点，原始数据集将是一个高维海量数据集，为避免发生"维数灾难"，在数据预处理阶段进行必要的降维处理。受医患双方沟通的影响有些数据可能存在表述不清或混乱等情况，因此数据集在微观层面会掺杂"不纯"数据。为了能充分利用这些"不纯"数据值，给这些数据增添一个置信度以表示其可信任程度。对属性层面的不完整以及大类相同而细类相异的特点，拟在学习过程中采用迁移学习来解决。

2. 优化医疗资源

通过省内名老中医诊疗辅助决策支持系统的开发与推广，可使农村、社区及县级医院年轻的一线中青年中医大夫高效利用省内名老中医的诊疗经验，用以帮助中医大夫解决复杂的医学问题。在不增加任何医疗设备的情况下，通过该系统的开发与推广，中医大夫可以直接得到名老中医的临床经验，不仅节省了医疗设备，同时也节省了人力，符合社区医疗的资源优化的潮流。

3. 首次提出了名老中医个性化诊疗决策支持系统

在系统设计时，从体现名老中医的个性化诊疗特点出发，通过收集山东省内百位名老中医治疗经验及典型病例，挖掘名老中医的个性化用药规律，为每一位名老中医构建中医诊疗决策支持系统。同时，利用先进的机器学习算法，使系统在不断诊疗过程中不断地增强和改进治疗水平，使得系统在下一次诊治过程中，会比现在做得更好。

4. 面向服务的体系结构

面向服务架构（service-oriented architecture，SOA）设计理念与过去单纯的分布式、组件化模式相比，其创新点在于将过去的技术组件转向业务组件，能够在业务请求与响应之间随时搭建快速通道。同时，变过去的紧耦合为松耦合，既保证系统弹性，又不失系统效率，进而实现重复利用软件资源，高效地平衡现有的资源和财产，使患者能够在有限的医疗资源下尽可能享受到省内名老中医的诊疗。

5. 与 SAS 无缝连接

SAS 是当今国际上著名的数据分析软件系统之一。本系统能够导出供 SAS 分析的数据格式，实现多种数据分析。

第三章　内容发布平台

内容发布平台是名老中医网的平台之一，是名老中医网的窗口，其主界面如图3-1所示。

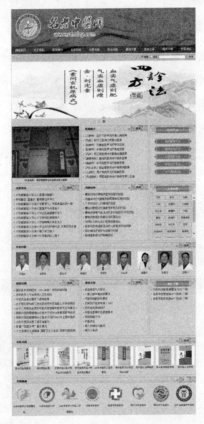

图3-1

第一节　平台简介

内容发布平台面向的是全体中医医生、医学生以及病人，为医生和医学生提供知识库、资讯、病例、文献、资源、会议报道、交流、拓展行业人脉等服务，为病人提供适合的名老中医信息以及中医养生知识，包含医案推荐、应用平台、名医经验、名医书苑、名老中医、政策法规、患者之家、相关下载、名医讲坛等板块。

第二节　平台使用

1. 医案推荐

推荐名老中医的经典医案，可以通过医案讨论学习名老中医的治疗思想，如图 3-2 所示。

图 3-2

选择相关条目，打开后会显示一张电子病案，如图 3-3 所示。

程益春 医师医案(打印)			
姓　名	一某某	家庭住址	
性　别	女	联系方式	
年　龄	53	职　业	
日期时间	2013-02-26 17:06:32		
问　诊	患糖尿病2年，口渴多饮、多食、多汗，多尿，消瘦疲乏，大便干结。		
望闻切诊	面色萎黄，精神不振，形体消瘦，舌质黯红，苔薄黄欠润，脉弦细		
检查结果	空腹血糖14mmol/L，餐后两小时血糖20mmol/L，尿糖、尿蛋白-。		
证　型	肺胃燥热，兼气阴两伤		
中医诊断	消渴病		
西医诊断	糖尿病		
治则治法	清热养阴，兼以养气为主		
方　药	丹　参09g　　天花粉09g　　太子参09g　　川　芎09g 生　地09g　　知　母09g　　石　膏30g　　麦　冬15g 黄　连09g 　　　　　　　　　　　　　　　　7剂，日1剂，水煎服		
医　嘱			
医师签字			

图 3-3

2. 应用平台

应用平台是本系统其他平台的快捷入口，点击相关名字直接进入其他平台界面，如图 3-4 所示。

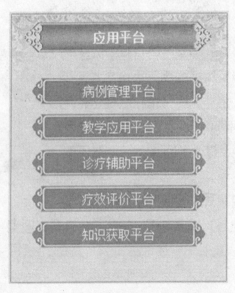

图 3-4

3. 名医讲坛

名医讲坛是名老中医讲课的视频资料，点击后直接播放讲课视频，能进行相关学习，如图 3-5 所示。

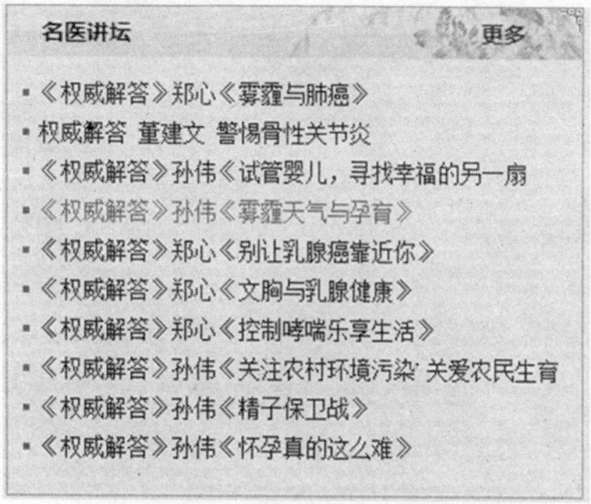

名医讲坛	更多
•《权威解答》郑心《雾霾与肺癌》	
• 权威解答 董建文 警惕骨性关节炎	
•《权威解答》孙伟《试管婴儿，寻找幸福的另一扇	
•《权威解答》孙伟《雾霾天气与孕育》	
•《权威解答》郑心《别让乳腺癌靠近你》	
•《权威解答》郑心《文胸与乳腺健康》	
•《权威解答》郑心《控制哮喘乐享生活》	
•《权威解答》孙伟《关注农村环境污染 关爱农民生育	
•《权威解答》孙伟《精子保卫战》	
•《权威解答》孙伟《怀孕真的这么难》	

图 3-5

4. 名医经验

名医经验是收录个别名老中医治疗特色病的经验文章，供临床医生学习，如图 3-6 所示。

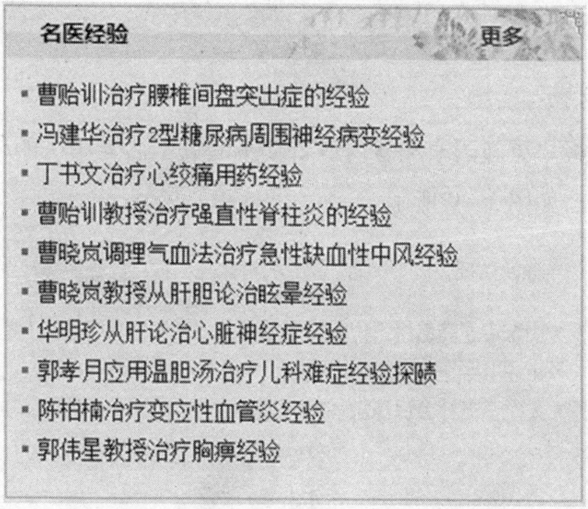

名医经验	更多
• 曹贻训治疗腰椎间盘突出症的经验	
• 冯建华治疗2型糖尿病周围神经病变经验	
• 丁书文治疗心绞痛用药经验	
• 曹贻训教授治疗强直性脊柱炎的经验	
• 曹晓岚调理气血法治疗急性缺血性中风经验	
• 曹晓岚教授从肝胆论治眩晕经验	
• 华明珍从肝论治心脏神经症经验	
• 郭孝月应用温胆汤治疗儿科难症经验探赜	
• 陈柏楠治疗变应性血管炎经验	
• 郭伟星教授治疗胸痹经验	

图 3-6

5. 名老中医

名老中医板块介绍各个科室的名老中医，方便病人就诊，如图 3 - 7，3 - 8 所示。

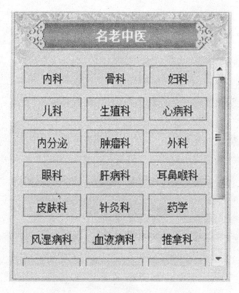

图 3-7

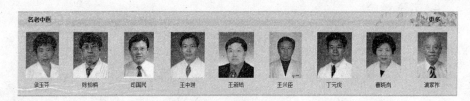

图 3-8

6. 政策法规

政策法规板块更新国家和省内最新发布的关于名老中医的相关政策法规，方便医生了解。如图 3 - 9 所示。

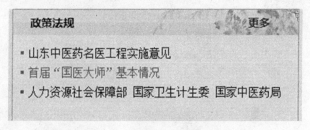

图 3-9

7. 患者之家

患者之家面向患者及其家属，提供一些医学小常识和养生知识，如图 3 – 10 所示。

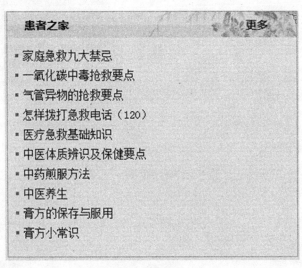

图 3–10

8. 相关下载

相关下载板块列出本系统设计的相关软件，可供医生临床辅助诊疗，应用研究，如图 3 – 11 所示。

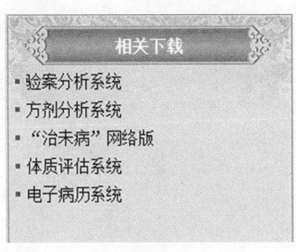

图 3–11

9. 名医书苑

名医书苑可供医生和医学生查看与名老中医相关的书籍，如图 3 – 12 所示。

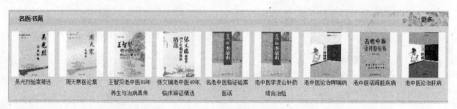

图3-12

10. 友情链接

通过此板块可以进入相应医院网站主页，如图 3 – 13 所示。

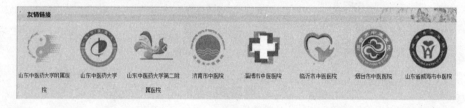

图3-13

第四章 医案管理平台

中医门诊病历载有患者姓名、性别、年龄、四诊信息、辨证分析、诊断、治法、方药和医嘱等内容，是复诊或转诊的重要资料。由于该病历属患者保存，给疾病统计和临床研究，尤其是门诊病种研究，带来了一定的障碍；如果重复书写，又会造成人力、物力和时间上的浪费。基于此，我们根据中医门诊书写病历及计算机处理数据的要求，开发设计了中医医案管理平台，用于临床实践，既快捷方便，又能妥善保存各种数据，取得了良好的效果。

第一节 相关背景

一、中医医案的学术价值

古代医案是中医学术研究的重要组成部分，它既是历代名医临床智慧和技能的生动写照，又是中医理法方药综合运用的翔实记录，也是医家辨证论治经验和知常达变心法的集中体现，不仅反映当时诸医家的临床经验和学术特色，也为现今中医的临床研究、实验研究、医史文献研究直接或间接提供广泛的原始素材、思路和方法。

二、中医医案数据库的重要性

中医药历经数千年，积累了大量数据资料，如果不采用现代数据库技术，每一代人都要花费巨大的精力才能获得有限的信息。中医医案的整理和发掘仍停留在个人钻研、仁者见仁、智者见智的科研方式上，显然与当今时代是不相称的。另外，不仅医案本身附带的信息量大、数量多、内容广，而且医案数据缺乏规范化、标准化，单靠某个人或某个群体手工整理并分析，这样庞大的工程显然超出了手工处理的能力范围，需要有新的工具和方法来解决这个问题，而数据库技术恰有利于这些问题的解决。现代数据挖掘技术已日渐被应用于医案研究，这需要规范的医案数据库为基础。还有西医一些优秀研究方法如循证医学等被引入中医，循证医学概念的提出，进一步证明了数据库的重要性。虽然目前中医在是否存在循证医学的问题上仍有重大争论，但循证医学作为一门科学的分析方法，适用于中医、西医，只是传统的中医还缺乏庞大的数据库，因而循证医学如无源之水，无法真正实施。如果中医建立病案数据库，将极快提升循证医学在中医领域中的应用。

第二节　相关研究

一、中医医案数据库的构建

在医案数据库建设方面，已有不少研究工作者开始尝试，目前已有一定规模的中医医案相关数据库。如由北京中大安信科技发展有限公司建立的中医医案数据库，是该公司开发的"中医药基础数据库系统"中十个子系统之一；上海中医药大学吴中平等研制了医案查询统计分析系统；山东中医药大学张启明等建立中医历代医案数据库并以 Visual Fox Pro 6.0 为开发平台，编制计算机软件，发明了一种建立中医数据库的方法；余新欣等探讨数据库技术在新安医案研究中的应用，将医案原文、方剂浏览与病名、用药检索合而为一，利用 ADO 数据对象访问技术，采用 SQL 查询方法，实现不同查询项的任意组合查询、统计，从多个角度对新安医案的诊疗水平、特色治法及方药的组合进行分析，挖掘其临床治疗思路和用药规律，从而推动新安医学在当前临床疑难病治疗中的应用及中医药学术水平的发展。郑健等利用计算机将名中医医案与中医经典著作文献资源进行关联性研究，建立基于本体的名老中医医案研究应用系统，为学者留下思考探索的空间。该系统主要包含系统管理、古籍本体、名医医案、应用分析等功能模块，具有很强的创新性、科学性和实用性，解决了目前相关系统之不足。还有一些专科医案数据库，如中国中医研究院中国医史文献研究所建立的"小儿咳喘病证古代中医文献数据库"。张珊珊等对原发性高血压中医历代医案数据库规范化建设进行探讨，立足于历代医案医话记载和山东省中医院建院以来对原发性高血压的诊疗记录，客观界定纳入病案和排除病案的范围，共收集到古籍医案和现代医案987例，运用现代信息技术编制录入软件并形成下层信息库，并在此基础上，参照权威标准对其进行整理和医案数据的标引，建立了规范的原发性高血压中医历代医案数据库。

二、中药数据库的构建

自20世纪80年代，中药数据库建设在我国逐渐开展并得到迅速发展，取得了一定的成果，初步实现了中药信息数字化，如中药文献数据库、中药基本信息数据库、中药有效成分数据库、中药学图像和文字数据库等的建立与完善。总的来说，在建库技术方面，中医药类数据库随着计算机技术的进步而不断进步，中医药科研人员接触并使用先进数据库软件的速度也在加快。就数据库的内容和表现形式而言，现有的中药数据库大体可以分为全文数据库、书目数据库和数值数据库等几种类型，如薛兴亚设计构建的中药信息数据系统，既包含中药的基本信息，又包含其化学及生物学表征，还可以对海量数据进行存储、管理和知识挖掘。就数据库结构而言，一方面基于个人微型计算机的桌面型数据库在不断增加，另一方面基于网络的客户－服务器结构和浏览器－服务器结构数据库也逐渐出现。王麟生等开发的中草药微量元素数据库，是国内第一个具有图形用户界面的中医药类数据库，其出现的时间距该界面应用程序开发工具的问世还不到5年。在早期建库过程中，多是通过字符界面软件构建文献型库，但因其自身的缺陷往往致使数据库的应用范围有所限制，可视化编程工具的出现大大突破了字符界面软件的限制，可以设计出符合使用习惯的人机交互界面，使用户与计算机技术之间的鸿沟得到一定的填补。同时，VFP、Access等小型数据库软件也逐渐得到采用。另外，随着网络技术的进步和信息量的增加以及信息源的扩大，基于网络的 SQL Server 和 Oracle 等大型数据库软件也渐渐被大家关注。刘岩等人将中药科技基础信息数据库依托在一个功能强大的 Oracle 数据库系统平台上，面对其数据格式多样化，且表与表之间关系纷繁错杂的特点，应用 Base View 网页导航系统实现数据表之间数据相关性的良好导航，并提供精确与模糊两种查询，通过查询单味中药主表就可以直接查询到多个关联关系。

三、中医医案数据的规范化研究

中医的症状学内容非常丰富，但相当多症状的内涵模糊，表述不精确。因此，应根据古代文献及临床实际开展症状的规范化研究，克服症名不规范、内涵欠明确、症状表述的模糊性及诊断意义认识上的差异等缺陷。由于中医医案概念术语存在表述模糊、称谓繁杂及含义不明确等问题，使得医案的数据挖掘存在着效率低、应用不够广泛的情况。因此，医案的规范化是数据挖掘的前提与基础。

新中国成立以来，人们通过多方努力，对中医常见症状术语的概念、发生机理及其在辨证、辨病中的意义等进行了较为详细的阐述，促进了症状术语的规范。例如，目前使用的《中医诊断学》教材，将病人"怕冷"的感觉界定为"恶寒""恶风""畏寒""寒战"4 种情况，并赋予其特定的含义。归纳症状术语及其内涵规范化研究的方式与途径，可概括为以下几个方面。

（1）集全国高等中医药院校优秀师资的力量，通过编写不同版本的《中医诊断学》等国家规划教材促进症状术语的规范。

（2）通过政府部门组织编写国家与行业标准，如中华人民共和国中医药行业标准 ZY/T 001.1～001.9—1994 中国病证诊断疗效标准，中华人民共和国国家标准《中医病证分类与代码》（GB/T 15657—1995），中华人民共和国国家标准《中医临床诊疗术语》（GB/T 16751—1997），促进症状术语的规范。

（3）通过学术力量，组织中医药从业人员进行相关研究。中国中医研究院组织编写的《中医症状鉴别诊断学》（赵金铎主编），对 500 个中医症状的概念、常见证候及鉴别诊断进行了阐述。中国中医研究院王永炎院士等主持了国家科技基础性专项项目"中医药基本名词术语规范化研究"已于 2003 年 12 月通过鉴定。在项目成果《中医药基本名词》（含中医症状术语）中，对 5 284 个中医药名词术语的中英文进行了规范，并做出了相应的注释。如在既往工作的基础上，将单纯的"怕冷"现象界定为"恶寒""恶风""畏寒"及"寒战"4 类，并分别加以注释。"恶寒（aversion to cold）"：感觉怕冷，虽加衣覆被，采取保暖措施，身体发冷的感觉仍不能缓解的表现；"恶风（aversion to wind）"：遇风则怕冷不适，甚至战，避风则缓的表现；"畏寒（fear of cold）"：自觉怕冷，加衣被或近火取暖，采取保暖措施，身体发冷的感觉可以缓解的表现；"寒战（shivering）"：感觉寒冷的同时伴有全身不由自主地颤抖的表现。该项研究所规范的名词术语已经被新版国家《药典》配套书《临床用药须知》、国标《中医基础理论术语》、新版《现代汉语词典》、新版《中医大词典》及"中医药科技数据库"等相关研究项目所采用。赵宏岩针对古医案文献利用率下降的现象，分析了几点医案自身存在的原因：①病名使用混乱，一病多名或一名数病等现象多见；②疾病的描述和选方用药等方面也有一定的出入。在病情的描述上过于简单，存在着模糊、歧义等不确切信息；在选方问题上，由于时代和学科的差别，与今人常用方剂不尽相同，故医案中部分方剂对于一般的阅读者来说，也存在着一定难度；在用药方面，存在药品名称不规范、一药多名或药名混称，用药剂量上存在着计量单位不统一等现象。将现代数据处理技术充分应用于中医医案数据的规范处理，从而可以提供干净、规范的医案数据。许多研究者都开展了医案数据规范处理工作，如吴中平等建立的医案查询统计分析系统在对医案中的词语进行词素解析的基础上，建立查询专用主题词表。这套主题词表的建立采用如下原则：①细化古今医案内容的词语，使之分解为多个独立和有查询检索意义的词素，如"头胀痛"细化为"头""胀""痛"3 个独立的词素；②合并意义相同的词素，以减少主题词的数量，如"疼"与"痛"合并为"痛"；③主题词之间无相互包含关系，如"耳鸣"与"耳"不能同时作为主题词。对医案中的词语进行细化后，当细化词素的任意排列不影响原文内容的本意表达时，把它们用一个特别的符号串起来，如"头胀痛"解析为"头＊胀＊痛"，"手足寒"解析为"手＊足＊寒"；当细化词素的任意排列影响原文内容的本意表达时，把相关的词素组合起来后用另一个特别的符号分开，如"手痛足热"就可变成"手＊痛/足＊发热"。把前述细化解析的内容分别放入相应的数据库字段中，查询时使用上述方法，可以任意组合词素，并且配合逻辑符号一道运算，大大提高了查询内容的丰富程度和精确性。于东林等以中医历代医案数据库中的症状原文描述为研究对象，基于科技术语的命名原则和词汇学关于词组的分类，参考中医症状学权威著作，编程提取症状单元的概念词组、描述词组和派生词组。最终得出概念词组、描述词组和派生词组的提取是中医症状名称规范可资借鉴的方法的结论。张启明等以高等中医药院校全国统编教材《中医诊断学》《中药学》《中医内科学》等为蓝本，整理所有医案涉及的内容，如病名、病位、病因或病理结果、辨证、症状及用药等，采用经全国名词委员会中医药名词审定委员会审定的《中医药学名词》进行规范，形成"数据库结构密钥"，并针对各症状的度量尺度不同进行无量纲变量转化。胡雪琴等对医案数据库的数据进行处理的基本思想是引入语义标注的方法，对医案文献底层数据进行加工，建设医案训练语料库，建立专业切分词典、中医医案的语义标注，以完成其特征信息的自动抽取。

综上所述，中医医案数据规范处理为医案数据的快速、准确检索奠定了基础，也为后续的医案数据分析与知识挖掘提供了数据基础。

四、医案的统计分析

对于中医医案的简单统计方法主要为频率统计，大致可以概括为中药频率统计、药性统计、疾病信息统计。

1. 中药频率统计

基于中医医案的统计分析中，频率统计是最普遍、最常用的方式，其操作简便，反映数据丰富，成为中药统计的基础方法。

陈守强应用中医门诊电子病历收集丁书文教授门诊医案 1 100 份，并通过 SAS 统计软件编制了用药频率表和频数表，绘制了频数直方图。共用中药 217 种，最高频率为 80.18%，最低频率为 0.09%；其中低频药共 178 种，所占比例最大，占 82.0%；中频药次之，共 28 种，占 12.9%；高频药最少，仅 11 种，占 5.1%。

毕文霞通过对名老中医治疗冠心病用药频率的分析，发现在 375 份医案中，共用中药 218 种，其中丹参、川芎、瓜蒌、黄芪、当归、薤白的应用频率较高，均大于 30%，为名老中医治疗心绞痛的高频药，表明益气活血、宽胸散结是心绞痛的最常用治法。

庞庆荣通过对名老中医治疗快速性心律失常的医案研究，发现丹参、黄芪、麦冬、川芎、当归、五味子是名老中医治疗缓慢性心律失常的惯用中药，表明活血益气、养阴复脉是缓慢性心律失常的常规治法；活血类药物占名老中医常用药类之首，表明活血化瘀是名老中医治疗缓慢性心律失常的最常用方法。

2. 药性量化分析

中药四气五味药性理论是中医药基础理论的重要组成部分，是中医临床经验与中国传统哲学思维相结合的独特药学理论，具有重要的理论价值和实践价值。一般认为，四气五味药性理论是在阴阳五行哲学思想指导下，根据药物作用于机体后的生物学表现（包括寒热反应、视觉味觉感性认识、作用趋向性等）归纳命名并初步建立起来的，其具体内容是对医疗实践经验的提炼，是经得起重复验证的，在中药药性理论中占有核心地位。随着中医药的现代化，四气五味理论的现代研究越来越成为国内学者关注的热点，而现代药物化学同药性理论的联系尚缺乏可以遵循的规律。

在药性统计方面，对于中药四气五味归经的量化分析成为研究热点，对药性的量化方法大致分为两种：一是通过电、化学、味觉等方法确定；二是通过建立量化评分标准，通过构建数学模型来确定。

1）基于电、化学、味觉的药性量化方法

（1）徐晓玉通过对药性中四气五味之间量变关系的分析，提出中药定量分析具有以临床疗效为基础、通过比较味而确定，以及定量粗略、概念模糊两个特点；认为中药临床疗效与毒副反应难以掌握，只能停留在临床医生的经验水平，不能上升到规范化的程度；提出中药定量分析数学化具有重要意义。

（2）盛良教授根据其四气反映阳 - 受电体 - 酸、五味反映阴 - 给电体 - 碱的能量理论，提出了几种四气五味量化的方法，即直接量化、根据电负性差值与键的离子性关系进行量化以及利用 Pka（离解常数）值进行量化。

（3）王宇等认为，研究五味理论时，应首先对五味理论进行深入的发掘、整理，借助现代关于味觉（包括嗅觉）的研究进展选择定量或定性的客观指标，探究其物质基础，对滋味与作用的相关性进行深入的考察、分析，做出评价，在此基础上对现有五味理论进行修正改造。中药五味现代研究的重点是五味的实质，但五味作为指导临床用药的理论，应在进一步加强文献整理的基础上，着眼于药物与机体的相互作用，将"味"的物质基础（药物的化学成分）、功能、药效结合起来深入研究，丰富其科学内涵。

2）基于数学模型的药性量化方法

（1）蒋孝保认为，中药的寒热表现是由其自身物质产生的，其量越大，所含的寒或热数量就越大。临床中药用量不但要考虑病证需要，还受其他的条件约束，如气味、有毒无毒、副作用大小、在药液中的溶解度等。大多数中药书籍在介绍中药药性后都给出了中药的常用量范围，该用量的最小值是达到给出的药效（含寒热程度）的最低需要量，最大值则是由其约束条件所决定的。从寒热程度来讲，其最小用量是达到该中药认定的寒热程度最低要求量。如某中药 A，药性为热，其常用量为 $G_1 \sim G_2$，临床用量必须用到最小用量 G_1，才能表现出热性的程度。在 $G_1 \sim G_2$ 的用量范围都可表现为热性，但 G_2 并不是该药表现为热性程度的最大用量，而是受条件约束而限定的，若临床用量小于 G_1，则该中药 A 可能变成微热、温性，甚至平性了。该研究选用 10 进制，考虑到寒热的区别，凡寒凉性药用"－"表示，温热性药用"＋"表示（一般情况省略"＋"号），由平性 0 向大热是逢 10 进级，由平性 0 向大寒是逢 －10 进级。由此确定寒热数值量化表（见表 4 - 1）。

表 4 - 1　寒热数值界定表

传统表示	大寒	寒	微寒	凉	微凉	平	微温	温	微热	热	大热
数值（寒热数）	≤ －10 000	－10 000 <x ≤ －1 000	－1 000 <x ≤ －100	－100 <x ≤ －10	－10 <x ≤ －1	－1 <x ≤1	1 <x ≤10	10 <x ≤100	100 <x ≤1 000	1 000 <x ≤10 000	≥ 10 000

注：x 表寒热数的区间范围。

（2）邹华彬认为，在中药药性中，四气代表治疗疾病的主要物质基础的作用性质，它们的作用程度取决于患者服用剂量的高低，本质上具有连续变化的特性。为了更简洁地对其进行量化分析，可以将四气的强度值进行离散化表示，即用几个能代表它们强度特征的量值表示出来。中药的四气可以初步采用 2^n 规则作为定量划分标准。对于五味、归经，表示中药物质的类群及作用部位，是典型的定性指标，采用二值变量 0 与 1 表示。一味中药材，有某种味，其量化指标值为 1，无某味，则量化指标为 0；如果有多种归经，每归一经，其量值为 1，不归某经量值为 0。对于一种中药复方，由多味药材组成，其综合升浮、沉降量化指标的计算，可以采用同类药性指标加和的方法。具有升浮药性的药材的量化指标的总和作为该复方的升浮量化指标，具有沉降药性的药材的量化指标的总和作为该复方的沉降量化指标（见表 4 - 2）。

表 4 - 2 量化指标

多味药性指标	大寒	寒	凉	平	温	热	大热	辛	苦	甘	酸	咸	升浮
强度量值	-8	-4	-	1	2	4	8	1	1	1	1	1	1

多味药性指标	沉降	心	肝	脾	肺	肾	心包	小肠	胆	胃	大肠	膀胱	三焦
强度量值	-1	1	1	1	1	1	1	1	1	1	1	1	1

（3）胡波通过研究确定了方剂药物相对剂量与量化评分标准两个参数，由此确定该方剂性味归经量化数值，具体方法如下：首先，根据药物的剂量范围，将其在方剂中的每日量转换为相对剂量，成为计算方剂性味的基本参数；然后，对中药性味这个定性指标进行合理的量化处理，使之成为计算方剂性味量化的另一重要参数；利用这两个具有相当客观性的参数，从而保证了方剂性味量化表达的科学性和可靠性。

四性量化标准如下：大寒 -1.2，寒 -1，微寒 -0.7，凉 -0.4，平 0，微温 0.4，温 0.7，热 1，大热 1.2。五味量化如下：含某一味记为 1，第 1 味数值不变，2、3 味分别减去 0.2 和 0.4。

其相对剂量的计算如下公式：

$$G = \begin{cases} (\dfrac{x}{a})^2 \times n & \text{当 } x < a \\[2mm] \dfrac{x-a}{b-a} \times m + n & \text{当 } a \leq x \leq b \\[2mm] \dfrac{x}{b}(m+n) & \text{当 } x > b \end{cases}$$

其中，a，b分别为药典规定常规用量中的最小量和最大量；m为归一化区间参数，设为50；n为归一化下限，设为10。

3. 疾病信息统计

对疾病信息的统计分析是研究验案的一个重要方法，包括对诊断、证型、症状及舌苔脉象等信息的统计，该方法可以总结疾病发病规律等数据。

张丽萍等在情志病证病机规律的古医案研究中，建立了1 527例情志病证古医案数据库，采用频数分析的数理统计方法，对医案原文中的病种分布、病因、症状、病位、辨证及证候分布等情况进行统计分析，从而得出情志致病的病机规律。肖永华等在对吕仁和教授辨治糖尿病医案的研究中，也是将吕仁和教授的128例病案存储于"中医医案数据库"后，对糖尿病医案的疾病类型、分期、并发症、病因、病位等进行频数分析，总结出了吕仁和教授辨治糖尿病的学术思想和诊疗规律。

第三节　平台简介

中医医案管理平台包括中医四诊信息、处方以及西医检查和诊断，临床疗效评价等信息，能定性、量化中医诊治术语，记录医案数据，同时能够调用诊疗辅助平台，通过从名老中医医案库中迁移学习，获得相近案例，由临床中医大夫进行学习参考，根据实际情况进行辅助决策，最终为患者提供最佳诊疗方案。同时，该平台能够利用信息技术强大的存储、分类和统计功能，对中医药的科研形成强大的支持。

第四节　平台建立

一、中药库的构建

中药是我们的祖先在长期的医疗实践中积累起来的，是我国古代优秀文化遗产的重要组成部分，是中医治病救人的主要法宝之一。同时，中药也是中医医案的重要组成部分，本项目建立了中药数据库，为中医医案的录入提供了基础数据。

1. 中药名称的规范化

在临床实践过程中，中医师在中医病历的书写过程中不可避免地使用不规范的中药名称，导致中药数据库的混乱。中药名称混乱常有以下原因：①中药别名的使用，如"金银花"常被写作"双花""银花"等；②同种中药具有不同的炮制方法，如"山楂""炒山楂""焦山楂"等。

由于名老中医数据库包括众多医家，医案书写及录入习惯不同，会导致医案数据的混杂，给中药数据的统计分析带来困难。由于上述原因，本项目参考2010 版《中国药典》《中药学》（"十一五"规范教材）等典籍，为本系统制定了规范化的中药名称。其制定原则如下：①对于具有别名的中药，参考上述资料，选择其规范名称，如"金银花""双花""银花"，选择"金银花"作为标准名；②对于不同炮制方法的名称，不考虑其炮制方法，将其作为同一味中药，如在"山楂""炒山楂""焦山楂"中，选择"山楂"作为标准名；③对于部分中药，不同的炮制方法处理之后，由于其性味归经、功效、主治等具有较大变化，参考《中国药典》《中药学》等资料，将其设定为不同中药，如"生地"与"熟地"在性味归经、功效、主治方面差别较大，且《中药学》将其作为两种中药进行论述，故将其作为两种不同中药。对于制定好的规范化中药名称，按照中药名称的首字母制定其中药代码，代码相同者，在代码后边加入数字以区分，如"黄芪"代码设为"hq"，"黄芩"代码设为"hq1"，以此类推。本项目搜集并整理 700 余味中药的数据，确定了中药标准名，具体数据见附录 4《中药标准名数据表》。该标准中药名数据库作为中药统计数据的基础。

2. 中药别名数据库的建立

考虑到中医师的个人习惯，方便医案的录入，并尽最大可能保留医案本来的面貌，本项目建立了中药别名数据库，中医师可以根据自己的中药记录习惯进行录入。

参考《本草纲目》《神农本草经》《本草经集注》《新修本草》《开宝本草》和《嘉佑本草》等历代医药书籍，搜集中药别名，建立中药别名数据库。中药别名仍然以首字母设定别名代码，方法同标准名代码设定。本项目共搜集中药别名 3 500 余种，对其建立数据表，由于数据量较大，故不再列入附录中。

3. 药性数据的规范化

药性理论包括四气、五味、归经、升降浮沉等。中药四气五味药性理论是中医药基础理论的重要组成部分，是中医临床经验与中国传统哲学思维相结合的独特药学理论，具有重要的理论和实践价值。一般认为，四气五味药性理论是在阴阳五行哲学思想指导下，根据药物作用于机体后的生物学表现（包括寒热反应、视觉味觉感性认识、作用趋向性等）归纳命名并初步建立起来的，其具体内容是对医疗实践经验的提炼，是经得起重复验证的，在中药药性理论中占有核心地位。

由于药性数据具有重要的价值，故本项目将药性数据作为中药库的重要内容。搜集中药"四气""五味""归经""分类""功效"等信息，信息以《中药学》《中国药典》为准。

药性数据库的建立，扩展了统计分析与数据挖掘的范畴，丰富了数据分析层次，实现了对"中药—性—味—归经—分类—功效"多层面的分析。

4. 数据表的设计

经过上述中药名称的规范、中药别名数据表的建立及药性数据规范化之后，现将其汇总为中药数据库。

1）中药代码设定

无论标准中药名还是中药别名，代码设定在同一列，由于数据量大，相同代码的中药较多，在中药录入时，按照代码后的数字进行排序，如首字母为"sd"的中药，按照"sd""sd1""sd2"的顺序进行排序，如图4-1所示。

药品编码	中药别名	中药标准名	单位	规格
sd	生　地	生　地	g	切片
sd1	熟　地	熟　地	g	切片
sd2	柿　蒂	柿　蒂	g	个

图 4-1

为了使最常用的中药排在前面，从而提高中药录入效率，中药代码按照以下两个原则进行排序：①中药标准名与别名重复时，以标准中药名优先，即标准名不变，而别名在后面加数字；②名称重复时，按照中药使用频率情况进行排序，使用频率较大的名称优先，频率低往后排。

2）统计代码的设定

充分考虑到使用者录入习惯，中药库中添加中药别名，但是在统计时，过多的别名会导致统计混乱。为避免上述问题，中药库加入"统计代码"一列，而中药所对应的标准代码即为该中药的统计代码。以"金银花"为例，"金银花"为其标准名，故其代码"jyh"为标准代码，"双花"为别名，所对应的别名代码为"sh"，在医案录入时，可以输入代码"sh"，从而输入中药"双花"这条数据；但对中药进行统计时，读取的是标准代码数据，故将"双花"归到"金银花"中，统计出的中药有"金银花"，而无"双花"。

3）药性数据

按照上述方法对药性数据规范化后，由于药性数据作为中药的统计项，故只需将其对应到标准中药名称即可。

按照上述方法建立数据表，其格式如表4-3所示，由于总数据量较大，故不作为附录。

表4-3　中药库

代码	中药	单位	味	性	归经	分类	功效	统计代码

二、方剂库的构建

1. 相关研究

中医数千年临床实践积累了大量的成方，根据不完全统计，截至晚清的历代古方就有近10万首，再加上新中国成立以来创制的新方、各医院的自制方、临床的加减化裁，方剂数据可以用"浩如烟海"来形容。这些方剂都是在历代临床实践中总结出来，并经过实践检验后留存至今的，凝聚了古医家的治疗经验和智慧，将方剂结合其主治，尤其是结合相关医案进行综合分析，挖掘用药规律，是提高临床疗效的重要手段。

为了整理、研究历代方剂，各地院校及科研院所建立了大量方剂、中成药数据库，如中国中医科学院中医药信息研究所建立的中国方剂数据库，收录了来自 710 余种古籍及现代文献中的古今中药方剂 85 989 首，支持在线检索等功能。同时，出于专题研究的需要，又相继出现了很多专题数据库，比如失眠证、脾胃病等的方药数据库。近年来，随着数据挖掘技术及机器学习相关算法的不断发展和应用，研究者们尝试将其用来寻求病症方药的证治规律、方剂的配伍关系等，并推出了若干方剂分析系统。

2. 方剂库的作用

中医方剂是集中医理、法、方、药于一体的集约化程度高的数据集合，是中医辨证论治的完整体现，是中医治病的重要法宝。古方、经方作为历代医家的智慧结晶有着巨大价值，既可以作为基础方剂，通过加减调整来治病救人，又可以作为中医师的学习资料，提升自己的学术水平。

考虑到方剂的价值，本项目构建了方剂数据库，其具有以下价值：①构建方剂数据库，将其作为医案管理平台的基础数据，在医案录入时，可以直接调取并添加到医案中；②将完整的数据库导入医师版移动应用平台，提供方剂查询功能，为中医师提供数据支持。

3. 方剂数据的搜集

本项目所有输入方剂来自《中医方剂大辞典精选本》《中国古代中医良方大典》《临床验方手册》及计算机检索的中国期刊全文数据库、中国科技期刊全文数据库、中国生物医学文献数据库。

通过上述数据库，对方剂进行整理并录入，主要包括以下数据：编码，名称，别名，类别，出处，用法，功用，主治，方解，备注。其中，编码由该方剂首字母组成，方法同中药编码，详见附录 5《方剂数据库》。

三、患者库的构建

患者库为储存患者信息的数据库，本系统尽可能地详细记录了患者信息，为后期的统计、随访及循证医学的研究做铺垫，包括患者代码、姓名、性别、年龄、证件号码、联系电话、住址、职业、备注。其中，前四项为必填信息。

患者代码由患者姓名首字母组成，方法同中药编码方式。由于每位患者只进行一次信息登记，年龄应随着时间变化，因此本系统采用输入出生日期的方式，通过系统计算，自动生成年龄。见图 4-2。

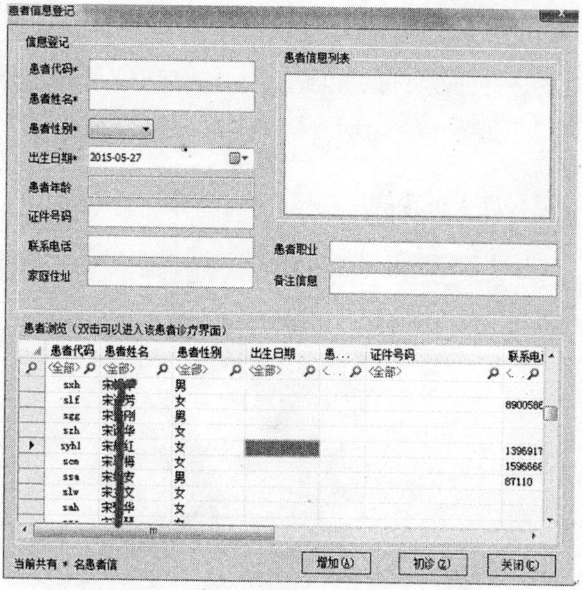

图 4-2

第五节 平台使用

根据不同需求，医案管理系统包括单机版和网页版，两版本之间数据共享，并实现数据同步。

一、单机版

单机版可以通过离线方式录入病案，并可以将病历资料备份到网页版。其首页如图 4-3 所示。

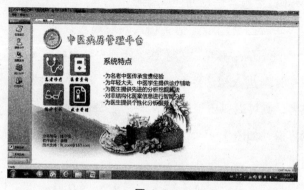

图 4-3

1. 疗效评价

诊疗时，首先进行证候评分，以此进行疗效评价。详细内容见第七章。

2. 患者诊疗

点击信息登记，进入患者信息登记界面，如图4-4所示。

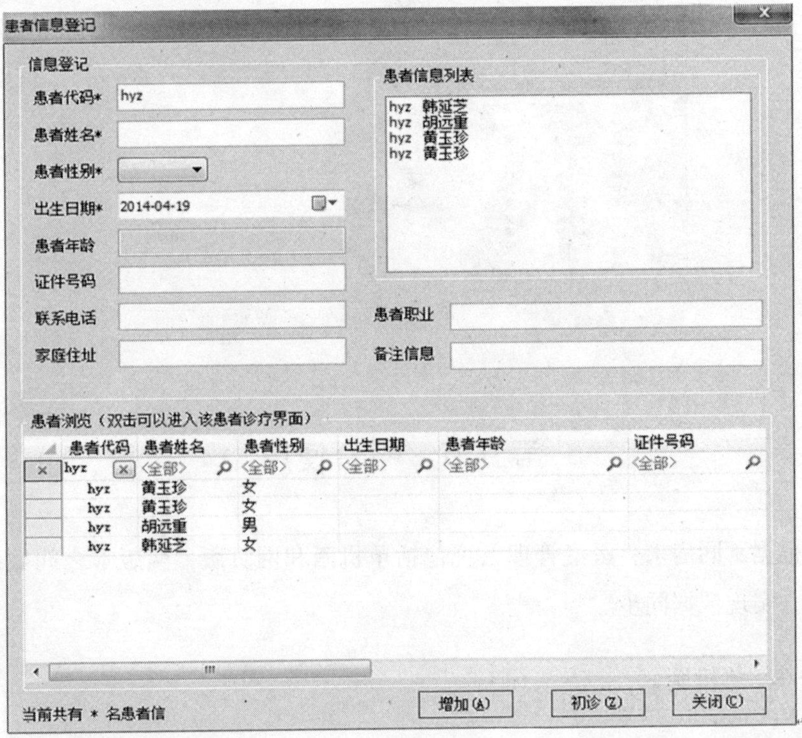

图4-4

录入患者代码，"患者信息列表"会显示相同代码的患者，以判断该患者代码是否使用过。若已使用过，则需在代码后加入数字，如已录入"张强"（代码为zq），则随后的"张倩""赵强"分别为"zq1""zq2"。调整代码完成后，点击"初诊"进入初诊界面；也可以在"患者浏览"中查找，若在此窗口查到该患者，则可以双击该患者，直接进入复诊界面。

进入初诊界面，如图4-5所示。填写诊疗记录，对患者进行证候积分评价；根据病情进行辨证，并录入方药。

此外，可以将现成方剂录入系统中，点击"成方追加"下拉钮，选择所

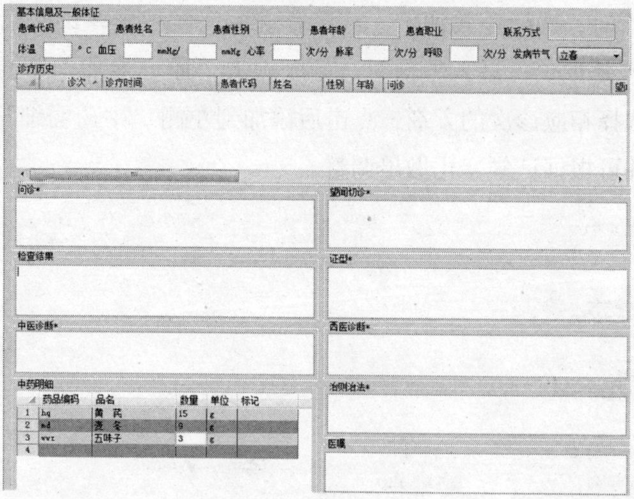

图 4-5

需方剂进行添加。如添加"四君子汤",在"成方追加"中输入代码"sjzt",点击下拉框中"四君子汤",如图 4-6 所示,则该方剂组成被添加到"中药明细"中,如图 4-7 所示。

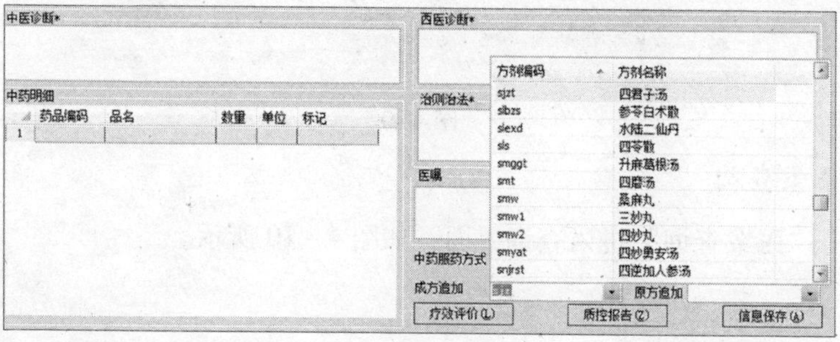

图 4-6

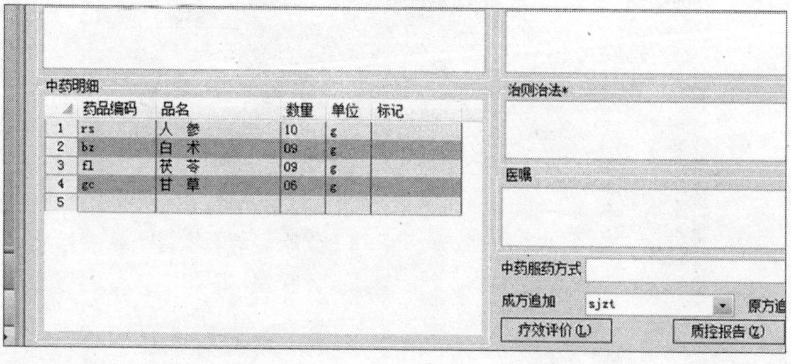

图 4-7

复诊时，选择疗效评价，对患者进行证候积分评价，对比以往证候积分，得到疗效评价；录入方剂时，可以点击"原方追加"下拉钮，如图4-8所示；选择相应诊次的方剂，点击后添加到左侧"中药明细"中，如图4-9所示，并可根据证候变化做出调整。

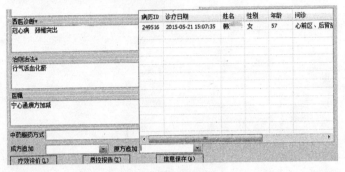

图 4-8

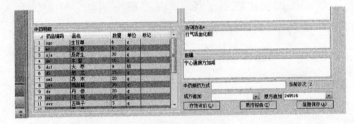

图 4-9

3. 医案查询

点击"医案查询"进入查询界面，如图4-10所示。

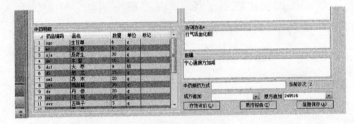

图 4-10

筛选条件有按时间、按疗效评价、按诊疗语句三种方式，三种方式之间可以组合成完整的一次筛选条件。

（1）按时间：选择起止时间，设定筛选时间范围；只设定起始时间，则默认为起始时间至今；只设定终止时间，则默认为终止时间之前。

（2）按疗效评价：可以选择"显效""有效""无效""显效＋有效"四项。

（3）按诊疗语句：点击语句下拉框，有"西医诊断""中医诊断""问诊""望闻切诊""证型""检查""治则治法""医嘱"八种条件供选择；最多可以有 10 条语句组成，之间用"and"或者"or"连接。

双击相应医案，打开医案报表，如图 4-11 所示。

病历明细						
姓 名	曹			诊 次	3	
性 别	女			联系方式		
年 龄	59			职 业		
诊疗日期	2015-04-24 18:26:29					
问 诊	心前区疼痛，腰酸，头痛，睡眠较差					
望闻切诊	舌淡苔薄脉弦					
检查结果	胃炎					
证 型	气滞血瘀					
中医诊断	胸痹					
西医诊断	冠心病 不稳定型心绞痛					
治则治法	行气导滞，活血化瘀					
方 药	第 0 列	第 1 列	第 2 列	第 3 列		
	黄 芪30g	麦 冬15g	五味子03g	川 芎15g		
	丹 参20g	栀 子20g	柴 胡09g	炒枣仁30g		
	茯 神30g	石菖蒲15g	远 志15g	紫石英30g		
	木 香09g	生甘草06g	珍珠母60g	焦三仙30g		
	连 翘20g	酒大黄30g	郁 金20g	杜 仲30g		
	牛 膝30g	桑寄生30g	菟丝子30g	元 胡30g		
	独 活30g	白 芍30g				
服药方式	免煎颗粒，冲服					
医 嘱	宁心安眠方加减					
医师签字					导出(E) 关闭(C)	

图 4-11

4. 统计分析

点击"统计分析",进入统计界面,如图4-12所示。

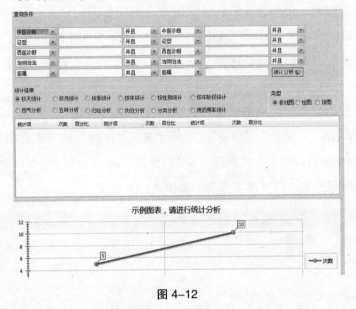

图4-12

筛选条件同"医案查询"功能,有按时间、按疗效评价、按诊疗语句三种方式,三种方式之间可以组合成完整的一次统计条件。

图表类型有折线图、柱图和饼图三种,可以根据需要随意切换。

统计方式有按天统计、按月统计、按季度统计、按年统计、按性别统计、按年龄段统计、按四气统计、按五味统计、按归经统计、按功效统计、按分类统计、按用药频率统计,分别反映就诊人次信息、患者年龄性别信息和中药信息。

(1) 按天统计:统计每月每天诊疗人次数量,其结果如图4-13~图4-16所示。

统计项	次数	百分比	统计项	次数	百分比	统计项	次数	百分比
1	78	2.94%	12	45	1.70%	23	85	3.20%
2	66	2.49%	13	86	3.24%	24	69	2.60%
3	61	2.30%	14	110	4.15%	25	87	3.28%
4	63	2.37%	15	79	2.98%	26	101	3.81%
5	81	3.05%	16	89	3.35%	27	64	2.41%
6	71	2.68%	17	80	3.02%	28	127	4.79%
7	85	3.20%	18	107	4.03%	29	76	2.86%
8	99	3.73%	19	76	2.86%	30	83	3.13%
9	111	4.18%	20	99	3.73%	31	30	1.13%
10	90	3.39%	21	141	5.31%			

图4-13

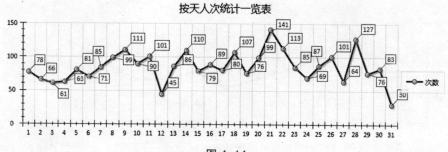

图 4-14

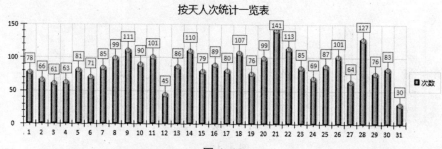

图 4-15

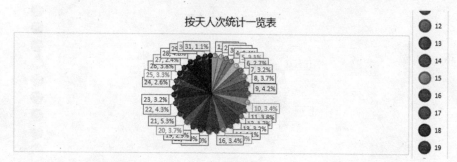

图 4-16

（2）按月统计：统计每年 1～12 月份的就诊人次信息，其结果如图 4-17 ～图 4-20 所示。

统计项	次数	百分比	统计项	次数	百分比	统计项	次数	百分比
1	206	7.76%	6	170	6.41%	11	260	9.80%
2	207	7.80%	7	137	5.16%	12	314	11.84%
3	364	13.72%	8	198	7.46%			
4	257	9.69%	9	165	6.22%			
5	208	7.84%	10	167	6.29%			

图 4-17

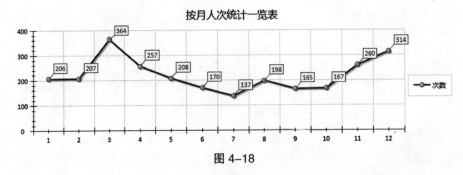

图 4-18

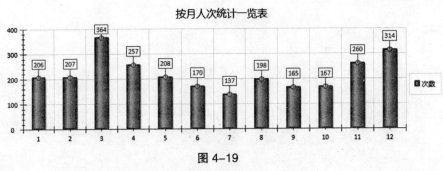

图 4-19

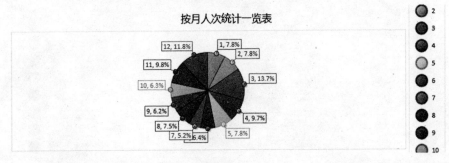

图 4-20

（3）按季度统计：统计每个季度就诊人次情况，其结果如图 4 – 21 ~ 图 4 – 24 所示。

统计项	次数	百分比	统计项	次数	百分比	统计项	次数	百分比
1	1 229	30.4%	3	780	19.3%			
2	1 056	26.1%	4	977	24.2%			

图 4-21

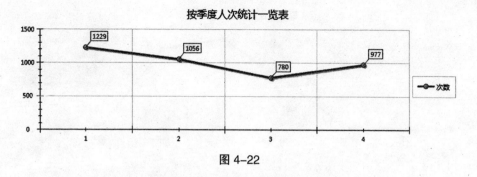

图 4-22

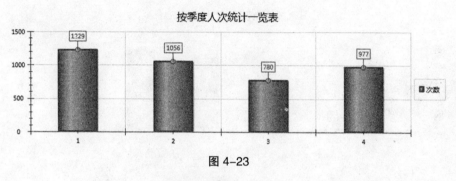

图 4-23

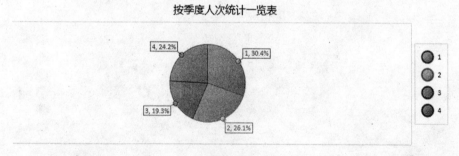

图 4-24

（4）按年统计：按年份统计每年的诊疗人次情况，其结果如图 4 - 25 ~ 图 4 - 28 所示。

统计项	次数	百分比	统计项	次数	百分比	统计项	次数	百分比
2009	20	0.75%	2012	1076	40.56%			
2010	25	0.94%	2013	956	36.03%			
2011	570	21.49%	2014	6	0.23%			

图 4-25

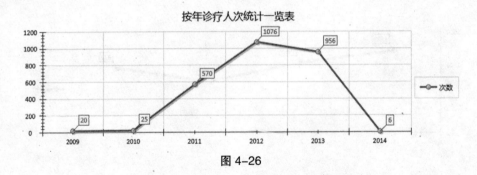

按年诊疗人次统计一览表
1200
1000
800
600
400
200
0
20
25
570
1076
956
6
2009
2010
2011
2012
2013
2014
次数

图 4–26

按年诊疗人次统计一览表
1200
1000
800
600
400
200
0
20
25
570
1076
956
6
2009
2010
2011
2012
2013
2014
次数

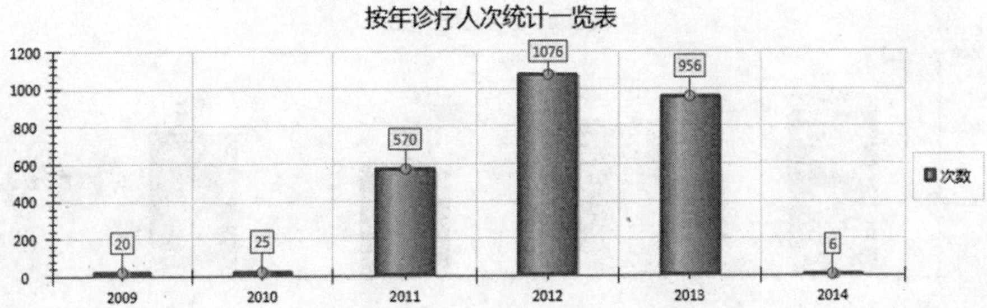

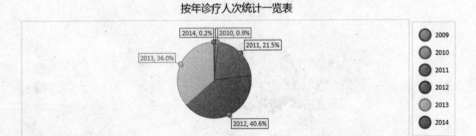

图 4–27

按年诊疗人次统计一览表
2014, 0.2%
2010, 0.9%
2011, 21.5%
2013, 36.0%
2012, 40.6%
2009
2010
2011
2012
2013
2014

图 4–28

(5) 按性别统计：统计患者性别情况，其结果如图 4 – 29 ~ 图 4 – 31 所示。

统计项	次数	百分比	统计项	次数	百分比	统计项	次数	百分比
男	935	35.24%	女	1718	64.76%			

图 4–29

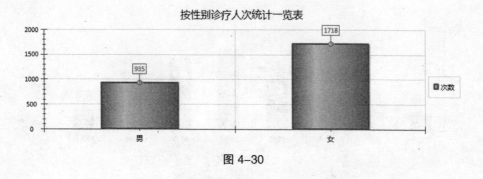

图 4-30

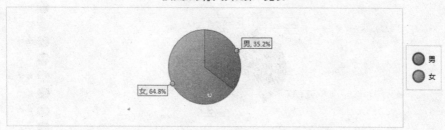

图 4-31

（6）按年龄段统计：统计患者年龄段信息，其结果如图 4-32 ~ 图 4-35 所示。

统计项	次数	百分比	统计项	次数	百分比	统计项	次数	百分比
20以下	138	5.20%	40-50	388	14.62%	70-80	458	17.26%
20-30	137	5.16%	50-60	645	24.31%	80以上	156	5.88%
30-40	171	6.45%	60-70	560	21.11%			

图 4-32

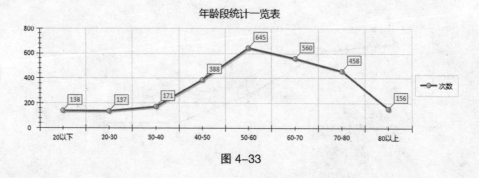

图 4-33

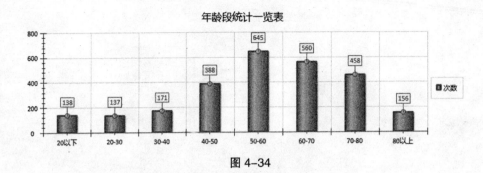

图 4-34

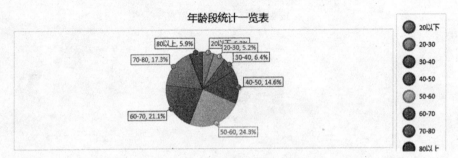

图 4-35

（7）按四气统计：统计中药四气信息，其结果如图4-36~图4-39所示。

统计项	次数	百分比	统计项	次数	百分比	统计项	次数	百分比
温	33 432	42.2%	平	12 888	16.3%	热	1 266	1.6%
寒	30 122	38.1%	凉	1 431	1.8%			

图 4-36

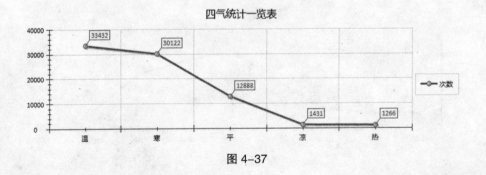

图 4-37

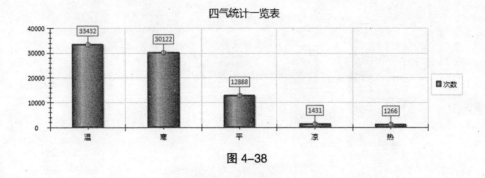

图 4-38

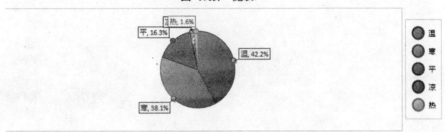

图 4-39

（8）按五味统计：统计中药五味信息，其结果如图4-40～图4-43所示。

统计项	次数	百分比	统计项	次数	百分比	统计项	次数	百分比
辛	2...	24.3%	淡	1312	1.5%	咸	5 116	5.9%
苦	2...	31.1%	涩	2520	2.9%			
甘	2..	28.6%	酸	4858	5.6%			

图 4-40

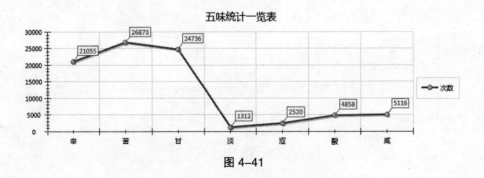

图 4-41

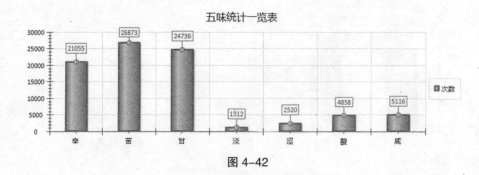

图 4-42

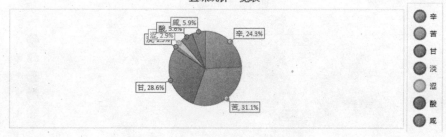

图 4-43

（9）按归经统计：统计中药归经信息，其结果如图4-44~图4-47所示。

统计项	次数	百分比	统计项	次数	百分比	统计项	次数	百分比
心	2...	16.5%	胃	2...	14.9%	心包	2 602	1.8%
肝	2...	16.6%	大肠	7 841	5.3%	三焦经	0	0.00%
脾	1...	12.6%	小肠	323	0.2%			
肺	2...	15.2%	膀胱	4 085	2.8%			
肾	1...	7.9%	胆	9 249	6.3%			

图 4-44

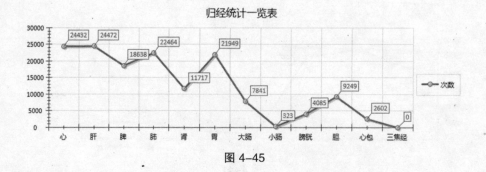

图 4-45

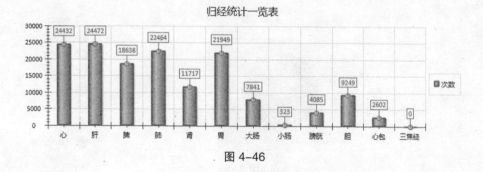

图 4-46

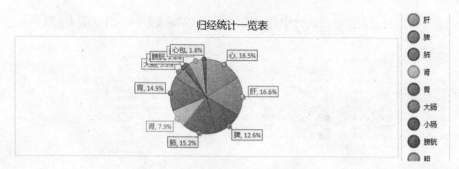

图 4-47

（10）按功效统计：统计中药功效信息，其结果如图 4-48 ~ 图 4-50 所示。

统计项	次数	百分比	统计项	次数	百分比	统计项	次数	百分比
补血	670	1.24%	利湿退黄	26	0.05%	消食	1836	3.40%
发散风热	1723	3.19%	温化寒痰	1031	1.91%	养心安神	1030	1.91%
活血调经	3175	5.88%	攻下	450	0.83%	补阳	1142	2.11%
清热泻火	1534	2.84%	收敛止血	64	0.12%	补阴	2532	4.69%
止咳平喘	909	1.68%	润下	2	0.00%	重镇安神	396	0.73%
利尿通淋	216	0.40%	攻毒杀虫止痒	61	0.11%	涌吐	4	0.01%
凉血止血	40	0.07%	温里	857	1.59%	清虚热	238	0.44%
清热燥湿	3099	5.74%	清化热痰	1301	2.41%	清热凉血	1083	2.00%
止汗	701	1.30%	化湿	2705	5.01%	开窍	458	0.85%
清热化痰	26	0.05%	息风止痉	909	1.68%	补气	4739	8.77%

图 4-48

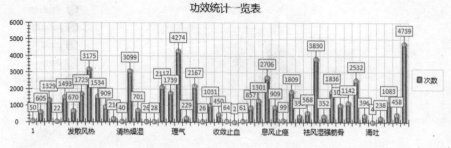

图 4-49

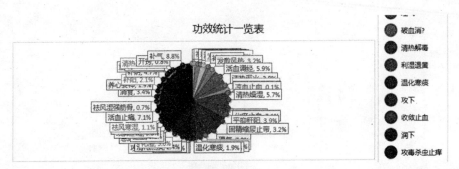

图 4-50

（11）按分类统计：统计中药分类信息，其结果如图 4-51~图 4-53 所示。

统计项	次数	百分比	统计项	次数	百分比	统计项	次数	百分比
	50	0.09%	止血药	154	0.28%	祛风湿药	1525	2.82%
涌吐药	4	0.01%	消食药	1836	3.40%	清热药	8129	15.04%
化痰止咳平喘药	3267	6.05%	攻毒杀虫止痒药	61	0.11%	活血化瘀药	7593	14.05%
温里药	857	1.59%	理气药	4274	7.91%	驱虫药	99	0.18%
解表药	3216	5.95%	开窍药	458	0.85%	补虚药	9087	16.81%
化湿药	2707	5.01%	安神药	1426	2.64%			
平肝息风药	3026	5.60%	泻下药	452	0.84%			
利水渗湿药	1571	2.91%	固涩药	4250	7.86%			

图 4-51

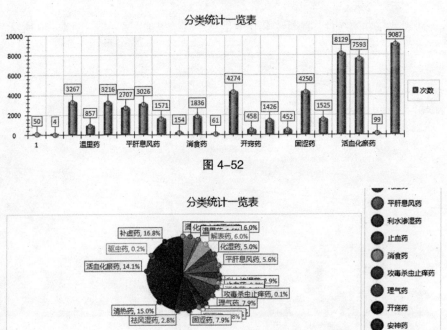

图 4-52

图 4-53

（12）按用药频率统计：统计中药使用频率，其结果如图4-54~图4-56所示。

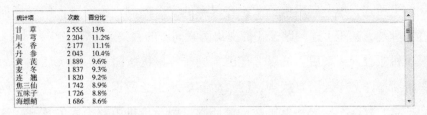

图 4-54

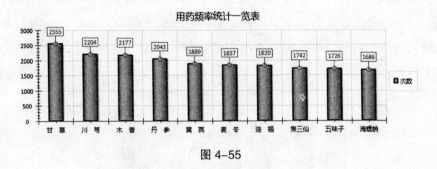

图 4-55

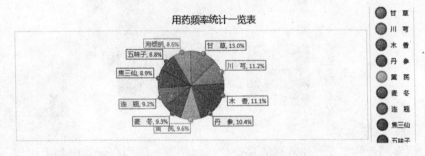

图 4-56

5. 知识获取

详见第五章。

6. 医案同步

单机版软件在医案存储的过程中，存在部分潜在问题。

（1）由于不当操作或者其他原因，误删数据，导致数据丢失或损坏，造成不可挽回的后果。

（2）名老中医医案多由学生录入，由于同一位名家的医案由多人录入，如多人用多个软件录入，会导致医案不能统一到同一个数据库中；若多人用同一个软件，则导致录入效率低的问题。

综上所述，单一应用单机版，在医案的安全问题、医案录入的效率问题上存在弊端，基于上述问题，我们提出医案同步的方案。

单机版录入医案后，可以选择医案同步，单机版通过与网页版数据库比对，将新增医案导入网页版中，网页版实际承担总数据库的角色，同时网页版会把总的数据库发送到单机版，保证网页版与单机版数据库的统一，这样即使单机版数据丢失，依然可以通过医案同步找回数据。多终端录入医案，每次录入之前进行医案同步，录完之后再进行医案同步，如此，则多人录入病例最终同步到网页版，使各个终端数据统一，避免各种数据混乱的情况。其流程如图4-57所示。

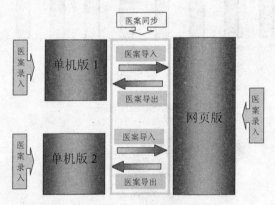

图 4-57

医案同步的实现，使数据的移动化可以实现，医师在任意电脑上可以下载单机版软件，通过医案同步，使医案同步到该终端，方便医师在不同电脑上调取医案并进行录入。录入医案之后，进行医案同步，将数据上传到网页版，考虑到信息安全，可以将软件及客户端删除，使医案管理平台实现移动化。

点击医案同步，弹出用户登录框如图4-58所示，输入用户名及密码后，点击登录，则进行医案同步。

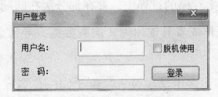

图 4-58

二、网页版

网页版具有在线录入病历，并进行查询统计等功能。其登录界面如图 4 – 59 所示。

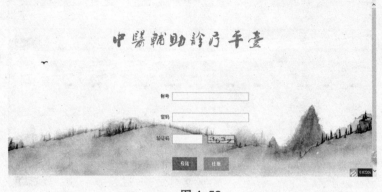

图 4–59

1. 患者诊疗

患者初次诊疗，需要进行信息登记，点击"信息登记"，进入患者信息登记界面，如图 4 – 60 所示。

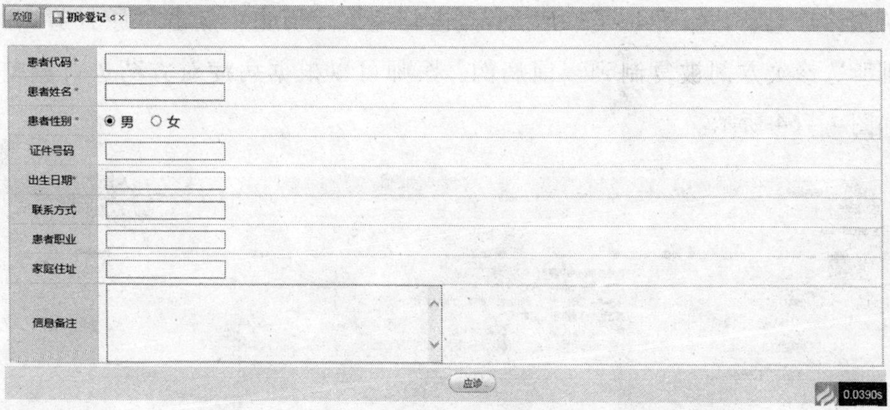

图 4–60

填写患者信息，点击"增加"，信息被保存；点击"应诊"直接进入初诊界面，如图 4 – 61 所示。

患者复诊时，在"患者代码"框中录入患者代码，点击所对应的患者

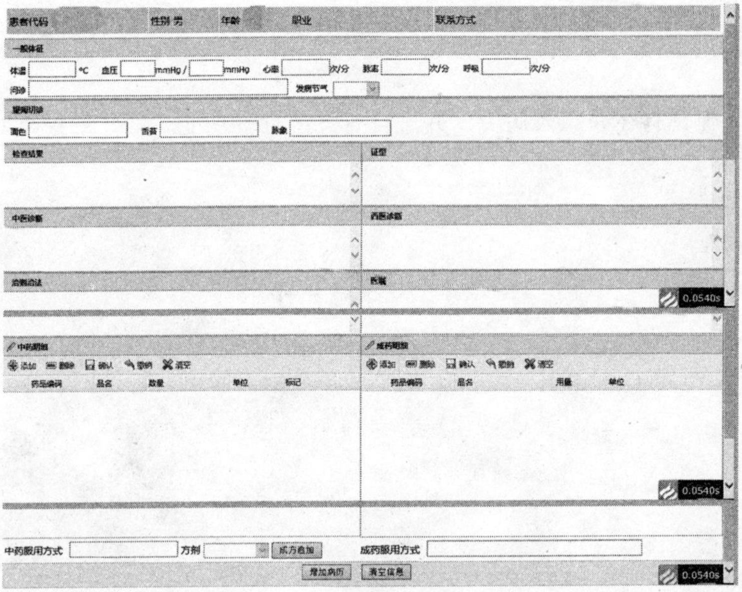

图 4-61

信息后，列出患者诊疗历史，双击所需要的诊次后，该次问诊、望闻切诊等信息自动在所对应的框中生成，如图 4 - 62 所示。填好诊疗信息，录入中药时，如需在上方基础上修改，则可以点击原方追加下拉钮，可以看到历次诊疗记录，如图 4 - 63 所示，点击相应诊疗历史，点击"原方追加"，则所选诊次方剂被复制到当前病例，医师可以根据病症对方药进行调整，如图 4 - 64 所示。

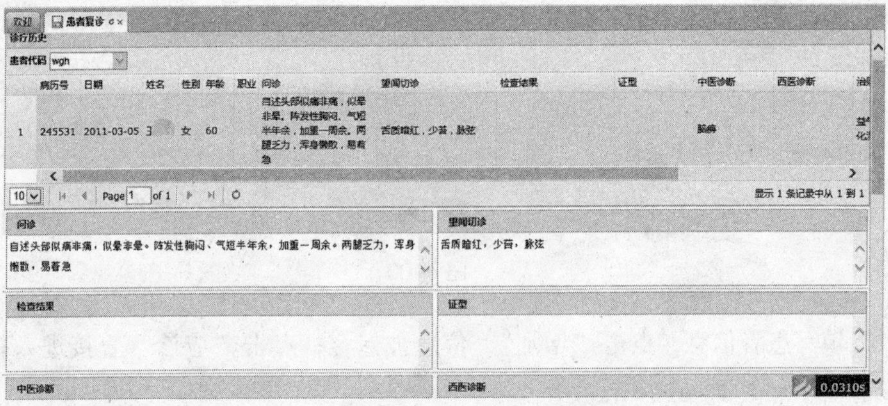

图 4-62

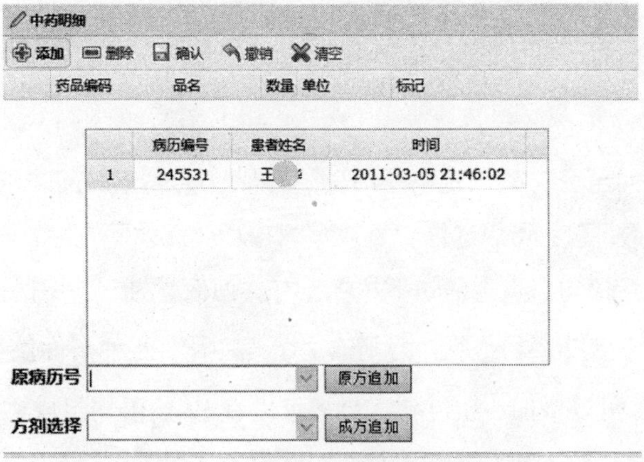

图 4–63

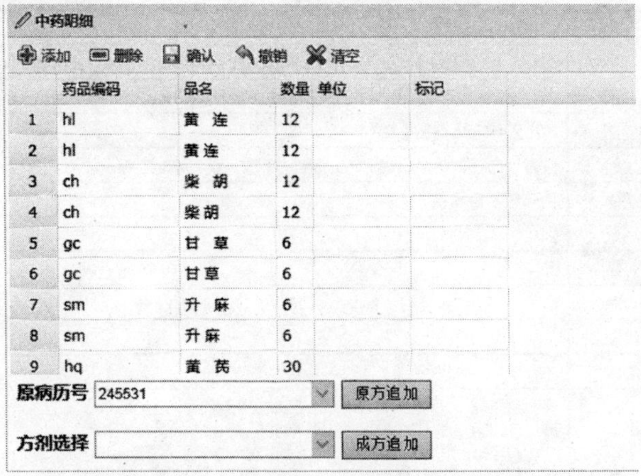

图 4–64

2. 医案查询

点击“医案查询”进入查询界面，如图 4 – 65 所示。

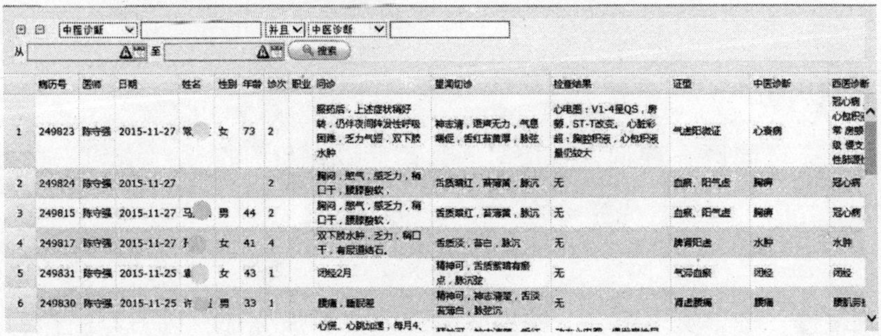

图 4–65

筛选条件有按时间、按疗效评价、按诊疗语句三种方式，三种方式之间可以组合成完整的一次筛选条件。

（1）按时间：选择起止时间，设定筛选时间范围；只设定起始时间，则默认为起始时间至今；只设定终止时间，则默认为终止时间之前。

（2）按疗效评价：可以选择"显效""有效""无效""显效＋有效"四项。

（3）按诊疗语句：点击语句下拉框，有"西医诊断""中医诊断""问诊""望闻切诊""证型""检查""治则治法""医嘱"八种条件供选择；点击 ➕（见图4-65），可以增加一条语句，最多可以有10条语句组成，之间用"and"或者"or"连接。双击相应医案，打开医案报表，如图4-66所示。

陈守强 医师医案(打印)			
姓　名	丁庆玉	家庭住址	
性　别	女	联系方式	
年　龄	63	职　业	
日期时间	2012-04-25 15:14:34		
问　诊	阵发性心慌2年余，伴胸闷，颈腰椎不适，双下肢略浮肿，乏力，睡眠时好时坏		
望闻切诊	舌暗红，苔薄白，脉弱		
检查结果			
证　型			
中医诊断			
西医诊断			
治则治法			
方　药	黄　芪30g　麦　冬15g　五味子03g　川　芎15g 丹　参20g　琥　珀02g冲服　酸枣仁30g　紫石英30g 木　香09g　甘　草06g　延胡索12g　羌独活20g 泽　泻30g　珍珠母30g　白豆蔻15g后入　藿　香15g 郁　金30g　玫瑰花12g　香　附15g		
医　嘱	心悸1号方		
医师签字			

图4-66

3. 统计分析

筛选条件同医案查询，有按时间、按疗效评价、按诊疗语句三种方式，三种方式之间可以组合成完整的一次统计条件。

统计方式有按天统计、按周统计、按月统计、按季度统计、按年统计、按性别统计、按年龄段统计、按四气统计、按五味统计、按归经统计、按功效统计、按分类统计、按用药频率统计。

（1）按天统计：统计每月每天诊疗人次数量，其结果如图 4 – 67 所示。

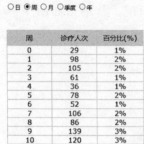

日	诊疗人次	百分比(%)
1	97	2%
2	86	2%
3	185	4%
4	89	2%
5	145	3%
6	102	2%
7	140	3%
8	156	4%
9	172	4%
10	135	3%
11	137	3%
12	103	2%

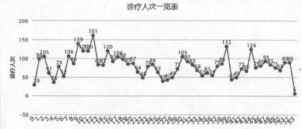

图 4-67

（2）按周统计：统计每年 52 个周的就诊人次信息，其结果如图 4 – 68 所示。

周	诊疗人次	百分比(%)
0	29	1%
1	98	2%
2	105	2%
3	61	1%
4	36	1%
5	78	2%
6	52	1%
7	106	2%
8	86	2%
9	139	3%
10	120	3%

图 4-68

（3）按月统计：统计每年 1 ~ 12 月份的就诊人次信息，其结果如图 4 – 69 所示。

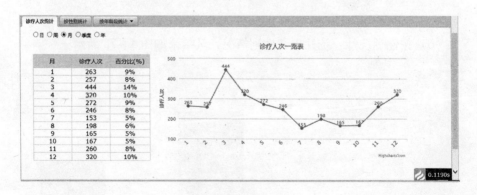

月	诊疗人次	百分比(%)
1	263	9%
2	257	8%
3	444	14%
4	320	10%
5	272	9%
6	246	8%
7	153	5%
8	198	6%
9	165	5%
10	167	5%
11	260	8%
12	320	10%

图 4-69

（4）按季度统计：统计每个季度就诊人次情况，其结果如图 4 - 70 所示。

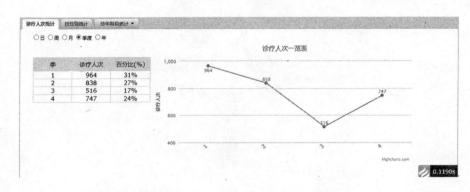

图 4-70

（5）按年统计：按年份统计每年的诊疗人次情况，其结果如图 4 - 71 所示。

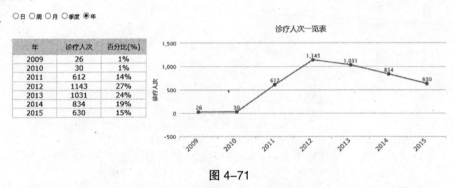

图 4-71

（6）按性别统计：统计患者性别情况，其结果如图 4 - 72 所示。

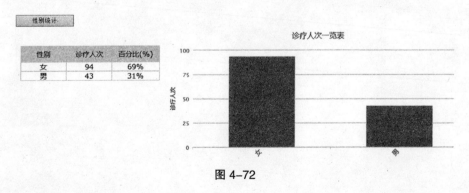

图 4-72

（7）按年龄段统计：统计患者年龄段信息，其结果如图 4 –73 所示。

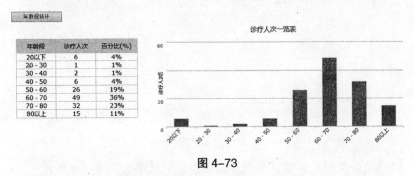

图 4–73

（8）按四气统计：统计中药四气信息，其结果如图 4 –74 所示。

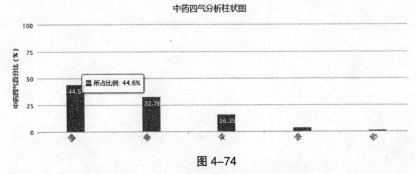

图 4–74

（9）按五味统计：统计中药五味信息，其结果如图 4 –75 所示。

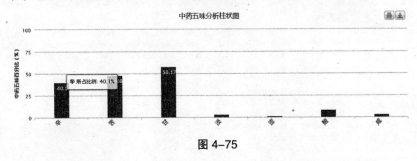

图 4–75

（10）按归经统计：统计中药归经信息，其结果如图 4 –76 所示。

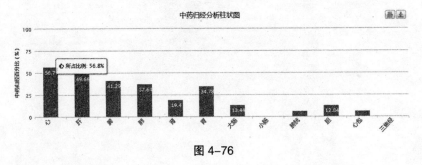

图 4–76

（11）按功效统计：统计中药功效信息，其结果如图4-77所示。

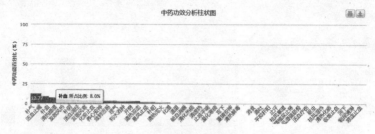

图 4-77

（12）按分类统计：统计中药分类信息，其结果如图4-78所示。

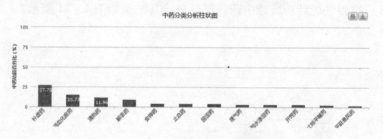

图 4-78

（13）按用药频率统计：统计中药使用频率，其结果如图4-79所示。

时间从[不限]到[不限]条件为（中医诊断 =[％]）的用药分析表

(病历数=3065 中药品种数=286) (打印)

中药品名	次数	频率(%)	中药品名	次数	频率(%)	中药品名	次数	频率(%)	中药品名	次数	频率(%)
甘 草	2940	95.92	藿 香	625	20.39	苏 木	396	12.92	葶苈子	182	5.94
川 芎	2531	82.58	桑 枝	623	20.33	麻黄根	388	12.66	丹 皮	172	5.61
木 香	2508	81.83	佩 兰	614	20.03	桑寄生	367	11.97	琥 珀	171	5.58
丹 参	2343	76.44	紫石英	588	19.18	厚 朴	363	11.84	金银花	171	5.58
黄 芪	2160	70.47	杜 仲	586	19.12	枳 壳	359	11.71	茯 神	167	5.45
麦 冬	2094	68.32	石 斛	571	18.63	独 活	355	11.58	白 芷	154	5.02
连 翘	2080	67.86	肉 桂	565	18.43	白 芍	333	10.86	生龙牡	154	5.02
焦三仙	2045	66.72	怀牛膝	560	18.27	天花粉	324	10.57	冬瓜皮	150	4.89
五味子	1952	63.69	大 黄	524	17.10	附 子	309	10.08	北沙参	145	4.73
海螵蛸	1928	62.90	桔 梗	509	16.61	葛 根	304	9.92	芦 根	140	4.57
珍珠母	1610	52.53	石菖蒲	509	16.61	当 归	290	9.46	苍 术	138	4.50
黄 连	1547	50.47	黄 柏	498	16.25	代赭石	265	8.65	升 麻	138	4.50
黄 芩	1283	41.86	柴 胡	494	16.12	菊 花	256	8.35	薄 荷	135	4.40
郁 金	1027	33.51	地 龙	489	15.95	白 术	248	8.09	桑 叶	133	4.34
半 夏	874	28.52	远 志	485	15.82	野葛根	246	8.03	苏 梗	123	4.01
延胡索	868	28.32	钩 藤	467	15.24	旋覆花	240	7.83	僵 蚕	114	3.72
泽 泻	834	27.21	杏 仁	465	15.17	蒺 藜	239	7.80	麻 黄	110	3.59
砂 仁	784	25.58	知 母	462	15.07	蔓荆子	233	7.60	槟 榔	106	3.46
羌 活	777	25.35	茯 苓	458	14.94	石 膏	230	7.50	川 贝	100	3.26
陈 皮	763	24.89	酸枣仁	454	14.81	防 风	223	7.28	地骨皮	98	3.20
香 附	744	24.27	栀 子	435	14.19	羌独活	219	7.15	桃 仁	95	3.10
生 地	696	22.71	牡 蛎	413	13.47	玄 参	215	7.01	银柴胡	91	2.97
玫瑰花	691	22.54	桂 枝	402	13.12	车前子	195	6.36	桑白皮	88	2.87
白豆蔻	673	21.96	浮小麦	402	13.12	水 蛭	193	6.30	赤 芍	84	2.74
瓜 蒌	670	21.86	鸡血藤	400	13.05	枇杷叶	187	6.10	浙 贝	82	2.68

图 4-79

4. 知识获取

见第五章。

5. 中药查询

此模块通过编码、品名等信息查询中药信息，如图4-80所示。

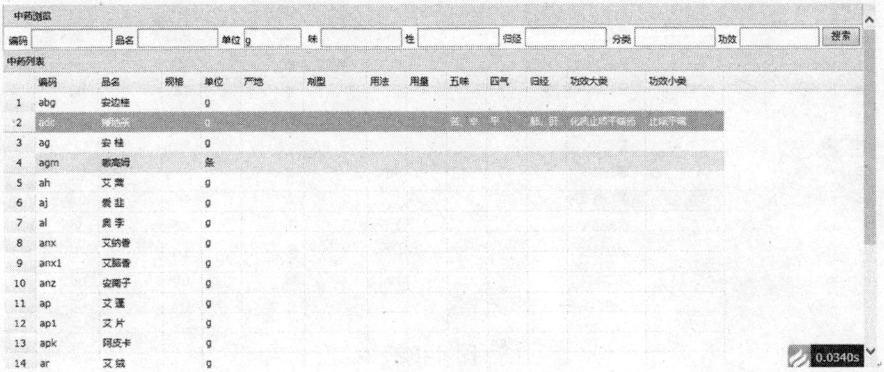

图4-80

6. 成方管理

成方登记包括方剂编码、方剂名称和方剂明细，三者均不可缺项，其中方剂明细包括中药编码、品名、单位、数量和标记，如图4-81所示。

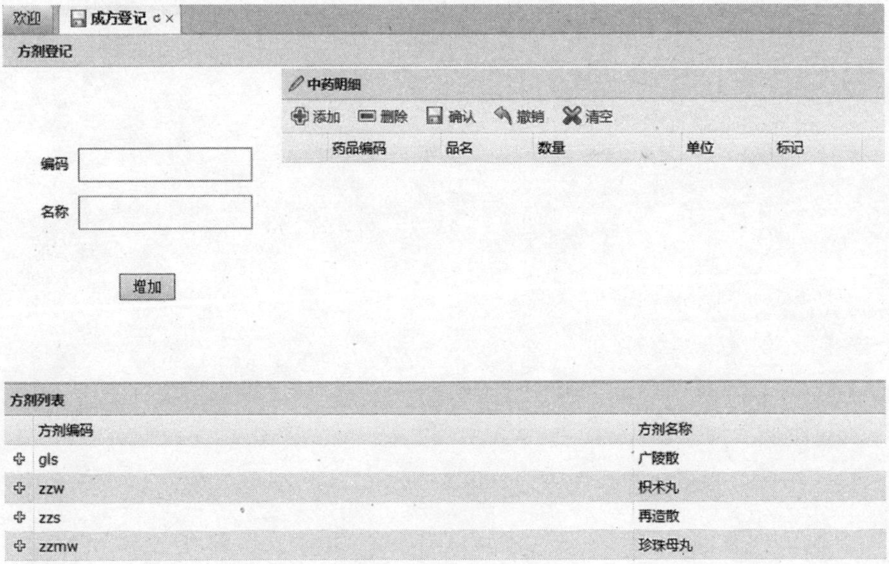

图4-81

7. 成药管理

成药登记内容包括编码、品名、规格、单位、用量和用法，其中编码、品名与单位不可缺项，如图 4 – 82 所示。

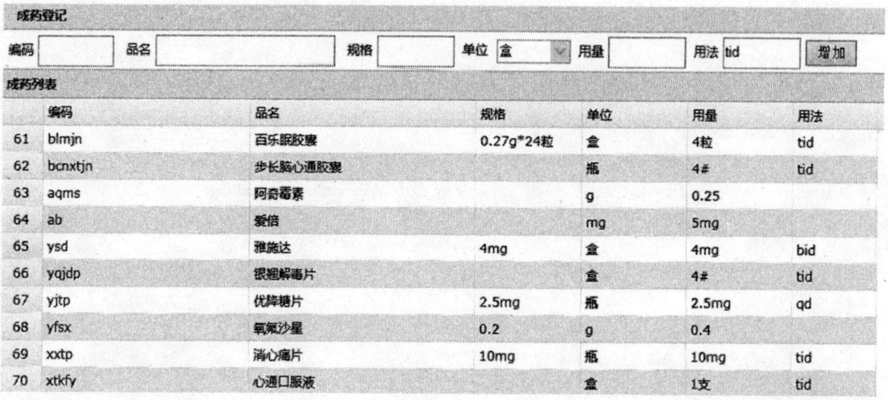

成药登记

| 编码 | | 品名 | | 规格 | | 单位 | 盒 | 用量 | | 用法 | tid | 增加 |

成药列表

	编码	品名	规格	单位	用量	用法
61	blmjn	百乐眠胶囊	0.27g*24粒	盒	4粒	tid
62	bcnxtjn	步长脑心通胶囊		瓶	4#	tid
63	aqms	阿奇霉素		g	0.25	
64	ab	爱倍		mg	5mg	
65	ysd	雅施达	4mg	盒	4mg	bid
66	yqjdp	银翘解毒片		盒	4#	tid
67	yjtp	优降糖片	2.5mg	瓶	2.5mg	qd
68	yfsx	氧氟沙星	0.2	g	0.4	
69	xxtp	消心痛片	10mg	瓶	10mg	tid
70	xtkfy	心通口服液		盒	1支	tid

图 4–82

第五章　知识获取平台

　　数据挖掘技术应用十分广泛，在商业、金融业、工业中都有成功的应用案例，取得了一定的经济效益和社会效益。近年来，一些科研人员意识到了数据挖掘在中医药领域中应用的重要意义。例如，西南交通大学的李力等把关联规则和粗糙集应用于中药方剂的分析中，实现了对一些中药复方的初步分析，得到中药复方中的药组和药对；赵蔡斌等采用相似系数来描述方剂中各味单药之间的差异程度，这种方法对小柴胡汤的分析具有较好的结果，揭示了其中一些中药配伍规律；王咏梅等运用模糊聚类和模糊欧几里德距离分析了药物之间的配伍，得出诸药间的相互作用，实验结果符合传统中医药理论的认识。

　　中医理论博大精深，中医文献分散庞杂，使得知识获取难度较大。知识获取平台依据数据挖掘技术，通过收集治疗典型病例的众多医案，从大量有噪声、不完整甚至不一致的数据中，分析病、证、方、药之间的关系和规律，挖掘出典型症状的用药规律，以用于学习及辅助决策诊疗。

第一节　平台简介

　　知识获取平台以门诊医案为数据源，通过数据清洗、转换、汇总、抽取等技术手段，构建数据集市，在数据集市的基础上，利用数据挖掘技术，获取中医知识。知识获取体系结构分为两个部分：第一部分是原始数据的整理，该部分不仅为知识获取平台提供原始数据，也为诊疗辅助平台提供决策依据；第二部分是平台的核心部分，该部分首先将第一部分的原始数据经过清洗、转换、抽取、汇总，装载到数据集市，然后以数据集市为基础，以数据挖掘技术为核心，将分析的结果存放到中医医案核心库中。

知识获取平台体系结构图如图 5-1 所示。

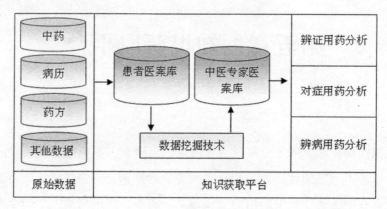

图 5-1

第二节　Apriori 算法数据挖掘

一、Apriori 算法

Apriori 算法为数据挖掘中最经典的算法，其思想来源于超市购物，典型例子如"90% 的顾客在购买面包的同时会购买黄油"，表明顾客在购买商品的同时会购买相关的物品，该算法最早用来促销商品，后来其应用逐渐推广，解决诸多数据挖掘的问题。其概念及思想如下所述。

（1）项：数据库中的一个字段，对于验案库相当于一味药，如一验案中的中药为"人参、麦冬、五味子"，三味药分别代表三种不同的项。项常用小写字母 i_m 表示。

（2）事物：数据库中的一条记录，所有项的集合。如上例中一次验案中所用的方剂，事物为 {人参，麦冬，五味子}。事物常用小写字母 t_i 表示，$t_i = \{i_1, i_2, i_3, \cdots, i_p\}$，事物 t_i 的集合 $\{t_1, t_2, t_3, \cdots, t_n\}$ 构成数据库 D。

（3）项集：数据库中所有项的集合为项集，用大写字母 I 表示，$I = \{i_1,$ $i_2, i_3, \cdots, i_m\}$，I 的任何子集为数据库 D 的项目集。项集可能是个事物，也可能不是，但事物一定是项集。上例中几个中药的组合，{人参，麦冬，五味子}，{人参，麦冬}，{麦冬，五味子} 都为事物，而只有 {人参，麦冬，五味子} 才是一个项集。

（4）其关联规则为：$X \Rightarrow Y$，X，Y 都属于项集 I，且 $X \cap Y = \Phi$。其含义为 X 的出现，导致了 Y 的出现。中医理论下药物的配伍有其规律，每种药之间的配合共同起到治疗目的，药物之间的配合起到 "$1 + 1 > 2$" 的作用，指导药物配伍的理论有很多，如在使用补益药的同时，常佐以理气药，使补而不滞。又如 "辛甘化阳" 的理论，辛味与甘味的中药配合起到助阳的作用，类似的还有 "酸甘化阴" 的理论。在临床的实际应用中，对于药物的配伍规律，仁者见仁，智者见智，而这正是医家的学术精髓。药物之间的配伍规律与医家的学术思想，使得药与药之间存在着关联性，通过 Apriori 算法挖掘其关联规则，从而发现其用药规律。

（5）支持度：$X \Rightarrow Y$ 在数据库 D 中的支持度为包含 X 和 Y 的交易数与所有交易数之比。我们常根据需要设定相应最小支持度 minsup。频繁项集为支持度不小于最小支持度的项集。在验案的分析中，我们得到频繁集，为病例中中药的频繁集，即为高频中药组合。

（6）可信度：$X \Rightarrow Y$ 在数据库 D 中的可信度为包含 X 和 Y 的交易数与包含 X 的交易数之比。

二、改进的 Apriori 算法

Apriori 算法在产生候选项目集的时候只用到前一次迭代所产生的频繁项目集，使用了连接和删除技术，产生比 AIS 算法少的候选集。其缺陷如下：①算法产生太多冗余的规则。当数据库太大或信任度阈值太低时产生的规则太多。②算法在效率上存在问题。主要是因为扫描次数多，寻找每个 $k-$ 项集都需要扫描数据库一次，共需要扫描 k 次。另外，当模式太长时产生的候选项目集多得让人无法接受。

由于以上原因，人们对 Apriori 算法进行了一定的改进，希望能够在提高算法的可靠性、高效性及扩展性等方面做一些工作。

1. 基于采样的方法

该方法的主要思想是：随机选取一些样本数据集，使用这些样本发现关联规则，然后用数据库中剩余的部分检验并修正得到的结果。该方法不但能够减少数据库扫描的次数，而且能够减少 CPU 和 I/O 负担，在执行效率上有很大提高。由于数据库规模的急剧膨胀，人们认为取样数据库使用其中一部分的数据发现关联规则的思想是提高算法性能和扩展性的一个好的方法。但是该方法存在一个很大的缺点，就是产生的结果不精确，而且如何对数据库合理取样而尽可能不丢失信息是目前人们已经注意到，但尚未很好解决的公开问题。

2. 基于 Hash 的方法

由于 C_k（频繁 k - 项集 L_k 的一个超集）中的候选集很多，所以在删除步骤中所涉及的计算量（时间）是非常大的，为了减少 C_k 的大小，就需要利用 Apriori 性质，一个非频繁 $(k-1)$ - 项集不可能成为频繁 $k-1$ 项集的一个子集。因此，若一个候选 k - 项集中任一子集不属于 L_{k-1}，那么该候选 k - 项集就不可能成为一个频繁 k - 项集，因而也就可以将其从 C_k 中删去。该方法利用 Hash 表来保存所有频繁项集。该技术可以大大压缩要考察的 k - 项集，但是由于 Hash 表的内存耗费，算法对于稠密数据库、大数据库的性能是一个值得考虑的问题。

3. 基于划分的方法

Savaserve 等人设计了一个基于划分（partition）的算法，该算法只需要两次数据库扫描，以挖掘频繁项集。第一遍，先把数据库中的事物从逻辑上分成 n 个非重叠的部分，使得每个部分能够放入内存进行处理，对每一部分找出其频繁项集（局部频繁项集），然后汇总产生全局候选项集。第二遍扫描计算全局候选项集的全局支持度，以确定全局频繁项集。该算法的正确性是由每一个可能的频繁至少在一个分块中是频繁集保证的。该方法具有分布、并行的思想，同样可以减轻 CPU 和 I/O 负担，提高算法性能和可扩展性。

4. 事物压缩（压缩进一步迭代扫描的事物数）

一个基本的原理就是当一个事物不包含长度为 k 的大项集，则必然不包

含长度为 $k+1$ 的大项集。我们从而就可以将这些事物移去，在下一遍的扫描中就可以减少要进行扫描的事物集的个数。

通过以上几点改进方式，减少了扫描次数，减轻了 CPU 和 I/O 负担，提高了效率。

三、平台使用

点击“知识获取”，进入知识获取平台，如图 5－2 所示。在“分析内容”中选择“西医诊断”，按照“西医诊断为冠心病”的条件分析，其结果如图 5－3 所示。其中冠心病病例 289 份，由此可以得到各种药味组合数据及其置信度。

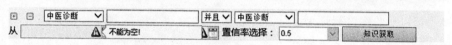

中医诊断
并且
中医诊断
从
不能为空!
置信率选择：
0.5
知识获取
当前共有医案数 2274 份。当前共有患者 758 个。
知识获取信息说明：
简介：山东名医辅助诊疗平台共收集了200多名老中医医案，医案数量达到万份，其中涉及15个科室40类疾病，
数据库医案与内容还在不段的完善与更新中……
特色：根据不同的分类对自己的医案数据进行用药关系的挖掘

图 5–2

中药组合(5)	置信度
当　归,甘　草,黄　芪,麦　冬,五味子	0.60
中药组合(4)	**置信度**
当　归,甘　草,黄　芪,麦　冬	0.60
当　归,甘　草,麦　冬,五味子	0.60
当　归,甘　草,水　蛭,野葛根	0.60
当　归,甘　草,黄　芪,五味子	0.60
当　归,黄　芪,麦　冬,五味子	0.60
甘　草,黄　芪,麦　冬,五味子	0.60
中药组合(3)	**置信度**
当　归,甘　草,麦　冬	0.80
甘　草,黄　芪,五味子	0.60

图 5–3

第三节　基于 SAS 软件数据挖掘

SAS（software of analysis system）是由美国 SAS 软件公司创建的一个大型的多功能系统分析软件包。对于大量的名老中医验案、名老中医验案数据库，SAS 统计软件可对其进行全面、客观、完善的数据整理与分析，从而提取出单纯主观分析无法获得的大量有用的信息。

一、频率分析

可以对验案进行证型、症状、舌象、脉象四方面的频率分析，以心力衰竭证型频率分析为例介绍其研究方法：通过按内容筛选功能，对心力衰竭验案进行证型频次的统计分析，建立证型频次表；新建一个文本文档；将证型频次表复制到新建的文本文档中；通过 SAS 统计软件的 Import Data 将文本文档导入到 SAS 数据库中，命名为 sasuser. bzpcfx。

应用 SAS 统计软件（8.1 版本）对证型、症状、舌象、脉象编制频次表，绘制直方图。以证型频数分析为例，SAS 程序如下：

```
proc means data = sasuser. bzpcfx min max;

run;

data a;

set sasuser. bzpcfx;

if y < 10 then x = 5;

if y < 20 & y > = 10 then x = 15;

if y < 30 & y > = 20 then x = 25;

if y < 40 & y > = 30 then x = 35;

if y < 50 & y > = 40 then x = 45;

if y < 60 & y > = 50 then x = 55;

proc univariate freq;

var x;

run;
```

```
goptions device = win;

proc gchart;

vbar x/midpoints = 0 to 60 by 10 space = 0;

run;
```

1. 总体证型

306 例心力衰竭验案中共包括气虚、阳虚、水饮、血瘀、阴虚、痰饮、热毒、痰热、外寒、气滞 10 种证型，其中频次最高为气虚型，频次为 154，频率为 50.33%；频次最低为外寒型，频次为 2，频率为 0.65%。具体见表 5 - 1 和图 5 - 4。

表 5 - 1　辨证频率表

辨证分型	频次	频率/%	辨证分型	频次	频率/%
气虚	154	50.33	阳虚	100	32.68
水饮	89	29.08	血瘀	82	26.80
阴虚	51	16.67	痰饮	42	13.73
热毒	26	8.49	痰热	14	4.58
外寒	2	0.65	气滞	4	1.30

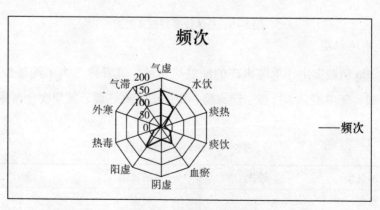

图 5-4　总体证型雷达图

表 5-2 总体证型频率表

区间 y/%	频数	频率/%	累计频率/%
$y < 10$	4	40	40
$10 \leqslant y < 20$	2	20	60
$20 \leqslant y < 30$	2	20	80
$30 \leqslant y < 40$	1	10	90
$40 \leqslant y < 50$	0	0	90
$50 \leqslant y < 60$	1	10	100

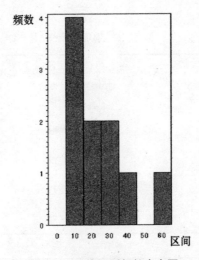

图 5-5 总体证型频数直方图

2. 单纯证型

在 306 例验案中,单纯出现的证型共 6 种,笔者称之为单纯证型,分别为血瘀型、气虚型、水饮型、热毒型、阳虚型、痰热型,其频次分布见表 5-3 和图 5-6。

表 5-3 单纯证型频次表

单纯证型	频次	单纯证型	频次
血瘀	5	气虚	3
水饮	5	热毒	2
阳虚	11	痰热	2

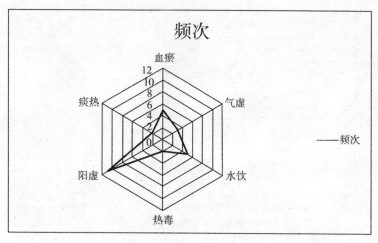

图 5-6　单纯证型雷达图

3. 二联证型

在 306 例验案中，两种证型联合出现的辨证分型共 18 种，笔者称之为二联证型，分别为气虚痰饮型、气虚水饮型、阳虚水饮型、血瘀热毒型、阳虚痰饮型、气虚血虚型、气虚血瘀型、痰饮血瘀型、阳虚阴虚型、气虚阳虚型、阳虚血瘀型、水饮血瘀型、阳虚血虚型、痰饮外寒型、阴虚痰饮型、气虚阴虚型、痰饮热毒型、痰热热毒型，其频次分布见表 5-4 和图 5-7。

表 5-4　二联证型频次表

二联证型	频次	二联证型	频次
气虚痰饮	3	气虚水饮	8
阳虚水饮	24	血瘀热毒	1
阳虚痰饮	16	气虚血虚	1
气虚血瘀	18	痰饮血瘀	11
阳虚阴虚	5	气虚阳虚	4
阳虚血瘀	8	水饮血瘀	4
阳虚血虚	3	痰饮外寒	2
阴虚痰饮	4	气虚阴虚	2
痰饮热毒	1	痰热热毒	4

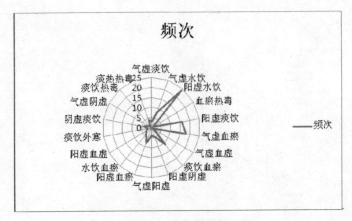

图 5-7　二联证型雷达图

4. 三联证型

在 306 例验案中，三种证型联合出现的辨证分型共 19 种，笔者称之为三联证型，分别为气虚血瘀痰饮型、气虚血瘀水饮型、痰饮血瘀热毒型、阴虚阳虚血虚型、气虚阴虚血瘀型、阳虚水饮血瘀型、阳虚血瘀痰热型、气虚阳虚血瘀型、痰饮血瘀阳虚型、阳虚气虚水饮型、气虚痰热热毒型、气虚阴虚阳虚型、水饮血瘀热毒型、阳虚气虚痰饮型、气虚阴虚气滞型、气虚水饮血瘀型、气虚阴虚热毒型、气虚血瘀血虚型、气虚阴虚痰热型，其频次分布见表 5-5 和图 5-8。

表 5-5　三联证型频次表

三联证型	频次	三联证型	频次
气虚血瘀痰饮	10	气虚血瘀水饮	16
痰饮血瘀热毒	1	阴虚阳虚血虚	1
气虚阴虚血瘀	10	阳虚水饮血瘀	15
阳虚血瘀痰热	1	气虚阳虚血瘀	2
痰饮血瘀阳虚	4	阳虚气虚水饮	8
气虚痰热热毒	2	气虚阴虚阳虚	3
水饮血瘀热毒	1	阳虚气虚痰饮	3
气虚阴虚气滞	2	气虚水饮血瘀	8
气虚阴虚热毒	1	气虚血瘀血虚	2
气虚阴虚痰热	2		

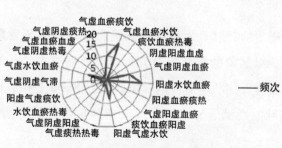

图 5-8　三联证型雷达图

5. 四联证型

在 306 例验案中，四种证型联合出现的辨证分型共 9 种，笔者称之为四联证型，分别为气虚阴虚水饮血瘀型、气虚水饮血瘀痰饮型、气虚阴虚血瘀热毒型、阳虚血瘀痰热热毒型、气虚阴虚血虚血瘀型、气虚血瘀阳虚水饮型、气虚血瘀痰热热毒型、气虚阴虚气滞血瘀型、气虚阳虚血虚血瘀型，其频次分布见表 5-6 和图 5-9。

表 5-6　四联证型频次表

四联证型	频次	四联证型	频次
气虚阴虚水饮血瘀	9	气虚水饮血瘀痰饮	2
气虚阴虚血瘀热毒	3	阳虚血瘀痰热热毒	2
气虚阴虚血虚血瘀	2	气虚血瘀阳虚水饮	29
气虚血瘀痰热热毒	2	气虚阴虚气滞血瘀	2
气虚阳虚血虚血瘀	2		

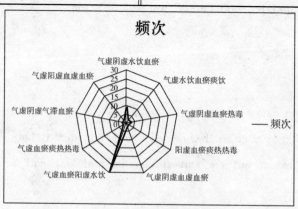

图 5-9　四联证型雷达图

二、相关性分析

以心力衰竭为例，对心力衰竭验案进行临床症状与舌象和脉象的典型相关分析研究，以脉象的典型相关分析介绍其研究方法：应用内容筛选功能筛选出各验案主要症状所对应的脉象；建立 Excel 表格，命名为 mxfx，如具备某症状或脉象则赋值为"1"，不具备赋值为"0"；根据 Excel 表格编辑程序。

应用 SAS 统计软件（8.1 版本）对临床症状与舌质、舌苔、脉象进行典型相关分析。以脉象典型相关分析为例，SAS 程序如下：

```
data mxdxxgfx；
label bc = '憋喘'    xm = '胸闷'    xt = '胸痛'    xj = '心悸'    sz
= '水肿'    ch = '出汗'    ex = '恶心'    fl = '乏力'    xf = '心烦'
qd = '气短'    fz = '腹胀'    ks = '咳嗽'    nc = '纳差'    ns = '尿
少'    pm = '痞满'    sm = '失眠'    zl = '肢冷'    ty = '头晕'    bm =
'便秘'    xm = '细脉'    hm = '滑脉'    sm = '数脉'    sm1 = '涩脉'
cm = '沉脉'    xm1 = '弦脉'    rm = '弱脉'    jm = '结脉'    dm =
'代脉'    hm1 = '缓脉'    jm1 = '紧脉'    cm1 = '迟脉'    fm = '伏脉'
xm2 = '小脉'    wm = '微脉'    cm2 = '促脉'    rm1 = '濡脉'    qzm
= '雀啄脉'；

input bc xm xt xj sz ch ex fl xf qd fz ks nc ns pm sm zl ty bm xm hm sm sm1 cm
xm1 rm jm dm hm1 jm1 cm1 fm xm2 wm cm2 rm1 qzm；

cards；
……
；
proc cancorr data = mxdxxgfx；
var bc xm xt xj sz ch ex fl xf qd fz ks nc ns pm sm zl ty bm；
with xm hm sm sm1 cm xm1 rm jm dm hm1 jm1 cm1 fm xm2 wm cm2
rm1 qzm；
run；
```

1. 结果

用上述方法分析，可得结果如下，见表5－7～表5－11。

表5－7　典型变量对模型的方差贡献率比较

编号	特征值	差值	百分比	累计百分比
1	1.304 9	0.312 2	0.288 9	0.288 9
2	0.992 7	0.536 4	0.219 8	0.508 7
3	0.456 3	0.062 1	0.101 0	0.609 7
4	0.394 2	0.067 8	0.087 3	0.697 0
5	0.326 4	0.119 8	0.072 3	0.769 3
6	0.206 6	0.039 9	0.045 7	0.815 0
7	0.166 7	0.008 6	0.036 9	0.851 9
8	0.158 1	0.027 9	0.035 0	0.886 9
9	0.130 2	0.030 3	0.028 8	0.915 7
10	0.099 9	0.007 7	0.022 1	0.937 9
11	0.092 2	0.025 3	0.020 4	0.958 3
12	0.066 8	0.012 0	0.014 8	0.973 1
13	0.054 9	0.026 3	0.012 1	0.985 2
14	0.028 5	0.002 7	0.006 3	0.991 5
15	0.025 9	0.019 3	0.005 7	0.997 3
16	0.006 6	0.001 6	0.001 5	0.998 7
17	0.005 0	0.004 2	0.001 1	0.999 8
18	0.000 8		0.000 2	1.000 0

表 5-8 典型相关系数的假设检验（$H_0 = 0$）近似值

似然比	编号	近似 F 值	分子自由度	分母自由度	P 值
0.030 384 14	1	1.63	342	1 823.5	<0.000 1
0.070 033 04	2	1.35	306	1 734.3	0.000 2
0.139 556 64	3	1.11	272	1 644.1	0.127 5
0.203 233 61	4	1.01	240	1 553	0.455 6
0.283 343 86	5	0.91	210	1 460.9	0.816 6
0.375 821 11	6	0.81	182	1 367.9	0.966 9
0.453 467 63	7	0.76	156	1 274	0.985 2
0.529 064 21	8	0.72	132	1 179.2	0.990 9
0.612 694 05	9	0.67	110	1 083.5	0.996 3
0.692 469 47	10	0.61	90	986.91	0.998 2
0.761 641 15	11	0.57	72	889.58	0.998 6
0.831 828 53	12	0.49	56	791.55	0.999 4
0.887 419 29	13	0.43	42	692.94	0.999 5
0.936 103 85	14	0.33	30	594	0.999 8
0.962 815 18	15	0.28	20	495.13	0.999 2
0.987 708 26	16	0.16	12	397.15	0.999 6
0.994 212 99	17	0.15	6	302	0.989 7
0.999 188 29	18	0.06	2	152	0.940 2

表 5-9 VAR 变量与 WITH 变量之间的多变量检验

检验	近似值	近似 F 值	分子自由度	分母自由度	p 值
Wilks'Lambda	0.030 384 14	1.63	342	1 823.5	<0.000 1
Pillai's Trace	2.827 380 29	1.49	342	2 736.0	<0.000 1
Hotelling – Lawley Trace	4.516 597 96	1.76	342	1 122.7	<0.000 1
Roy's Greatest Root	1.304 921 25	10.44	19	152.0	<0.000 1

表 5 - 10　VAR 变量标准化的典型相关系数

变量名	变量标签	VAR 变量 V1	VAR 变量 V2
bc	憋喘	− 0. 165 3	0. 063 5
xm	胸闷	0. 150 9	− 0. 021 9
xt	胸痛	− 0. 156 8	0. 019 7
xj	心悸	0. 147 6	0. 630 7
sz	水肿	− 0. 054 3	− 0. 016 0
ch	出汗	− 0. 103 2	− 0. 149 0
ex	恶心	− 0. 089 9	0. 321 1
fl	乏力	0. 231 6	− 0. 242 1
xf	心烦	0. 001 9	0. 080 9
qd	气短	− 0. 058 2	0. 195 9
fz	腹胀	− 0. 109 3	0. 248 8
ks	咳嗽	− 0. 063 8	0. 209 9
nc	纳差	− 0. 067 6	− 0. 008 6
ns	尿少	0. 247 4	0. 240 6
pm	痞满	0. 448 4	− 0. 181 3
sm	失眠	0. 185 0	− 0. 079 4
zl	肢冷	0. 372 6	− 0. 076 4
ty	头晕	0. 418 2	− 0. 056 5
bm	便秘	− 0. 394 1	− 0. 022 3

表 5 - 11 WITH 变量标准的典型相关系数

变量名	变量标签	WITH 变量 W1	WITH 变量 W2
xm	细脉	0.092 6	0.068 8
hm	滑脉	- 0.148 4	0.018 8
sm	数脉	0.093 4	0.543 6
sm1	涩脉	- 0.193 3	0.091 2
cm	沉脉	0.233 8	0.095 3
xm1	弦脉	0.246 2	- 0.032 5
rm	弱脉	0.303 7	0.235 8
jm	结脉	0.158 6	0.609 0
dm	代脉	- 0.024 4	0.021 4
hm1	缓脉	0.187 1	- 0.128 8
jm1	紧脉	0.059 8	- 0.162 3
cm1	迟脉	0.775 2	- 0.132 6
fm	伏脉	- 0.030 7	0.333 8
xm2	小脉	0.006 4	- 0.085 4
wm	微脉	0.219 0	0.040 4
cm2	促脉	0.077 4	- 0.047 4
rm1	濡脉	0.047 3	0.257 2
qzm	雀啄脉	0.051 6	0.288 9

由表 5 - 7 可见,第一对($V1$ 与 $W1$)特征值与第二对($V2$ 与 $W2$)特征值之差,第二对($V2$ 与 $W2$)特征值与第三对($V3$ 与 $W3$)特征值之差较其他组明显大,且由表 5 - 8 可见,第一对($V1$ 与 $W1$)的似然率卡方检验值为 < 0.000 1,第二对($V2$ 与 $W2$)的似然率卡方检验值为 0.000 2,均 < α = 0.05,非常显著,其余对称不显著。经 Wilks' Lambda, Pillai's Trace, Hotelling - Lawley Trace, Roy's Greatest Root 检验,p 值均 < 0.000 1,说明 H_0 不成立,即 VAR 变量与 WITH 变量之间有交互关系。

1)临床症状线性结合模型

从表 5 - 10 中的 VAR 变量标准系数看临床症状的指标可以概括为典型变量即主成分 V1 和 V2,所以临床症状指标的线性结合模型为:

临床症状线性结合模型 1(典型变量 V1)= - 0.165 3 憋喘 + 0.150 9 胸闷 - 0.156 8 胸痛 + 0.147 6 心悸 - 0.054 3 水肿 - 0.103 2 出汗 - 0.089 9 恶心 + 0.231 6 乏力 + 0.001 9 心烦 - 0.058 2 气短 - 0.109 3 腹胀 - 0.063 8 咳嗽 - 0.067 6 纳差 + 0.247 4 尿少 + 0.448 4 痞满 + 0.185 0 失眠 + 0.372 6 肢冷 + 0.418 2 头晕 - 0.394 1 便秘

临床症状线性结合模型 2（典型变量 V2）= 0.063 5 憋喘 − 0.021 9 胸闷 + 0.019 7 胸痛 + 0.630 7 心悸 − 0.016 0 水肿 − 0.149 0 出汗 + 0.321 1 恶心 − 0.242 1 乏力 + 0.080 9 心烦 + 0.195 9 气短 + 0.248 8 腹胀 + 0.209 9 咳嗽 − 0.008 6 纳差 + 0.240 6 尿少 − 0.181 3 痞满 − 0.079 4 失眠 − 0.076 4 肢冷 − 0.056 5 头晕 − 0.022 3 便秘

2）脉象线性结合模型

从表 5 − 11 中的 WITH 变量标准系数看脉象的指标可以概括为典型变量即主成分 W1 和 W2，所以脉象指标的线性结合模型为：

脉象线性结合模型 1（典型变量 W1）= 0.092 6 细脉 − 0.148 4 滑脉 + 0.093 4 数脉 − 0.193 3 涩脉 + 0.233 8 沉脉 + 0.246 2 弦脉 + 0.303 7 弱脉 + 0.158 6 结脉 − 0.024 4 代脉 + 0.187 1 缓脉 + 0.059 8 紧脉 + 0.775 2 迟脉 − 0.030 7 伏脉 + 0.006 4 小脉 + 0.219 0 微脉 + 0.077 4 促脉 + 0.047 3 濡脉 + 0.051 6 雀啄脉

脉象线性结合模型 2（典型变量 W2）= 0.068 8 细脉 + 0.018 8 滑脉 + 0.543 6 数脉 + 0.091 2 涩脉 + 0.095 3 沉脉 − 0.032 5 弦脉 + 0.235 8 弱脉 + 0.609 0 结脉 + 0.021 4 代脉 − 0.128 8 缓脉 − 0.162 3 紧脉 − 0.132 6 迟脉 + 0.333 8 伏脉 − 0.085 4 小脉 + 0.040 4 微脉 − 0.047 4 促脉 + 0.257 2 濡脉 + 0.288 9 雀啄脉

2. 结论

结论（1）：VAR 变量中痞满的系数 0.448 4 为最大，WITH 变量中迟脉的系数 0.775 2 为最大，且两者均为正相关，说明痞满症状出现得越多，迟脉现象出现得越多。结合专业知识，痞满是指以自觉心下痞塞，胸膈胀满，触之无形，按之柔软，压之无痛为主要症状的病证，外感湿热、客寒等均可困阻脾胃而成痞，而迟脉主寒证，寒邪导致的痞满常表现为迟脉，证明痞满主要与迟脉具有典型相关关系。

结论（2）：VAR 变量中心悸的系数 0.630 7 为最大，WITH 变量中结脉的系数 0.609 0 为最大，且两者均为正相关，说明心悸症状出现得越多，结脉现象出现得越多。结合专业知识，心悸主要指患者自觉心中悸动，甚至不能自主的一类症状；结脉指脉来迟缓而呈不规则间歇，现代临床研究显示节律不整型心悸常表现为结脉，证明心悸主要与结脉具有典型相关关系。

三、聚类分析

聚类分析，是按"物以类聚"的原则，把特性相近的观测或变量进行分类。对变量聚类，即 R 型聚类，又称为 varclus 聚类。

1. 方法

以冠心病为例，由中医诊断冠心病 or 心绞痛 or 心肌梗死，从而建立数据集：定义"中药为列变量"，用各自代码表示，如果已录入某一数值，则该数值不变，若未录入，则应用语法判断赋值为"0"；新建一个文本文档，将建好的数据集复制到新文本文档中，通过 SAS 统计软件中的 Import Data 将文本文档导入到 SAS 中，命名为 sasuser. yyjlfx。应用 SAS 统计软件的 varclus 过程对用药次数≥××的××味中药进行 varclus 聚类分析。

2. 举例

收集 15 位名老中医包括冠心病、心绞痛及心肌梗死医案共 336 份，所有医案均来自山东中医药大学附属医院心血管门诊及名老中医验案著作。患者共 204 例，其中男 113 例，女 91 例，年龄 18 ~ 79 岁，就诊次数 1 ~ 12 次。应用 SAS 统计软件的 varclus 过程对用药次数≥20 的 39 味中药进行 varclus 聚类分析。

程序如下：

proc varclus data = sasuser. yyjlfx（keep = ds cx dg hq hh gl ds1 cs md xb gz wwz fl yj bx zq zgc bs czr cp bz gc sd tx hs1 sqf yz yh zx gg tr sr scp sz zs hl ch tlz szr）；

proc tree h；

run；

按上述方法得出聚类分析结果：39 种中药共分为 14 类，其中第 13、14 类只包含 1 个变量，没有第二特征根值；其余类包含 2 ~ 4 个变量，第二特征根植均小于 1；具体分类见表 5 - 12。表中 R - squared with Own Cluster 表示该变量与所在类的类分量之间相关系数的平方，R - squared with Next Closest 表示该变量与具有第二相关的另一类分量的相关系数的平方，$1 - R^2$ Ratio（比率）=（$1 - R$ - squared with Own Cluster）／（$1 - R$ - squared with Next Closest）。

表 5 – 12　用药聚类分析

类别	Variable（品名）	R – squared with Own Cluster	R – squared with Next Closest	1 – R² Ratio
1	陈皮	0.069 0	0.012 5	0.942 3
	麦冬	0.634 6	0.053 6	0.386 1
	石菖蒲	0.353 5	0.066 1	0.692 3
	五味子	0.664 4	0.039 3	0.349 3
2	柴胡	0.572 8	0.020 4	0.436 1
	炒酸枣仁	0.447 1	0.017 0	0.562 5
	红参	0.325 9	0.025 4	0.691 6
	枳实	0.588 8	0.013 4	0.416 7
3	半夏	0.187 9	0.035 3	0.841 8
	瓜蒌	0.801 4	0.016 3	0.201 9
	薤白	0.757 0	0.017 1	0.247 2
	枳壳	0.038 8	0.003 7	0.964 8
4	延胡索	0.652 9	0.013 4	0.351 8
	郁金	0.499 9	0.006 7	0.503 5
	炙甘草	0.486 5	0.081 6	0.559 1
5	白术	0.618 4	0.064 6	0.407 9
	桂枝	0.618 4	0.015 7	0.387 7
6	川芎	0.483 3	0.033 7	0.534 7
	当归	0.525 3	0.068 4	0.509 6
	丹参	0.314 9	0.067 6	0.734 8
	葛根	0.230 4	0.034 3	0.796 9
7	赤芍	0.304 0	0.030 7	0.718 1
	红花	0.582 4	0.030 6	0.430 8
	砂仁	0.080 1	0.023 5	0.942 1
	桃仁	0.510 1	0.016 6	0.498 2
8	黄连	0.460 7	0.014 8	0.547 4
	生地黄	0.592 1	0.017 1	0.415 0
	酸枣仁	0.157 4	0.006 0	0.847 7
9	白芍	0.595 1	0.019 5	0.413 0
	甘草	0.595 1	0.012 0	0.409 9
10	三七粉	0.631 1	0.019 5	0.376 2
	檀香	0.631 1	0.099 4	0.409 6
11	茯苓	0.462 3	0.056 3	0.569 8
	葶苈子	0.509 1	0.019 2	0.500 4
	泽泻	0.301 9	0.019 5	0.712 0
12	黄芪	0.633 4	0.089 7	0.402 7
	水蛭	0.633 4	0.020 0	0.374 0
13	党参	1.000 0	0.022 7	0.000 0
14	远志	1.000 0	0.015 2	0.000 0

四、回归分析

1. 辨证用药分析

以心力衰竭为例，通过查询，确定血瘀、气虚、水饮、痰热、痰饮、阳虚和阴虚7种常见证型为分析对象；建立回归数据表（以血瘀为例），定义验案分析系统中的"辨证分析"字段为列变量，用 b 表示，若该字段中含有"血瘀"，通过语法判断赋值为"1"，若否赋值为"0"，亦定义"中药"为列变量，用各自的代码表示，若已录入某一数值，该数值不变，若未录入赋值为"0"；新建一个文本文档；将回归数据表复制到新建的文本文档中；通过 SAS 统计软件的 Import Data 将文本文档导入到 SAS 中，命名为 sasuser. xueyu；按上述方法分别建立血瘀、气虚、水饮、痰热、痰饮、阳虚和阴虚7种常见证型的回归数据表并导入到 SAS 中。

应用 SAS 统计软件（8. 1 版本）分别以血瘀、气虚、水饮、痰热、痰饮、阳虚和阴虚7种常见证型为因变量，以所用中药为自变量进行 Logistic 逐步回归分析。

SAS 程序如下（以血瘀为例）：

```
proc logistic data = sasuser. xueyu ;

model b = ds hq fl tlz zx md wwz ds1 dg cs cx bz gz tr zl1 ymc hh sfz hs1 zgc
cqz sd sbp tzs fz xx zl bx zq xb xr fj ss nx sj yz dz fbx gc cp mh yz1 zhq jh2 gl sm1
rs gj shhz cbz sd1 sml yj mx flp ylr zs czr bs scp sl yh mt jg bmg sr zr ez yxc wjp dh
szy rg jnj dfp bzr ch csz sss fs1 bj1 pl yjt jm cx1 cxf1 fxm zsbp zmh xs slg bh sh1 sq1
zy1 sz1 slz tsz szr jyh xf jxt hj wnqy sq sqf yl wlz dgp bp bss dqy td tm jbx gqz sjs
mdq dgj cgy cmy zkdh zzw zyz jsx bhssc zhdd lc1 mx1 lfz pgy hx gj2 mzmh bgz xys lq
gt hsy lg1 wnqg dp qr bhq hp hhp kc xkc xm1 sz3 scg chl1 chl bl zbm cey csz csz3
clp pfz jsq jmy ml hpf glp sdz ssg sph bg bw yzr qm cs4 zsz1 xd hj1 szg cp2 bh2 ej
hq1 hfp wy xhc ddh dzs hsw fs dcxc sx1 dgp1 thf nzz7 jh1 wlx slz cd chp kjs mg dz1
htr sz2 sz htp hft hmr cds cbd pj jbz sbx bgr btx bsy zm bb lg hrs1 cz gg hz zc2 gy
xxc cqc ff jx qg glj lyr gb1/scale = none aggregate plrl

selection = stepwise sle = 0. 25 sls = 0. 25 ;
```

run；

结果如下：

属于"血瘀"证型心力衰竭验案共 176 例，共用中药 232 种。对每一自变量，经 Likelihood Ratio、Score 及 Wald 检验，p 值均 $< 0.000\,1$，模型成立；截矩及各偏回归系数的假设检验均具有统计学意义（$p < 0.000\,1$ 或 $p < 0.05$）；Percent Concordant $= 80\%$；所求 Logistic 回归方程（括号内的数字为 p 值）为：

$Logit$（p）$= 1.754\,3$（$< 0.000\,1$）$- 0.098\,1$ 赤芍（$< 0.000\,1$）$- 0.133\,7$ 川芎（$< 0.000\,1$）$- 0.091\,7$ 益母草（$< 0.000\,1$）$- 0.213\,7$ 生地（$< 0.000\,1$）$- 0.196\,1$ 沙参（$< 0.000\,1$）$- 0.296\,3$ 苏木（$0.001\,7$）$- 0.324\,6$ 砂仁（$< 0.000\,1$）$- 0.077\,0$ 桑寄生（$0.000\,2$）

2. 对症用药分析

以心力衰竭为例，通过查询，确定憋喘、胸闷、胸痛、心悸、水肿、出汗、恶心、乏力、腹胀、咳嗽、纳差、尿少、痞满、气短、失眠 15 种常见症状为分析对象；建立回归数据表，定义"问诊"字段为列变量，用 c 表示，若该字段中含有"憋喘"，通过语法判断赋值为"1"，若否赋值为"0"，亦定义"中药"为列变量，用各自的代码表示，若已录入某一数值，该数值不变，若未录入赋值为"0"；新建一个文本文档；将回归数据表复制到新建的文本文档中；通过 SAS 统计软件的 Import Data 将文本文件导入到 SAS 中，命名为 sasuser. biechuan；按上述方法建立憋喘、胸闷、胸痛、心悸、水肿、出汗、恶心、乏力、腹胀、咳嗽、纳差、尿少、痞满、气短、失眠 15 种常见症状的回归数据表并导入到 SAS 数据库中。

应用 SAS 统计软件（8.1 版本）分别以憋喘、胸闷、胸痛、心悸、水肿、出汗、恶心、乏力、腹胀、咳嗽、纳差、尿少、痞满、气短、失眠 15 种常见症状为因变量，以所用中药为自变量进行 Logistic 逐步回归分析。SAS 程序如下（以憋喘为例）：

```
proc logistic data = sasuser. biechuan；
model c = fl tlz ds1 zx hq ds wwzsbp zl1 md gz ymc cqz fj shhz zl bz bx dg gc
flp cs cx xr zq jg sfz sj bs hh rg yyr yj cp jnj yh dz sy1 zbm hs3 fz sgl bwj p szy cj chl
mx gqz bzr sjs fxm czr cbz sd1 sd sml bw bmg bh scp sr hs1 xx mx1 sz1 bgz szr ej
```

wnqy sqf wjp rs xlp bss sm dgp1 kc yjt dfp td tm tzs syr gj mt ch tr sz2 jm bl cxf1 fbx dgj qbx lcs csz1 jsx qnz gl sdz ssg slg bg bjl zm xd lc1 sm1 xb mzmh gt mh hj hl／scale = none aggregate plrl

selection = stepwise sle = 0.25 sls = 0.25;

run;

结果如下:

具有"憋喘"症状的心力衰竭验案共 32 例,共用中药 114 种。对每一自变量,经 Likelihood Ratio、Score 及 Wald 检验,p 值均 < 0.0001,模型成立;截矩及各偏回归系数的假设检验均具有统计学意义($p < 0.0001$ 或 $p < 0.05$);Percent Concordant = 53.5%;所求 Logistic 回归方程(括号内的数字为 p 值)为:

$Logit(p) = 3.4021$(< 0.0001)$- 0.1206$ 桑白皮(< 0.0001)$- 0.3421$ 薏苡仁(0.0144)$- 0.2962$ 芒硝(0.0019)

第六章　诊疗辅助平台

第一节　相关背景及研究

　　决策支持系统（decision support system，DSS）是一种特殊的信息系统，它与一般信息系统的最大不同，就是具有一定的智能，能够根据所提供的数据信息，利用系统的知识库做出推理并得到结论，可以在人们做出选择和结论的时候给予一定的参考，起到辅助决策的作用。决策支持系统技术出现以后，由于其基点定位在辅助决策的合理性，自然被引入到中医临床诊疗领域。中医临床决策支持系统是建立在中医药学与信息技术有机结合的基础上的一种计算机系统。它通过建立包括关于病人症象、证型、治法、方剂等的辨证论治及病案等与临床决策相关的数据库，为中医临床工作者提供诊断和治疗时所需的参考信息。专家系统（expert system，ES）在中医上的应用始于20世纪70年代中期，但后来走向衰落，其原因是中医诊疗的复杂性及其以机器代替专家诊断疾病理念的错误。随着在决策支持系统（DSS）的基础上集成了专家系统的智能决策支持系统（intelligent decision support system，IDSS）技术的出现，人们又很快将中医临床决策支持系统和中医专家系统合二为一，形成智能中医决策支持系统，并成为中医信息化和智能化诊疗技术的发展方向和热点。

　　对于年轻医师来说，其时间和精力都是有限的，要遍阅所有典籍基本上要靠一生的时间，甚至都不可能。这就使得青年中医师成熟很慢。即便是老年中医师，由于主观方面原因，在辨证论治、处方用药时也有考虑不周的情形。这些因素都会影响诊治的准确性和治疗效果，甚至耽误病情，加重患者的痛苦。这实在是每一位中医工作者都很无奈的一件事情。如何充分挖掘和更好利用海量的中医学知识宝库，提高临床诊治决策的有效性和准确性，减少病人的痛苦，降低医疗费用，是摆在每一个中医临床工作者面前的共同问题。

我国将计算机技术应用于中医辅助诊断领域，最早的成功实例是"中医关幼波肝炎诊断治疗程序"。随后计算机技术广泛应用于中医诊断领域，并在20世纪80年代中期后达到一个高潮。从模拟一位或多位专家的诊疗经验的程序，到单病种和多病种的综合性中医专家系统，再到模拟古代医家诊疗经验的专家系统，出现了大量的应用实例，涉及肝病、心脏病、咳感症等单类疾病到内科、儿科、妇科甚至全科。例如，中医房萱芝教授诊疗脉管炎、静脉炎、雷诺氏病的电子计算机程序，龚志贤肾盂肾炎计算机专家系统，董德懋老中医治疗泄泻经验电脑模拟，老中医梁宗翰儿科脾胃病专家系统，朱文锋教授 WF - Ⅲ 中医（辅助）诊疗系统，清代名医傅山妇科诊疗中医电脑系统等，在女性不孕症的诊治上则有岳长礼等研制的"电脑模拟韩百灵治疗女性不孕症程序"。这一时期出现的专家系统技术，大都用到基于规则的知识表示和推理方法。20世纪90年代以后出现的中医诊疗系统引入了人工智能技术，并成功地运用了诸如人工神经网络、贝叶斯方法、粗集理论及模糊数学方法来构建中医诊断的推理模型。这些理论和技术都大大丰富了中医的人工诊疗技术。

随后出现了一段时期的停滞阶段，原因有以下几个方面。首先，也是最主要的是研发，中医专家系统的目的是让计算机代替中医专家来诊治疾病，由于生命健康关系重大，人们一般不愿意把自己的健康和生命完全托付于机器。其次，中医诊治疾病的精华在于"望、闻、问、切"，这一点机器还无法完全做到，中医辨证思维的复杂过程，计算机无论采用任何算法都无法做到完全模拟。人们发现用计算机代替中医专家这条路走不通，只有将计算机应用于辅助中医专家诊断治疗过程才是比较可行的。

近几年，计算机技术在中医辅助诊断领域有较大的发展，特别是智能决策支持系统与中医专家系统结合后，使得计算机辅助中医诊疗出现了新的局面。这一时期，在中医辅助诊疗系统的实现技术中大量用到关系数据库技术、面向对象技术、UML 技术来设计知识库，构造推理模型，并运用数据挖掘技术来分析中医典籍和医案、病案资料。但目前国内在中医辅助诊疗的应用中，以下问题一直未得到很好的解决：一是仍无法利用现有的数学理论和技术建立和构造完善的中医辨证论治计算机描述模型；二是人工和智能的关系处理不好；三是中医诊断过程的半自动化和方药的自动生成这个中医信息化研究中的难关仍然没有突破。

第二节　平台简介

我们将名老中医的医案保存入库，由于医案中包含"理法方药"完整过程，包含着名老中医在诊疗过程中的思维过程，有巨大的辅助诊疗价值，经过审核后，可以作为知识库，在中医师诊疗过程中，可以借助于名老中医知识库，提供诊疗辅助。诊疗辅助平台是在医案管理平台的基础上建立起来的，除保留医案管理功能之外，还增加了诊疗辅助功能。

诊疗辅助功能为该平台特色功能。我们将建立好的名老中医数据库作为我们的知识库，提供推荐诊疗方案。在中医师诊疗过程中，当录入问诊内容后，我们将比对知识库中的其他医案，从而提取出相似的完整医案，并按照相似度排序，供中医师参考。

诊疗辅助功能的实现，关键在于相似医案的调取，主要过程为当前医案信息与名老中医知识库中信息的匹配。我们所设定的电子病例中有"问诊""望闻切诊""检查"等几个模块，在实际的应用中，"望闻切诊"虽为中医诊疗过程的重要部分，可以搜集大量患者信息，但是所反映的信息多为辨证信息，缺乏对疾病的针对性描述。如"黄苔"可以反映偏于有内热，"数脉"也反映有热，但是多种疾病都会有热象，倘若通过"望闻切诊"相似医案查找，可能得到偏于热象的各种疾病。虽然有经验的名医可以只通过脉象来诊断疾病，但那是建立在丰富的经验与高超的医术之上的。因此，我们选择

"问诊"作为相似信息来查询信息。问诊记录了病人的主诉、现病史、既往史等信息，其信息详细而又有针对性。其中，主诉为主要关键词，拥有最高权重，在相似医案的调取中，在主诉比对成功后，再逐渐比对其他关键词，使相似度达到最大。

第三节　平台使用

点击右下角 ∧ 按钮，向上弹出相似医案推荐对话框，如图 6-1 所示，系统通过对比"问诊"框所输入的诊疗信息，筛选相似医案，供年轻医师参考学习。

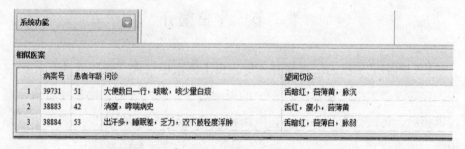

	病案号	患者年龄	问诊	望闻切诊
1	39731	51	大便数日一行，咳嗽，咳少量白痰	舌暗红，苔薄黄，脉沉
2	38883	42	消瘦，哮喘病史	舌红，痩小，苔薄黄
3	38884	53	出汗多，睡眠差，乏力，双下肢轻度浮肿	舌暗红，苔薄白，脉弱

图 6-1

第七章　疗效评价平台

"证候疗效"近年来被广泛应用于中医治疗效果的临床评价研究中，但对证候疗效评价的内涵、评价内容与指标、评价的方法在中医药界并未形成共识。

辨证论治是中医药学的临床模式，证候是辨证论治的关键环节，对证候及其变化的动态观察是指导临床治疗，提高中医药疗效的重要前提。因此，人们普遍认为在评价中医药的临床疗效时，证候的改善程度应该是评价指标的内容，特别是 2002 年发布的《中药新药临床研究指导原则》在第四章列专篇对中药新药临床试验的证和候及其疗效评价方法进行了论述，此后证候疗效已经成为评价中药新药疗效的重要内容。为了规范中医临床研究中证候诊断与疗效评价的相关内容，证候疗效评价指标被纳入中医及中西医结合临床研究的疗效评价体系中，从而建立起适当的证候疗效评定标准，成为完善中医临床疗效评价指标体系、科学评价中医药临床疗效的一个重要部分。

由于中医本身比较复杂、模糊，又受传统临床评价标准影响，现阶段中医临床疗效评价存在诸多问题，如不够重视临床科研方法学，缺乏严谨合理的设计，随机对照试验（randomized controlled trial，RCT）少，随机质量不能让人满意，盲法应用少，仅从单侧面、生物学指标判断疗效，缺乏影响生命质量的评价及对远期结局的评价，对不良反应、随访资料的收集欠缺，统计方法比较落后，没有严格的操作规范和质量控制，简单地照搬西医的临床疗效评价方法和标准等，从而造成了疗效评定困难，疗效评价标准不统一，不能充分体现中医个体诊疗和复合干预策略的特色和优势。这使得中医药的研究成果缺乏说服力，难以得到国际认可。

长期的基础和临床研究结果显示，完全沿用西医的指标体系来衡量中医中药的疗效，以此来说明中医药的有效性和科学性，忽视了中医"证"疗效的评价，不能客观地反映出疗效。中医临床疗效是通过望、闻、问、切四诊收集资料，进行辨证论治，而不是根据西医的实验室指标进行辨证的。中医药疗效的优势是通过整体调节来改善"证"的失衡。"证"是中医诊断与疗效评价的核心所在，撇开"证"的改善，完全用西医的指标体系评价中医的疗效，无异于本末倒置，不利于中医药的发展。

第一节　平台简介

本系统中引入疗效评价平台，采用证候积分的方式对治疗前与治疗后进行评价，通过对比获取疗效评价信息。该平台具有两大主要功能：①通过证候总积分与单项证候积分进行疗效评价，从而指导中医师随时调整用药，以期获得最佳疗效；②通过获取疗效评价信息，进行统计分析，为科研统计提供方便。

第二节　平台建立

本研究采用证候积分的形式对患者用药进行效果评价，参考《中药新药临床研究指导原则》第四章中药新药临床试验的证和候及其疗效评价方法，选择主症，根据程度由低到高给予 0、2、4、6 分值，其余次症给予 0、1、2、3 不同分值。本系统初步纳入 20 种疾病的证候积分表，详见附录 3。

第三节　平台使用

该平台的使用可以分成两部分：①疗效评价信息的录入；②统计。

一、疗效评价信息的录入

在录入患者信息后，打开医案管理平台，点击右下角"疗效评价"，如图7-1所示。

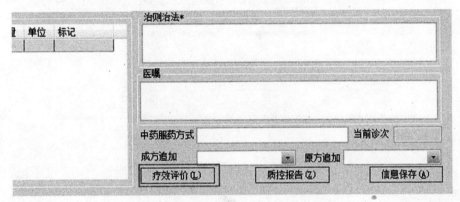

图 7-1

点击"疗效评价"后，弹出疗效评价窗口，点击"评价内容"（即疾病名称）下拉按钮，如图7-2所示。

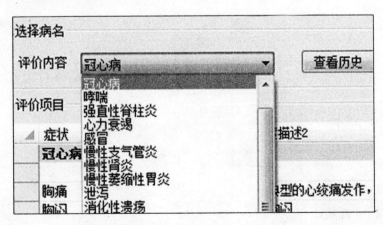

图 7-2

点击选择相应疾病后，打开该疾病的证候积分评价表格，如图 7 - 3 所示。

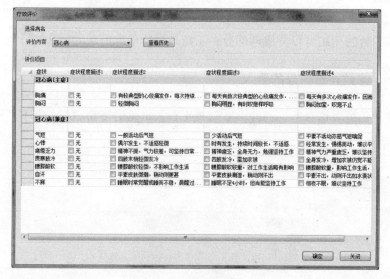

图 7-3

中医师可以参考证候积分表格进行询问，既完成了问诊，又完成了证候评分，节省时间。完成表格后，点击"确定"进行保存。本平台同样有质控分析平台对填入信息进行质量控制，如表格内容未填写，则弹出质控窗口，进行提示，如图 7 - 4 所示；如表格同一症状填写重复，则弹出质控窗口提醒，如图 7 - 5 所示。

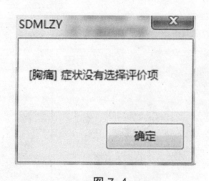

图 7-4

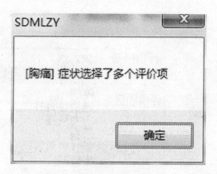

图 7-5

二、患者复诊

患者复诊时，中医师为该患者创建复诊病历之后，首先点击"疗效评价"，进入疗效评价界面，点击"查看历史"，如图7-6所示，弹出证候积分报表，可以查看上次诊疗的单项证候积分及证候总积分趋势，如图7-7所示。中医师可以对比上次单项证候积分情况，调整用药；此外，该界面还可以查看患者总证候积分的趋势变化，从而掌握患者病情变化情况。

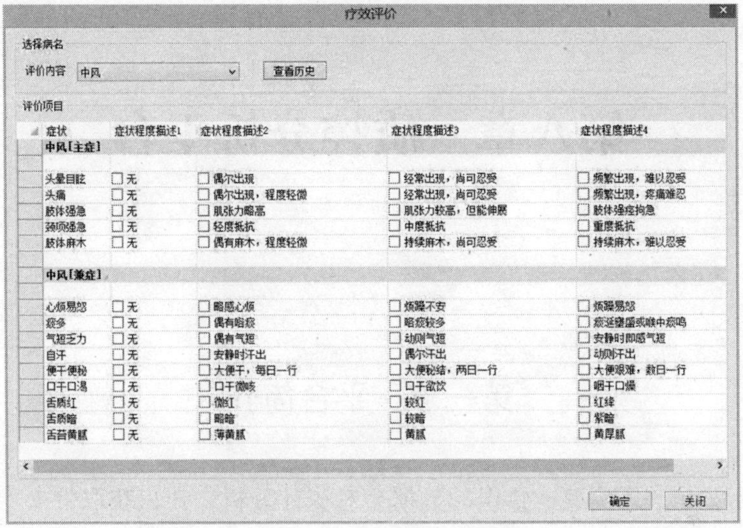

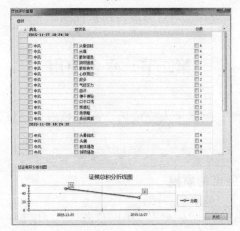

图 7-6

图 7-7

第八章　质控分析平台

第一节　平台简介

一般而言，不完整、错误的数据会对统计分析、知识获取带来干扰，影响结果的准确性。本平台的建立有效地保证关键数据的完整，并结合中医"十八反""十九畏"理论，对处方进行质量控制。

第二节　平台使用

本平台操作简便，医案录入完成后，通过弹出对话框，对医师进行质控结果提醒。

一、对信息完整度的质控

"问诊""望闻切诊""证型""中医诊断""西医诊断""治则治法"等信息为关键数据，标记为"＊"，见图8－1。若以上信息不完整，保存时会弹出对话框，提示信息不完整，如图8－2所示。

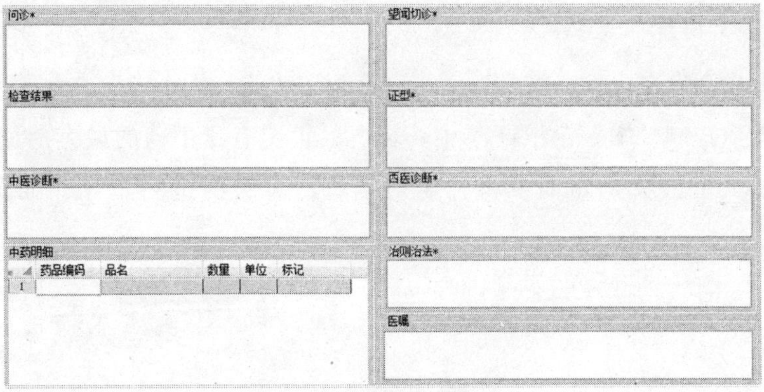

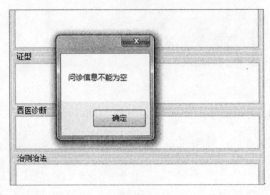

图 8-1

图 8-2

二、对处方的质控

中药配伍中，某些中药之间配伍存在禁忌，而某些药物有特殊用法及用量。为保证处方安全可靠，本平台纳入"十八反""十九畏"配伍禁忌，并根据《中药药典》录入中药的特殊用法及用量，实现对处方中配伍、用量、用法的质控。

1. 配伍质控

中药配伍时，两种药物合用，能产生或增强毒性反应或副作用，如"十八反""十九畏"中的若干药物。

当处方药物违反配伍原则时，将弹出对话框，对医师进行提示，如图8-3所示。

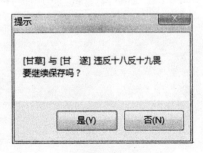

图 8-3

2. 用量质控

某些中药存在毒性，按毒性大小可分为"大毒""小毒""无毒"，毒性药物用量应控制。本平台根据《中药药典》设定有毒中药的最大剂量，当处方中中药大于最大剂量时，将弹出对话框，对医师进行提示，如图 8 - 4 所示。

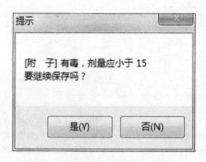

图 8-4

3. 用法控制

某些中药药效的充分发挥，需要特殊的用法，如金石类的药物需要先煎；气味芳香的药物，久煎其有效成分易挥发，故后下；某些黏性强、粉末状及带有绒毛的药物，宜包煎；某些贵重药材，为更好地煎出有效成分，应单独另煎；某些胶类药物，需要烊化；某些贵重药材，用量轻，为防止散失，常需冲服。

本平台录入中药的特殊用法，当药物未注明特殊用法时，将弹出对话框，对医师进行提示，如图 8 - 5 所示。

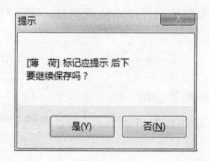

图 8-5

第九章　教学应用平台

第一节　平台简介

教学应用平台是一个集资源共享、医案讨论、学医心得、师生互动等多种功能以及声、像、图、文等多种信息于一体，旨在为医学生和中医学爱好者提供方便、高效的学习交流的应用平台，面向的主要对象是广大医学生。本平台能广泛地推广中医知识，促进祖国医学的发展。

本平台以慕课为主要形式，名老中医及专家、教授等可以拍摄视频或录制音频课程，并上传至教学应用平台，供中医学生及年轻医师学习。

教学应用平台主页面，如图 9-1 所示。

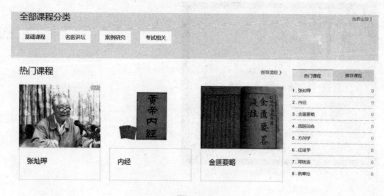

图 9-1

第二节　平台使用

一、课程学习

点击相应课程，以国医讲坛为例，打开如图 9－2 所示界面，显示该课程相关信息。

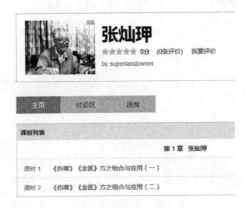

图 9-2

点击相应课时，可以观看相应视频资料，如图 9－3 所示。视频播放窗口右侧有四个功能块：查看视频目录；查看相关资料（包括视频的 ppt、word 等）；根据课程内容做笔记；将自己的问题发布到"讨论"中，共同探讨该课程。

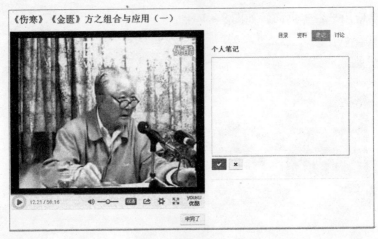

图 9-3

二、课程管理

教师登录后，可以通过该平台创建并管理课程。

1. 课程创建

点击"课程"，进入"课程"模块，如图9-4所示。

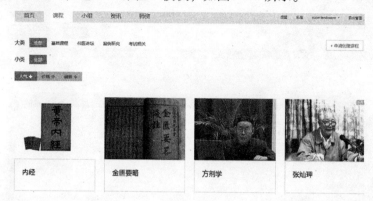

图9-4

点击右上角"申请创建课程"按钮，进入课程创建模块，如图9-5所示。

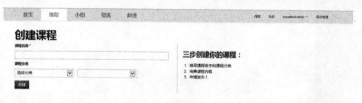

图9-5

录入课程名称，选择课程分类，点击"创建"，进入课时管理界面，如图9-6所示。

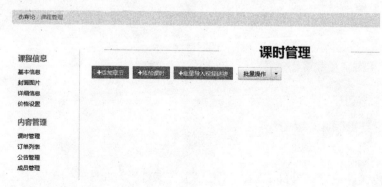

图9-6

根据提示添加章节及课时名称，如图9－7、9－8所示。

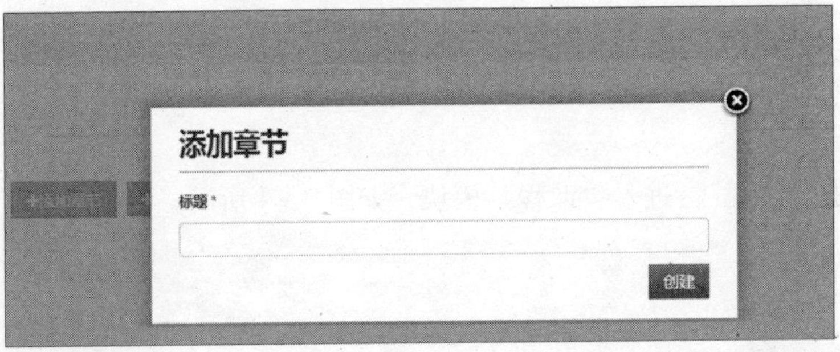

图 9-7

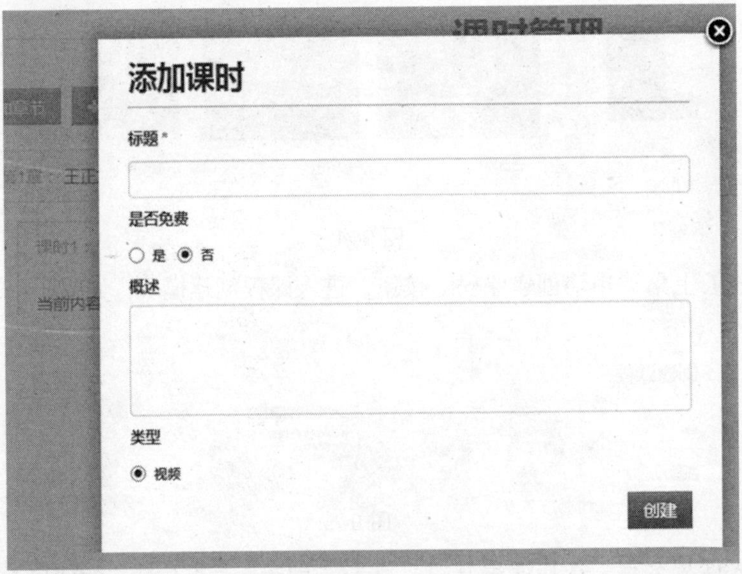

图 9-8

点击"添加课时"后完成课时添加，点击"添加内容"，如图9－9所示。

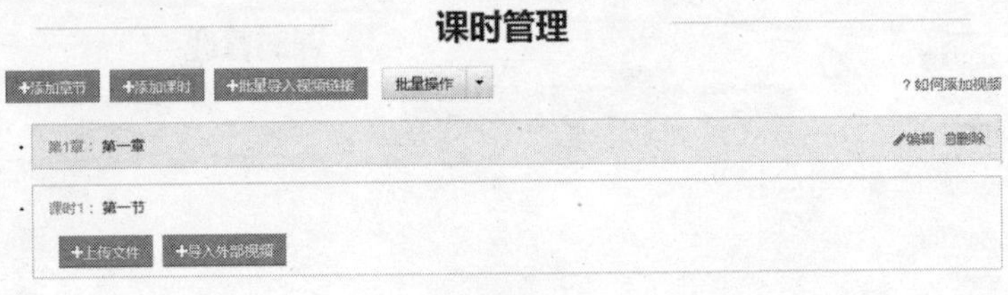

图 9-9

上传文件或导入外部视频，点击"上传文件"，如图9－10所示，选择本地资料上传，该方法要求视频不能超过500 M，且传输速度慢；点击导入外部视频，弹出链接框，如图 9 – 11 所示，将上传到优酷的视频链接粘贴到此处，并点击"创建"，完成视频上传，该方法上传速度快，视频格式限制较少。

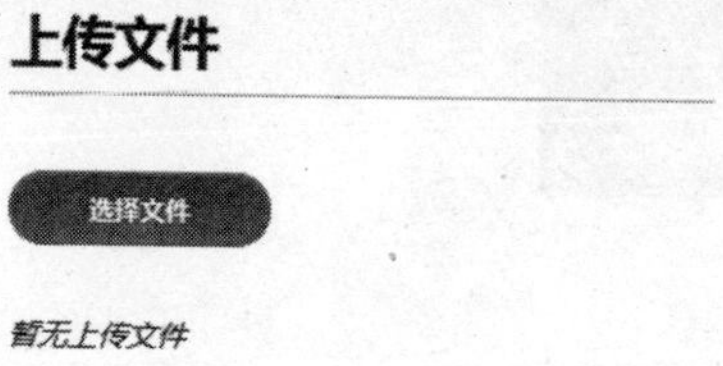

上传文件

选择文件

暂无上传文件

图 9–10

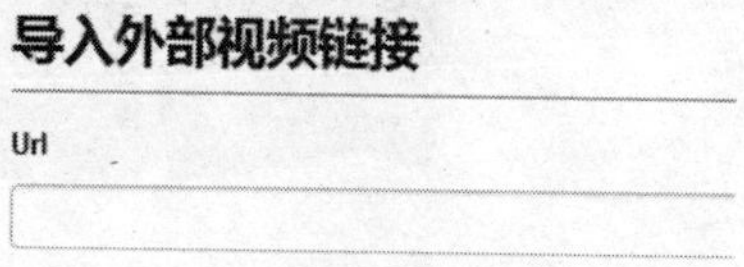

导入外部视频链接

Url

图 9–11

2. 课程管理

对于已经创建的课程，教师可以修改课程设置，点击课程名称后出现该课程界面，如图 9 – 12 所示。

图 9–12

点击"课程管理"，进入课程管理界面，如图 9 – 13 所示，可以修改课程基本信息，包括课程名称、课程分类。

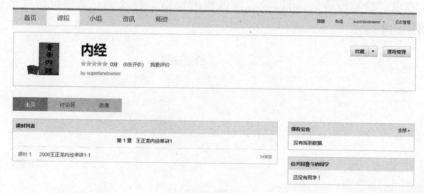

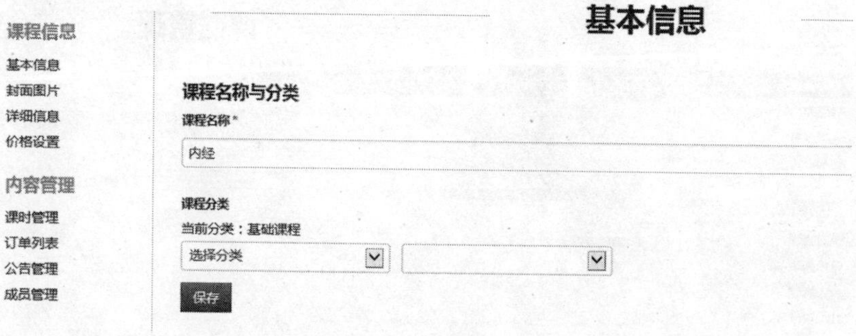

图 9–13

点击"封面图片"，可以选择本地图片进行上传，如图 9 – 14 所示。

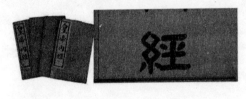

更换封面

浏览...

保存

图 9–14

点击"价格设置"，可以设置该课程的价格、有效期、续费价格等数据，如图 9 – 15 所示。

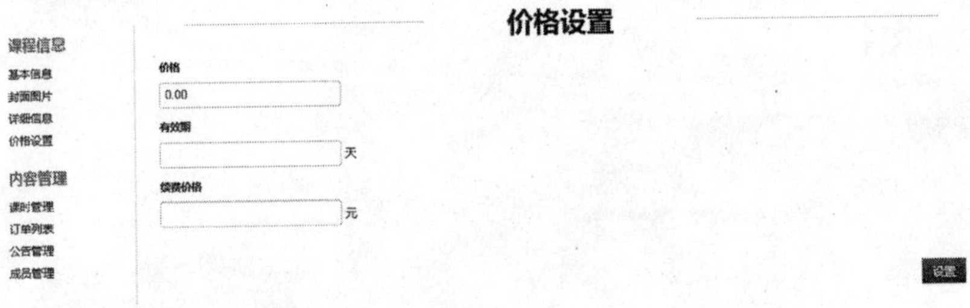

价格设置

课程信息

基本信息
封面图片
详细信息
价格设置

内容管理

课时管理
订单列表
公告管理
成品管理

价格
0.00

有效期
天

续费价格
元

设置

图 9–15

点击"课时管理"，进入课时管理界面，如图 9 – 16 所示，视频上传方法同上所示。

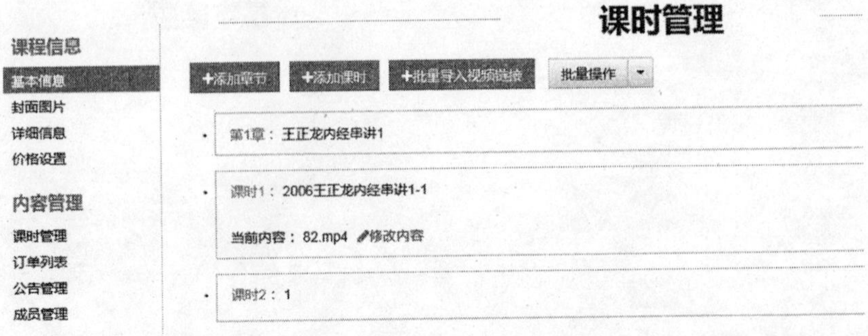

课时管理

课程信息

基本信息
封面图片
详细信息
价格设置

内容管理

课时管理
订单列表
公告管理
成员管理

+添加章节　+添加课时　+批量导入视频链表　批量操作 ▼

· 第1章：王正龙内经串讲1

· 课时1：2006王正龙内经串讲1-1

当前内容：82.mp4 ✎修改内容

· 课时2：1

图 9–16

第十章　移动应用

　　随着医疗信息化与通信技术的融合，越来越多的移动通信技术和服务被应用于医疗活动，移动医疗应运而生。国际医疗卫生会员组织 HIMSS 对移动医疗给出的定义为：通过使用移动通信技术如 PDA（掌上电脑）、移动电话和卫星通信来提供医疗服务和信息。它为各国的医疗卫生服务提供了一种有效方法，在医疗人力资源短缺的情况下，通过移动医疗来解决医疗问题。移动医疗应用和服务包括远程患者监测、视频会议、在线咨询、个人医疗护理装备、无线访问电子病例和处方等。

　　本项目开发的移动应用平台，与网页版、单机版数据共享。

第一节　平台简介

　　无论是在发达国家还是发展中国家，医疗照护系统似乎都面临着类似的困境：一方面是慢性非传染性疾病发病率迅速增长，另一方面是医疗投入始终有限。老龄化趋势日渐凸显，医护专业人士缺乏甚至流失，提高医疗服务水平、降低医疗服务成本等美好愿景的实现变得越来越具挑战性。然而，电子医疗及随后出现的分支——移动医疗在端倪初显时，就已充分显示出在减缓医疗服务压力、提高医疗服务质量方面的无限潜力。

　　本项目结合移动技术，根据不同用户需求，提供医师版与患者版。

第二节　医师版

患者复诊时，中医师需要查看上次医案，对比前后病情，并根据上次诊疗方案进行修正。而目前中医医案多为纸质材料，携带不方便，医案的查询与回顾过程会耗费部分时间与精力。本项目在中医师个人医案数据库的基础上，开发医师版移动软件，为医案查询提供可移动窗口，方便诊疗，节省时间，提高诊疗效率。

医师版（即软件"名老中医"），通过网络与个人数据库连接，可以调取医案，查询方剂，以供医师诊疗时使用。医师版主要包括四大功能：病案查询，随诊记录，经典医案，方剂查询。

一、登录界面

打开软件程序，进入登录界面，如图 10－1 所示。用户名与网页版及单机版一致。

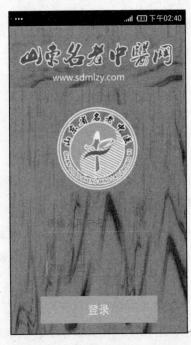

图 10-1

输入用户名及密码后，进入功能界面，如图 10 - 2 所示。

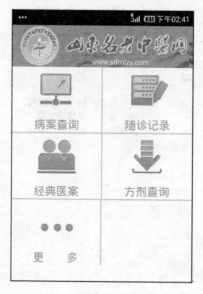

图 10-2

二、病案查询

选择病案查询后，进入病案查询界面，如图 10 - 3 所示。录入患者代码（患者代码同网页版及单机版，为患者姓名拼音的首字母），点击"搜索"，则查到所需医案，如图 10 - 4 所示。

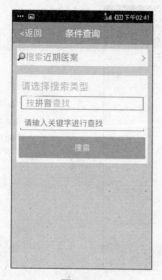

图 10-3

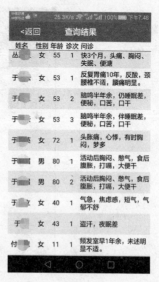

图 10-4

点击相应医案，打开病历界面，如图 10 - 5 所示。

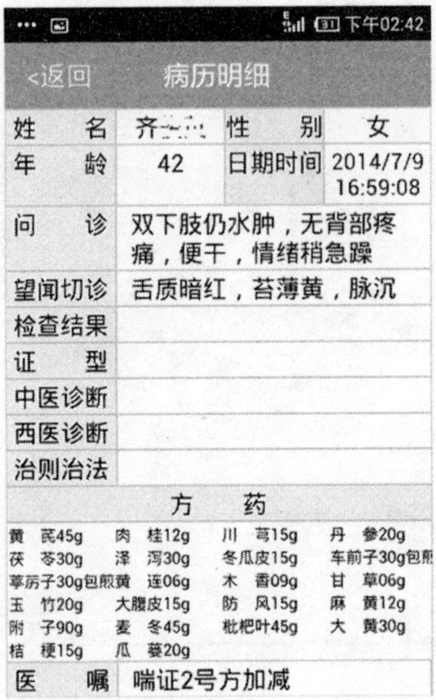

图 10-5

三、随诊记录

本模块可在特殊情况下简单记录患者病情，后期可以整理成为完整病历，其界面如图 10 - 6 所示。

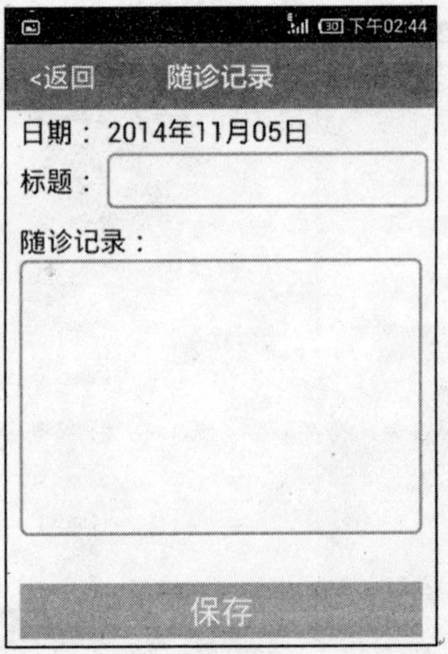

图 10-6

四、经典医案

本系统收录古代名医经典医案，定期推送新医案，以供医师越多学习。界面如图 10-7 所示。

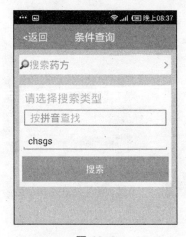

图 10-7

五、方剂查询

本系统录入 500 余张方剂，并录入其类别、出处、用法、主治及组成，可用于辅助诊疗及平时的学习，其查询界面如图 10-8 所示。录入方剂名称的首字母，点击"搜索"，然后点击相应方剂，打开方药明细界面，如图 10-9 所示。

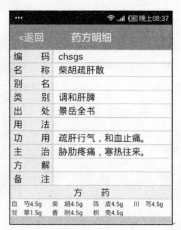

图 10-8   图 10-9

第三节　患者版

患者版（即软件"找中医"），搜集山东省名老中医资料，建立名医数据库，以指导患者选择医师，其主界面如图 10－10 所示。

本软件提供按"姓名""职称""专长""门诊时间""科室分类"五种查询条件，如图 10－11 所示。

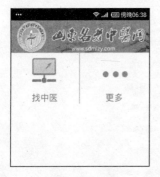

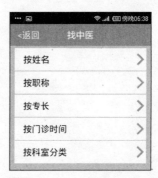

图 10－10　　　　　　　　　　　　　　　图 10－11

以按"科室"查询为例，选择"按科室分类"查询，进入界面，如图 10－12 所示；选择相应科室，打开其界面，如图 10－13 所示；选择相应医师，打开其资料界面，如图 10－14 所示。

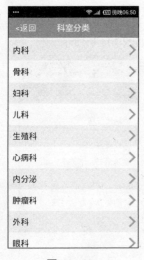

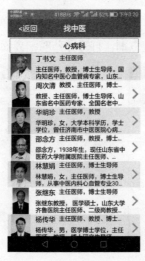

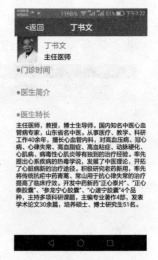

图 10－12　　　　　　　　　　图 10－13　　　　　　　　　　图 10－14

第十一章　实例展示

第一节　频率分析

一、用药频率分析

名老中医治疗冠心病用药频率分析

（世界中西医结合杂志　2014 年 03 期）

【作者】毕文霞；陈守强；徐亮；侯建辉

【机构】山东中医药大学；山东中医药大学第二附属医院

【摘要】目的：用统计学方法分析名老中医治疗冠心病验案的用药规律。方法：将搜集到的 1 524 份 20 世纪 80 年代后名老中医治疗冠心病的验案输入到验案分析系统，应用验案分析系统的统计功能建立用药频率表。结果：在 1 524份医案中，共用中药520 种，其中用药次数最多者为川芎，共941 次，频率为61. 75%；川芎、丹参、黄芪、当归、麦冬、五味子的应用频率较高，均大于40%，为名老中医治疗冠心病的高频中药。结论：经研究发现活血通脉、益气养阴是冠心病的最常用治法。此分析结果更清晰、简洁易懂，对冠心病的中医临床用药具有指导价值。

【关键词】名老中医；冠心病；用药规律；经验传承

冠状动脉粥样硬化性心脏病是指冠状动脉粥样硬化使管腔狭窄或阻塞导

致心肌缺血缺氧而引起的心脏病，它与冠状动脉痉挛一起，统称为冠状动脉性心脏病，简称冠心病，亦称缺血性心脏病[1]。在我国，近年来本病患病率有明显上升趋势，是危害人民健康的常见病。冠心病在中医属"心悸""胸痹"等范畴，临床多表现为胸部闷痛、气短、眩晕等症状。

胸痹的临床表现最早见于《内经》，《灵枢·五邪》篇指出："邪在心，则病心痛。"汉代张仲景《金匮要略》正式提出"胸痹"的名称，并进行了专门的论述，认为乃本虚标实之证。究其病因病机，主要有外邪侵袭、饮食不节、情志失调、年老体衰、劳损过度[2]。

在中医治疗冠心病方面，名老中医既有各自的特点，又有其共同点，通过名老中医验案分析系统探索名老中医治疗冠心病的用药规律，可以对临床医生学习和继承其经验提供帮助，故笔者收集当代名老中医治疗冠心病的医案1 524份，并应用统计软件对验案进行统计分析，以探索名老中医治疗冠心病的用药规律。

1. 临床资料

（1）资料来源：所有输入中医验案分析系统的冠心病验案均来自山东中医药大学附属医院心血管门诊及20世纪80年代后的名老中医验案著作[3-10]，共收集包括冠心病、心绞痛及心肌梗死医案共1 524份。患者共773例，其中男393例，女380例，年龄18~79岁，就诊次数1~12次。

（2）纳入标准：符合西医诊断为冠心病的医案[1]。

（3）排除标准：没有明确的方药组成及剂量的医案；西医诊断不属于冠心病的医案。

2. 研究方法

将全部冠心病验案输入到验案分析系统，在验案分析系统中按具体条目输入，如患者的基本资料、中医四诊、中医诊断、证型、西医诊断、治法、方药、药物的服用方法等；应用验案分析系统的统计功能建立用药频率表，方法为根据条件找出满足条件的病历，此条件为西医诊断为冠心病或心绞痛或心肌梗死；根据找到的病历取所有的中药用药记录；根据所有的用药记录算出每一味药的用药次数，即该药的频次；每一味药的用药次数除以上述条件下的病例总数即为该药的用药频率（用药频率＝用药次数/病例数）。

3. 结果

在 1 524 份医案中，共用中药 520 种，其中次数最多者为川芎，共 941 次，频率为 61.75%，结果见表 11 - 1。

表 11 - 1 名老中医治疗冠心病用药频率表

品名	次数	频率/%	品名	次数	频率/%
川 芎	941	61.75	丹 参	930	61.02
麦 冬	720	47.24	五味子	621	40.75
甘 草	518	33.99	三七粉	483	31.69
木 香	360	23.62	黄 芩	340	22.31
瓜 蒌	332	21.78	茯 苓	322	21.13
钩 藤	237	15.55	生甘草	228	14.96
薤 白	207	13.58	党 参	206	13.52
水 蛭	200	13.12	枳 壳	194	12.73
连 翘	180	11.81	炙甘草	179	11.75
……			……		
紫石英	167	10.96	知 母	150	9.84
石 斛	44	2.89	干 姜	43	2.82
苏 叶	42	2.76	酸枣仁	41	2.69
黄 芪	832	54.59	当 归	760	49.87
元 胡	592	38.85	黄 连	524	34.38
炒枣仁	393	25.79	野葛根	380	24.93
桂 枝	332	21.78	冰 片	332	21.78
泽 泻	269	17.65	生 地	253	16.6
半 夏	221	14.5	白 芍	219	14.37
红 花	204	13.39	砂 仁	200	13.12
赤 芍	192	12.6	黄 柏	185	12.14
郁 金	177	11.61	柴 胡	170	11.15
肉 桂	146	9.58	焦三仙	145	9.51
……			……		
玫瑰花	43	2.82	延胡索	43	2.82
生山楂	40	2.62	生龙骨	40	2.62

4. 讨论

从用药频率表可知，在 1 524 份医案中，共用中药 520 种，其中川芎、丹参、黄芪、当归、麦冬、五味子的应用频率较高，均大于 40%，为名老中医治疗冠心病的高频药[11]，体现了活血通脉、益气养阴是冠心病的最常用治法。

川芎活血行气，祛风止痛，现代药理研究表明[12]，川芎嗪注射液可以改善冠状动脉的血液循环，减轻缺血引起的心肌细胞损伤，抑制血清肌酸磷酸激酶和乳酸脱氢酶的溢出，促进纤维蛋白的降解，对抗体外血浆凝血，从而治疗冠心病心绞痛。川芎嗪注射液还能保护心脏，减轻心肌缺血再灌注引发的损伤，除此还有抗动脉粥样硬化作用。丹参祛瘀止痛，除烦安神；黄芪补气健脾，益卫固表；当归补血调经，活血止痛；麦冬养阴生津，清心除烦。现代药理研究表明，上述中药合并川芎均能扩张冠状动脉，增加冠状动脉血流量，改善心肌的血氧供应，并降低心肌的耗氧量，降低血小板表面活性，抑制血小板聚集，预防血栓的形成[13]。其中黄芪和麦冬能增强心肌收缩力，改善心肌缺血，保护心血管系统，抗血栓，抗心律失常[14]。五味子益气生津，补肾宁心。现代药理研究表明，五味子提取液具有抑制心肌收缩性能，减慢心率的作用，同时有舒张血管作用，并能增强心血管功能[15]。

结合临床，用药频率 >10% 的 36 味中药大致可分为 9 类（见图 11 - 1），上述活血通脉的中药还包括元胡、三七粉、水蛭、冰片、野葛根、红花、赤芍、郁金 8 味，益气养阴的中药还包括党参、生地、炙甘草 3 味。除活血通脉、益气养阴两大类，余下的中药可分为 7 类。第一类包括钩藤、黄连、黄芩、黄柏、连翘 5 种，其中钩藤清热平肝，黄连、黄芩、黄柏清热燥湿，泻火解毒，连翘清热散结，清心火，疏散风热，名老中医常将此类中药合并上述两大类中药用于冠心病兼湿热证的治疗。第二类包括柴胡、枳壳、木香、砂仁 4 种，其中柴胡疏肝解郁，升举阳气，枳壳破气消积，化痰除痞，木香行气止痛，砂仁化湿行气，温中，名老中医常用此类中药合并上述两大类中药用于冠心病兼有气滞证的治疗。第三类包括瓜蒌、半夏、薤白 3 种，其中瓜蒌清热化痰，宽胸散结，半夏燥湿化痰，消痞散结，薤白通阳散结，行气导滞，名老中医常用此类中药合并上述两大类中药用于冠心病兼有痰湿的治疗。第四类包括炒枣仁、紫石英 2 种，其中炒枣仁宁心，安神，敛汗，紫石英镇心安神，名老中医常用此类中药合并上述两大类中药治疗冠心病伴失眠症状者。第五类包括桂枝、白芍 2 种，其中桂枝发汗解肌，温通经脉，助阳化气，白芍养血敛阴，柔肝止痛，名老中医常用此类中药合并上述两大类中药治疗冠心病伴有营卫不和者[13]。第六类包括泽泻、茯苓2种，其中泽泻利水渗湿，泄热，茯苓利水渗湿，健脾宁心，名老中医常将此类中药合并上述两大类中药用于冠心病兼有水肿的治疗。第七类仅包括生甘草1种，用于益气止痛，调和诸药。

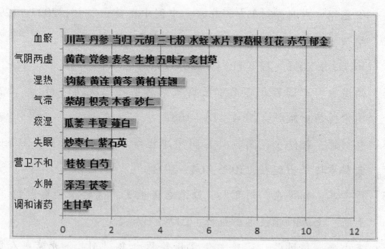

图 11-1　用药频率＞10%的36味中药分类图

对于用药频率较高的中药，说明其对冠心病的临床疗效较显著，但这只代表一般情况，而不能忽视少数临床使用较少的中药，又称低频药[11]，这可能是个别名老中医的独特经验。例如，玫瑰花的用药频率仅为2.82%，但其对改善心肌缺血、缩小心肌梗死范围、扩张血管有较好的作用，适于气滞血瘀型冠心病的治疗[16]。又如，延胡索的用药频率也为2.82%，但其能扩张冠脉血管、抗心律失常、保护心肌细胞，临床上对早搏、房颤有较好的治疗作用[17]。

5. 结论

用药频率是指在满足一定条件的范围内，某一味药的用药次数与该条件下病例总数的比值。通过观察用药频率可以得出临床上的常用药物。

本研究表明，通过对名老中医治疗冠心病用药频率的分析，不仅可以得出冠心病的常用治法，还可发现名老中医治疗冠心病兼证与兼证的用药规律。在临床学习中，欲习得名老中医经验，笔者认为，可先从高频药入手，熟知其功效、用法与用量，而后在此基础上，掌握低频药的相关知识。与主观的名老中医传承模式相比，本次研究中，结果更清晰、简洁易懂，更容易被刚上临床的医生所接受，对冠心病的中医临床用药具有指导价值。

参考文献

[1] 徐蓉娟. 内科学［M］. 北京：中国中医药出版社，2007：129.

[2] 毕颖斐，毛静远. 浅议冠心病的现代中医病因体系［J］. 中华中医药杂志，2012，27（11）：2940-2943.

[3] 高洪春. 中国百年百名中医临床家丛书之周次清［M］. 北京：中国中医药出版社，2004：18-168.

[4] 包培蓉，相修平，高毅. 吕同杰中医学术经验集［M］. 济南：山东科学技术出版社，1996：64-301.

[5] 严世芸，郑平东，何立人. 江南名医医案精选之张伯臾医案［M］. 上海：上海科学技术出版社，2008：32-56.

[6] 王小平，魏凤琴. 张珍玉医案医论医话集［M］. 北京：人民卫生出版社，2008：1-105.

[7] 范爱平，曲家珍，李琏. 李介鸣验案精选［M］. 北京：学苑出版社，2007：1-48.

[8] 杨明会，窦永起，吴整军，等. 赵冠英验案精选［M］. 北京：学苑出版社，2003：71-137.

[9] 郭维琴. 郭维琴临证精华［M］. 北京：人民军医出版社，2006：5-143.

[10] 邵念方. 中国现代百名临床家丛书之邵念方［M］. 北京：中国中医药出版社，2006：40-216.

[11] 陈守强，张建民，袁锋. 丁书文教授用药频率的计算机辅助分析［J］. 辽宁中医药大学学报，2001，13（2）：108-110.

[12] 金玉青，洪远林，李建蕊，等. 川芎的化学成分及药理作用研究进展［J］. 中药与临床，2013，4（3）：44-48.

[13] 高学敏. 中药学［M］. 北京：中国中医药出版社，2006：313-463.

[14] 田友清，余伯阳，寇俊萍. 麦冬药理研究进展［J］. 中国医学生

物技术应用杂志，2004（2）：1-5.

[15] 史琳，王志成，冯叙桥. 五味子化学成分及药理作用的研究进展[J]. 药物评价研究，2011，34（3）：208-212.

[16] 李明，李艳芳，孙永超. 中药玫瑰花的研究进展[J]. 卫生职业教育，2007，25（8）：146-148.

[17] 王红，田明，王淼，等. 延胡索现代药理及临床研究进展[J]. 中医药学报，2010，38（6）：108-111.

二、证型频率分析

名老中医治疗冠心病医案证型的计算机辅助分析

（中国中医急症 2014 年 10 期）

【作者】毕文霞；陈守强；徐亮；侯建辉

【机构】山东中医药大学；山东中医药大学第二附属医院

【摘要】目的：用统计学方法分析名老中医治疗冠心病验案的证型特点。方法：将搜集到的 536 份 20 世纪 80 年代后名老中医治疗冠心病的验案输入到验案分析系统，应用验案分析系统的统计功能建立证型分布表和证型要素分布表。结果：在 536 份医案中，有单纯证型 10 种，二联证型 20 种，三联证型 22 种，四联证型 8 种；证型要素共 12 种，分别为血瘀、气虚、阳虚、痰饮、气滞、阴虚、水饮、血虚、痰热、寒凝、热毒、湿热，其中血瘀和气虚所占比例较高，均大于 35%。结论：各证型要素常常两种或三种联合存在致病，且证型分布有集中趋势；冠心病的基本病机为气虚血瘀；临床上在辨证施治的基础上要侧重活血化瘀、益气助阳、行气化痰，标本同治。

【关键词】名老中医；冠心病；证型；计算机应用；经验传承

冠状动脉粥样硬化性心脏病是指冠状动脉粥样硬化使管腔狭窄或阻塞导致心肌缺血缺氧而引起的心脏病，它与冠状动脉痉挛一起，统称为冠状动脉性心脏病，简称冠心病，亦称缺血性心脏病[1]。近年来本病患病率有明显上升趋势。冠心病在中医学属"心悸""胸痹"等范畴，临床多表现为胸部闷痛、气短、眩晕等症状。

胸痹的临床表现最早见于《内经》，《灵枢·五邪》篇指出"邪在心，则病心痛"。汉代张仲景《金匮要略》正式提出"胸痹"的名称，并进行了专门的论述，认为乃本虚标实之证。究其病因病机，主要有寒邪内侵、饮食不当、情志失调、年迈体虚、劳倦内伤、热毒内攻等。

辨证论治是运用中医学理论辨析有关疾病的资料以确立证候，论证其治则治法方药并付诸实施的思维和实践过程。证是疾病过程中某一阶段或某一类型的病理概括，一般由一组相对固定的、有内在联系的、能揭示疾病某一阶段或某一类型病变本质的症状和体征构成，能揭示病变的机理和发展趋势，中医学将其作为确定治法、处方遣药的依据[3]。笔者收集当代名老中医治疗冠心病的医案 536 份，并应用统计软件对验案进行统计分析，以探索名老中医治疗冠心病的经验。

1. 资料和方法

1.1 临床资料　所有输入中医验案分析系统的冠心病验案均来自山东中医药大学附属医院心血管门诊及 20 世纪 80 年代后的名老中医验案著作[4-11]，共收集包括冠心病、心绞痛及心肌梗死医案共 536 份。患者共 237 例，其中男性 121 例，女性 116 例，年龄 18～79 岁，就诊次数 1～12 次。纳入标准：西医诊断为冠心病，有明确的中医证型。

1.2 研究方法　将全部冠心病验案输入到验案分析系统，在验案分析系统中按具体条目输入，如患者的基本资料、中医四诊、中医诊断、证型、西医诊断、治法、方药、药物的服用方法等。应用验案分析系统的查询和统计功能建立证型分布表，根据条件找出相符合病历，此条件为西医诊断为冠心病或心绞痛或心肌梗死；根据找到的病历取所有的证型记录；根据所有的证型记录算出每一个证型的次数，即该证型的频数，并计算频率（证型频率＝证型频数/病例数），得出证型分布表。用同样方法对所有证型所含的证型要素进行频数统计，并计算频率（证型要素频率＝证型要素频数/病例数），得出证型要素分布表。

2. 结果

2.1 证型分布　见表 11－2～表 11－5。在 536 份医案中，有单纯证型 10

种，二联证型 20 种，三联证型 22 种，四联证型 8 种。

2.2 证型要素分布　见表 11 - 6 和图 11 - 2。在 536 份医案中，证型要素共 12 种，分别为血瘀、气虚、阳虚、痰饮、气滞、阴虚、水饮、血虚、痰热、寒凝、热毒、湿热，其中血瘀和气虚所占比例较高，均大于 35%。

表 11 - 2　单纯证型分布

证型	频数	频率/%	证型	频数	频率/%
阳虚	38	7.09	痰饮	21	3.92
阴虚	14	2.61	血瘀	14	2.61
气虚	13	2.43	气滞	11	2.05
痰热	6	1.12	寒凝	4	0.75
血虚	3	0.56	热毒	1	0.19

表 11 - 3　二联证型分布

证型	频数	频率/%	证型	频数	频率/%
气虚血瘀	73	13.62	气滞血瘀	43	8.02
阳虚血瘀	23	4.29	阳虚痰饮	18	3.36
气阴两虚	18	3.36	阳虚水饮	9	1.68
气虚水饮	8	1.49	痰热血瘀	7	1.31
血瘀痰饮	7	1.31	阴虚血瘀	7	1.31
水饮痰饮	5	0.93	气虚血虚	5	0.93
痰热热毒	4	0.75	阳虚血虚	3	0.56
水饮血瘀	3	0.56	湿热血瘀	2	0.37
寒凝血瘀	2	0.37	阳虚寒凝	2	0.37
气虚阳虚	2	0.37	阴阳两虚	1	0.19

表 11 - 4　三联证型分布

证型	频数	频率/%	证型	频数	频率/%
气虚血瘀阴虚	20	3.73	气虚血瘀痰饮	19	3.54
气虚血瘀阳虚	14	2.61	阳虚痰饮血瘀	13	2.43
气虚血瘀水饮	11	2.05	阳虚痰饮气滞	10	1.87
气滞血瘀阴虚	7	1.31	气滞血瘀痰饮	6	1.12
阳虚寒凝气滞	6	1.12	阳虚气虚血虚	5	0.93
阳虚痰饮气虚	5	0.93	气虚血瘀气滞	4	0.75
阳虚水饮血瘀	3	0.56	血瘀水饮气滞	3	0.56
气阴两虚血虚	3	0.56	血瘀阳虚热毒	2	0.37
阳虚寒凝血瘀	2	0.37	气阴两虚水饮	1	0.19
阳虚水饮气滞	1	0.19	血虚痰饮气滞	1	0.19
阴虚痰热血瘀	1	0.19	寒凝血瘀水饮	1	0.19

表 11 - 5　四联证型分布

证型	频数	频率/%	证型	频数	频率/%
气虚血瘀阳虚水饮	7	1.31	气虚血瘀阴虚水饮	5	0.93
气虚血瘀痰饮气滞	5	0.93	阳虚痰饮阴虚血瘀	4	0.75
气阴两虚血虚痰饮	4	0.75	气滞血瘀阳虚痰饮	3	0.56
气滞血瘀阳虚血虚	2	0.37	气阴两虚痰饮血瘀	1	0.19

表 11 - 6 证型要素分布

证型	频数	频率/%	证型	频数	频率/%
血瘀	318	59. 33	气虚	200	37. 31
阳虚	172	32. 09	痰饮	122	22. 76
气滞	98	18. 28	阴虚	63	11. 75
水饮	57	10. 63	血虚	19	3. 54
痰热	17	3. 17	寒凝	15	2. 79
热毒	9	1. 68	湿热	2	0. 37

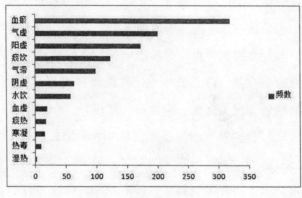

图 11-2

3. 讨论

所有医案中，单一证型 125 份，二联证型 242 份，三联证型 138 份，四联证型 31 份。二联证型和三联证型的医案数最多，表明各证型要素常常两种或三种联合致病。从表 11 - 2 至表 11 - 5 的结果可以得出，在单一证型中，共有证型种类 10 种，其中阳虚证和痰饮证占单纯证型的 47.2%；在二联证型中，共有证型种类 20 种，其中气虚血瘀证和气滞血瘀证占二联证型的 47.9%；在三联证型中，共有证型种类 22 种，其中气虚血瘀阴虚证和气虚血瘀痰饮证占三联证型的 28.3%；在四联证型中，共有证型种类 8 种，其中气虚血瘀阳虚水饮证和气虚血瘀阴虚水饮证占四联证型的 38.7%，表明冠心病中医证型分布有集中趋势，体现了其病机的共性。在 536 份医案中，所有证型的总数为 60 种，体现了名老中医对于冠心病辨证具有个体化的特色。

从表 11-6 可以得出，在 12 种证型要素中，属于本虚的有气虚、阳虚、阴虚、血虚，属于标实的有血瘀、痰饮、气滞、水饮、痰热、寒凝、热毒、湿热。其中血瘀和气虚所占比例较高，均大于 35%，表明冠心病的基本病机为气虚血瘀[12]。气是人体内活力很强运行不息的极精微物质，是构成人体和维持人体生命活动的基本物质之一，推动和调控着人体内的新陈代谢，维系着人体的生命进程。气虚在冠心病的发病过程中起着重要的作用，中医学认为形成气虚病机的主要原因是脏腑功能的减退，常由先天不足、年老体弱、久病体虚及过度劳累耗伤正气引起[13]，心气虚则体内寒邪冷气、痰浊湿饮等阴邪容易乘虚上犯导致心脉痹阻、不通则痛[14]，心气虚衰无力推动血行而形成血瘀闭阻心脉而发为胸痹。血瘀是指血液运行不畅或血液瘀滞不通的病理状态。气滞、血寒、血热、湿热、痰浊、气虚等都可形成瘀血，瘀血阻滞，心脉不通，不通则痛，发为胸痹。除血瘀、气虚外，阳虚、痰饮、气滞的频率也较高，阳虚是冠心病发生的主要原因之一，"阳微阴弦"中的"阳微"即指心阳虚，心阳虚弱，不能行阳气制阴寒，阴寒邪气从而上乘阳位，收引血脉，致心脉拘缩挛急而突发剧痛。痰瘀常兼见，痰饮为有形之邪，可随气流动，滞于经脉、脏腑，阻碍气机，妨碍血行，痰浊痹阻心脉，血气运行不畅，而见胸闷心痛[15]。血液在脉管中环流不息，濡养周身，赖于气之推动作用，若气机郁滞不能推动血液在脉管中运行，瘀阻不通，也可发为胸痹。因此在临床治疗时，应在辨证施治的基础上侧重活血化瘀、益气助阳、行气化痰，标本同治。

随着近年冠心病的发病率逐年递增，其已成为威胁人民生命健康的主要疾病之一。本研究结果具有一定的代表性，可以得出冠心病的临床常见中医证型、证型分布规律以及中医辨证的个体化特色。

参考文献

[1] 徐蓉娟. 内科学 [M]. 北京：中国中医药出版社，2007：129.

[2] 封伟奇，顾宁．冠心病中医病因病机的临床研究进展［J］．中国中医急症，2013，22（1）：85-86.

[3] 孙广仁．中医基础理论［M］．北京：中国中医药出版社，2007：19.

[4] 高洪春．中国百年百名中医临床家丛书之周次清［M］．北京：中国中医药出版社，2004：18-168.

[5] 包培蓉，相修平，高毅．吕同杰中医学术经验集［M］．济南：山东科学技术出版社，1996：64-301.

[6] 严世芸，郑平东，何立人．江南名医医案精选之张伯臾医案［M］．上海：上海科学技术出版社，2008：32-56.

[7] 王小平，魏凤琴．张珍玉医案医论医话集［M］．北京：人民卫生出版社，2008：1-105.

[8] 范爱平，曲家珍，李琏．李介鸣验案精选［M］．北京：学苑出版社，2007：1-48.

[9] 杨明会，窦永起，吴整军，等．赵冠英验案精选［M］．北京：学苑出版社，2003：71-137.

[10] 郭维琴．郭维琴临证精华［M］．北京：人民军医出版社，2006：5-143.

[11] 邵念方．中国现代百名临床家丛书之邵念方［M］．北京：中国中医药出版社，2006：40-216.

[12] 孙艺军．冠心病的基本病机为气虚血瘀［J］．长春中医药大学学报，2011，27（1）：51-52.

[13] 朱文锋．中医诊断学［M］．北京：中国中医药出版社，2007：160.

[14] 李军，王阶．病证结合的冠心病心绞痛病因病机探讨［J］．中国中医基础医学杂志，2007，13（7）：531-533.

[15] 韩学杰，沈绍功．中医心病痰瘀互结毒损心络的理论渊源与创新性研究［J］．中国中医急症，2007，16（10）：1169-1172.

第二节 聚类分析

名老中医治疗冠心病用药规律的 varclus 聚类分析

（世界中医药 2014 年 10 期）

【作者】毕文霞；陈守强；徐亮；侯建辉

【机构】山东中医药大学；山东中医药大学第二附属医院

【摘要】目的：应用 varclus 聚类分析名老中医治疗冠心病验案的用药规律。方法：将搜集到的 336 份名老中医治疗冠心病的验案输入到验案分析系统，通过 SAS 软件对用药次数≥20 的 39 种中药进行 varclus 聚类分析。结果：这些中药共分为 14 类：陈皮、麦冬、石菖蒲、五味子；柴胡、炒枣仁、红参、枳实；半夏、瓜蒌、薤白、枳壳；元胡、郁金、炙甘草；白术、桂枝；川芎、当归、丹参、葛根；赤芍、红花、砂仁、桃仁；黄连、生地黄、酸枣仁；白芍、甘草；三七粉、檀香；茯苓、葶苈子、泽泻；黄芪、水蛭；党参；远志。结论：针对冠心病的某一证型或某一症状，名老中医习惯应用含有两种或两种以上的中药作为特定的药物组合来治疗，这种形式称为药组。本次分析结果在临床上有一定的指导意义。

【关键词】名老中医；冠心病；用药规律；varclus 聚类分析

冠状动脉粥样硬化性心脏病是指冠状动脉粥样硬化使血管腔狭窄或阻塞，或（和）因冠状动脉功能性改变（痉挛）导致心肌缺血缺氧或坏死而引起的心脏病，统称冠状动脉性心脏病，简称冠心病，亦称缺血性心脏病[1]。在我国，近年来本病患病率有明显上升趋势，是危害人民健康的常见病。

中医古籍中并没有"冠心病"这一病名，根据其临床表现，多将其归属于"心悸""胸痹"等范畴，临床多表现为胸部闷痛、气短、眩晕等症状[2]。汉代张仲景《金匮要略》正式提出"胸痹"的名称，并进行了专门的论述，认为乃本虚标实之证。究其病因病机，主要有外邪侵袭、饮食不节、情志失调、年老体衰、劳损过度[3]。近年的研究显示，中医疗法在冠心病治疗上具有较好的临床疗效[4]。在中医治疗冠心病方面，名老中医既有各自的特点，又有其共同点，通过名老中医验案分析系统探索名老中医治疗冠心病的用药规律，对临床医生学习和继承其经验提供帮助，故笔者收集当代名老中医治疗冠心病的医案336份，并应用SAS统计软件对验案进行varclus聚类分析，以观察名老中医在治疗冠心病用药上是否具有一定的集中性。

聚类分析，是按"物以类聚"的原则，把特性相近的观测或变量进行分类。对变量聚类，即R型聚类，又称为varclus聚类[5]。

1. 材料和方法

1.1 材料　所有输入中医验案分析系统的冠心病验案均来自山东中医药大学附属医院心血管门诊及名老中医验案著作[6,13]，共收集15位名老中医包括冠心病、心绞痛及心肌梗死医案共336份。患者共204例，其中男113例，女91例，年龄18~79岁，就诊次数1~12次。

1.2 方法　将全部冠心病验案输入到验案分析系统，建立数据集：定义"中药"为列变量，用各自代码表示，如果已录入某一数值，则该数值不变，若未录入，则应用语法判断赋值为"0"；新建一个文本文档，将建好的数据集复制到新文本文档中，通过SAS统计软件中的Import Data将文本文档导入到SAS中[14]。

1.3 统计学处理　应用SAS统计软件的varclus过程对用药次数≥20的39味中药进行varclus聚类分析。

2. 结果

39种中药共分为14类，其中第13、14类只包含1个变量，没有第二特征根值；其余类包含2~4个变量，第二特征根植均小于1；具体分类见表11－7。表中R－squared with Own Cluster表示该变量与所在类的类分量之间相关系数的平方，R－squared with Next Closest表示该变量与具有第二相关的另一类分量的相关系数的平方，$1-R^2$比率＝（1－R－squared with Own Cluster）／（1－R－squared with Next Closest）。

表 11 - 7　用药聚类分析

类别	Variable（品名）	R – squared with Own Cluster	R – squared with Next Closest	1 – R² Ratio
1	陈皮	0. 069 5	0. 012 5	0. 942 3
	麦冬	0. 634 6	0. 053 6	0. 386 1
	石菖蒲	0. 353 5	0. 066 1	0. 692 3
	五味子	0. 664 4	0. 039 3	0. 349 3
2	柴胡	0. 572 8	0. 020 4	0. 436 1
	炒酸枣仁	0. 447 1	0. 017 0	0. 562 5
	红参	0. 325 9	0. 025 4	0. 691 6
	枳实	0. 588 8	0. 013 4	0. 416 7
3	半夏	0. 187 9	0. 035 3	0. 841 8
	瓜蒌	0. 801 4	0. 016 3	0. 201 9
	薤白	0. 757 0	0. 017 1	0. 247 2
	枳壳	0. 038 8	0. 003 7	0. 964 8
4	延胡索	0. 652 9	0. 013 4	0. 351 8
	郁金	0. 499 9	0. 006 7	0. 503 5
	炙甘草	0. 486 5	0. 081 6	0. 559 1
5	白术	0. 618 4	0. 064 6	0. 407 9
	桂枝	0. 618 4	0. 015 7	0. 387 7
6	川芎	0. 483 3	0. 033 7	0. 534 7
	当归	0. 525 3	0. 068 4	0. 509 6
	丹参	0. 314 9	0. 067 6	0. 734 8
	葛根	0. 230 4	0. 034 3	0. 796 9
7	赤芍	0. 304 0	0. 030 7	0. 718 1
	红花	0. 582 4	0. 030 6	0. 430 8
	砂仁	0. 080 1	0. 023 5	0. 942 1
	桃仁	0. 510 1	0. 016 6	0. 498 2
8	黄连	0. 460 7	0. 014 8	0. 547 4
	生地黄	0. 592 1	0. 017 1	0. 415 0
	酸枣仁	0. 157 4	0. 006 0	0. 847 7

类别	Variable（品名）	R – squared with Own Cluster	R – squared with Next Closest	1 – R² Ratio
9	白芍	0.595 1	0.019 5	0.413 0
	甘草	0.595 1	0.012 0	0.409 9
10	三七粉	0.631 1	0.019 5	0.376 2
	檀香	0.631 1	0.099 4	0.409 6
11	茯苓	0.462 3	0.056 3	0.569 8
	葶苈子	0.509 1	0.019 2	0.500 4
	泽泻	0.301 9	0.019 5	0.712 0
12	黄芪	0.633 4	0.089 7	0.402 7
	水蛭	0.633 4	0.020 0	0.374 0
13	党参	1.000 0	0.022 7	0.000 0
14	远志	1.000 0	0.015 2	0.000 0

3. 讨论

varclus 聚类分析是根据观察指标所表现的数量特征、相似程度的大小加以归类，分析结果据实际情况看是否符合实际。本研究中，用药次数≥20 的 39 种中药通过 varclus 过程进行分析，共分为 14 类。其中，第 13、14 类中仅包含 1 种中药，不予讨论。第 1 类中包含 4 种中药，其中陈皮 R – squared with Own Cluster 值偏小，1 – R² 比率值偏大，结合用药实际，予以舍弃；麦冬养阴润肺，益胃生津，清心除烦；石菖蒲开窍醒神，化湿和胃，宁神益志；五味子收敛固涩，益气生津，补肾宁心。名老中医常将此组合用于气阴两虚型，且以心悸、失眠为主要临床表现的冠心病。第 2 类中包含 4 种中药，柴胡解表退热，疏肝解郁，升举阳气；炒酸枣仁养心益肝，安神，敛汗，生津；红参大补元气，补脾益肺，生津，安神益智；枳实破气消积，化痰除痞。名老中医多将此组合应用于热病津伤，且以口渴咽干为主要临床表现的冠心病。第 3 类中包含 4 种中药，其中枳壳 R – squared with Own Cluster 值偏小，1 – R² 比率值偏大，结合用药实际，予以舍弃；半夏燥湿化痰，消痞散结；瓜蒌清热化痰，宽胸散结，润肠通便；薤白通阳散结，行气导滞。名老中医多用此组药物治疗痰气互结、胸阳不振，且以喘证咳痰、胸痹疼痛为主要表现的冠心病。第 4 类中包含 3 种中药,延胡索活血,行气,止痛;郁金活血止痛,行气解郁,清心凉血,利胆退黄;炙甘草补脾和胃,益气复脉。名老中医多将此组合应用于气滞血瘀,且以胸痹、心痛为主要临床表现的冠心病。第 5 类中包含 2 种中药,白术健脾益气,燥湿利水;桂枝发汗解肌,温通经脉,助阳化气。名老中医多将此组合应用于气虚湿阻,且以痰饮、水肿、心悸、眩晕为主要临床表现的冠心病。第 6 类中包含 4 种中药,其中葛根 R - squared with Own Cluster 值偏小,$1 - R^2$ 比率值偏大,结合用药实际,予以舍弃;川芎活血行气,祛风止痛;当归补血调经,活血止痛,润肠通便;丹参活血调经,祛瘀止痛,凉血消痈,除烦安神。名老中医多将此组合应用于血虚血瘀,且以胸痛为主要临床表现的冠心病。第 7 类中包含 4 种中药,其中砂仁 R - squared with Own Cluster 值偏小,$1 - R^2$ 比率值偏大,结合用药实际,予以舍弃;赤芍清热凉血,散瘀止痛;红花活血通经,祛瘀止痛;桃仁活血祛瘀,润肠通便,止咳平喘。名老中医多将这组药应用于瘀血阻滞,且以心腹胁痛为主要症状的冠心病。第 8 类中包含 3 种中药,其中酸枣仁 R - squared with Own Cluster 值偏小,$1 - R^2$ 比率值偏大,结合用药实际,予以舍弃;黄连清热燥湿,泻火解毒;生地黄清热凉血,养阴生津。名老中医多用此组中药治疗心火亢盛,且以发热、烦躁为主要临床表现的冠心病。第 9 类中包含 2 种中药,白芍养血敛阴,柔肝止痛,平抑肝阳;甘草补脾益气,祛痰止咳,缓急止痛,清热解毒,调和诸药。名老中医多将此组合应用于阴血虚、筋脉失养,且以手足挛急作痛为主要临床表现的冠心病。第 10 类中包含 2 种中药,三七粉化瘀止血,活血定痛;檀香行气止痛,散寒调中。名老中医多用此组药物治疗寒凝气滞血瘀,且以胸痹、绞痛为主要临床表现的冠心病。第 11 类中包含 3 种中药,茯苓渗湿利水,健脾和胃;葶苈子泻肺降气,祛痰平喘,利水消肿;泽泻利水渗湿,泄热。名老中医多将此组药应用于水湿停蓄,且以水肿、痰饮、泄泻、小便不利为主要临床表现的冠心病。第 12 类中包含 2 种中药,黄芪补气健脾,升阳举陷,益卫固表,利尿消肿,托毒生肌;水蛭破血通经,逐瘀消癥。名老中医多用此组中药治疗体虚者兼有血滞,且以倦怠乏力、心腹疼痛为主要临床表现的冠心病。详见表 11 - 8。

表 11 – 8　聚类分析结果

类别	品名	适应症	
1	陈皮、麦冬、石菖蒲、五味子	气阴两虚心悸	心悸、失眠
2	柴胡、炒酸枣仁、红参、枳实	热病津伤	口渴咽干
3	半夏、瓜蒌、薤白、枳壳	痰气互结、胸阳不振	喘证咳痰、胸痹疼痛
4	延胡索、郁金、炙甘草	气滞血瘀	胸痹心痛
5	白术、桂枝	气虚湿阻	痰饮、水肿、心悸、眩晕
6	川芎、当归、丹参、葛根	血虚血瘀	胸痛
7	赤芍、红花、砂仁、桃仁	瘀血阻滞	心腹胁痛
8	黄连、生地黄、酸枣仁	心火亢盛	发热、烦躁
9	白芍、甘草	阴血虚筋脉失养	手足挛急作痛
10	三七粉、檀香	寒凝气滞血瘀	胸痹绞痛
11	茯苓、葶苈子、泽泻	水湿停蓄	水肿、痰饮、泄泻、小便不利
12	黄芪、水蛭	体虚者兼有血滞	倦怠乏力、心腹疼痛
13	党参	不予讨论	不予讨论
14	远志	不予讨论	不予讨论

4. 结论

由结果可见，冠心病在临床中症状多样。在治疗上，针对某一证型或某一症状，名老中医习惯应用含有两种或两种以上的中药作为特定的药物组合来治疗，称之为组药。通常所指的对药（含有两种中药），可视作组药的特殊形式[15]。与主观的名老中医传承模式相比，本次研究中，结果更清晰、简洁易懂，更容易被刚上临床的医生所接受，对冠心病的中医临床用药具有一定的指导意义。

参考文献

[1] 陆再英，钟南山. 内科学 [M]. 北京：人民卫生出版社，2008：274.

[2] 周仲瑛. 中医内科学 [M]. 北京: 中国中医药出版社, 2007: 126 - 135.

[3] 毕颖斐, 毛静远. 浅议冠心病的现代中医病因体系 [J]. 中华中医药杂志, 2012, 27 (11): 2940 - 2943.

[4] 张立华. 中医治疗冠心病的研究进展 [J]. 哈尔滨医药, 2010, 30 (5): 55 - 56.

[5] 周仁郁. SAS 统计软件 [M]. 北京: 中国中医药出版社, 2007: 118.

[6] 高洪春. 中国百年百名中医临床家丛书之周次清 [M]. 北京: 中国中医药出版社, 2004: 18 - 168.

[7] 包培蓉, 相修平, 高毅. 吕同杰中医学术经验集 [M]. 济南: 山东科学技术出版社, 1996: 64 - 301.

[8] 严世芸, 郑平东, 何立人. 江南名医医案精选之张伯臾医案 [M]. 上海: 上海科学技术出版社, 2008: 32 - 56.

[9] 王小平, 魏凤琴. 张珍玉医案医论医话集 [M]. 北京: 人民卫生出版社, 2008: 1 - 105.

[10] 范爱平, 曲家珍, 李琏. 李介鸣验案精选 [M]. 北京: 学苑出版社, 2007: 1 - 48.

[11] 杨明会, 窦永起, 吴整军, 等. 赵冠英验案精选 [M]. 北京: 学苑出版社, 2003: 71 - 137.

[12] 郭维琴. 郭维琴临证精华 [M]. 北京: 人民军医出版社, 2006: 5 - 143.

[13] 邵念方. 中国现代百名临床家丛书之邵念方 [M]. 北京: 中国中医药出版社, 2006: 40 - 216.

[14] 贺佳, 陆健. 医学统计学中的 SAS 统计分析 [M]. 上海: 第二军医大学出版社, 2002: 11 - 20.

[15] 陈守强, 郝鑫, 张梦贺, 等. 名老中医治疗心力衰竭验案用药规律的 varclus 聚类分析 [J]. 辽宁中医杂志, 2012, 39 (7): 1241 - 1242.

第三节　回归分析

名老中医治疗血瘀型冠心病用药规律的计算机辅助分析

（中西医结合心脑血管病杂志　2014 年 09 期）

【作者】毕文霞；陈守强；徐亮；侯建辉

【机构】山东中医药大学；山东中医药大学第二附属医院

【摘要】目的：用统计学方法分析名老中医治疗血瘀型冠心病验案的用药规律。方法：应用验案分析系统收集名老中医治疗血瘀型冠心病验案 318 例，应用验案分析系统的统计功能建立用药频率表；应用 SAS 统计软件，以血瘀为因变量，以所用中药为自变量对验案数据集进行 Logistic 逐步回归分析。结果：在 318 份医案中，共用中药 249 种，丹参、当归、红花、川芎、黄芪、赤芍等药的应用频率较高；Logistic 回归分析中丹参、红花、赤芍、炒枣仁、延胡索、巴戟天、玉竹具有统计学意义。结论：活血行气、祛瘀止痛是血瘀型冠心病的最常用治法；在血瘀型冠心病治疗中用药特异性较强的药物为 Logistic 分析中所涉及的 7 种中药。本研究体现了名老中医治疗血瘀型冠心病及常见兼证与兼证的用药规律，以及在血瘀型冠心病中特异性较强的几种中药。

【关键词】血瘀型冠心病；名老中医；用药规律；Logistic 回归分析

　　冠状动脉粥样硬化性心脏病与冠状动脉痉挛一起，统称为冠心病，亦称缺血性心脏病[1]。中医古籍中并没有"冠心病"这一病名，根据其临床表现，多将其归属于"心悸""胸痹"等范畴，临床多表现为胸部闷痛、气短、眩晕等症状。胸痹的临床表现最早见于《内经》，《灵枢·五邪》篇指出："邪在心，则病心痛。"汉代张仲景《金匮要略》正式提出"胸痹"的名称，并进行了专门的论述，认为乃本虚标实之证。究其病因病机，各医家有不同观点，李军等[2]认为冠心病心绞痛最根本的病理改变是血瘀，最终的病机是心血瘀阻；王恩禹等[3]认为痰浊血瘀、痹阻心脉是冠心病的关键病机；李英等[4]认为冠心病的发病机制以正虚邪实、本虚标实为主，正虚以气虚为主，邪实首推血瘀；赵昕等[5]认为现代冠心病应重视"热结血瘀"的病机；孙艺军[6]认为冠心病的基本病机为气虚血瘀。血瘀是冠心病发病机制的一个主要环节，治疗冠心病时，活血化瘀便成为一个关键问题。本研究应用验案分析系统，利用计算机技术分析名老中医治疗血瘀型冠心病的用药规律。用药频率是指在满足一定条件的范围内某一味药的用药次数与该条件下病例总数的比值。观察用药频率得出临床上的常用药物。Logistic 回归是研究分类因变量与多个影响因素之间关系的一种多变量分析方法[7]。

1. 资料与方法

1.1 研究资料

1.1.1 病例来源 所有输入中医验案分析系统的冠心病验案均来自山东中医药大学附属医院心血管门诊及 20 世纪 80 年代后的名老中医验案著作，共收集血瘀型冠心病验案 318 例，其中单纯血瘀型冠心病验案 14 例，血瘀兼气虚验案 157 例，兼气滞验案 73 例，兼阳虚验案 72 例，兼痰饮验案 57 例，兼阴虚验案 41 例，兼水饮验案 33 例，兼痰热验案 8 例，兼寒凝验案 4 例，兼湿热验案 2 例，兼热毒验案 2 例。患者共 134 例，男 71 例，女 63 例，年龄 18 ~79 岁，就诊次数 1 ~12 次。

1.1.2 纳入标准 西医诊断为冠心病[1]，并且中医证型为血瘀型的医案[8]。

1.1.3 排除标准 没有明确的方药组成及剂量的医案；西医诊断不属于冠心病的医案；中医证型不属于血瘀型的医案。

1.2 研究方法 将全部血瘀型冠心病验案输入到验案分析系统，应用验案分析系统的统计功能建立用药频率表；应用验案分析系统的统计功能，建立回归数据表：定义电子病历中的"证型"字段为列变量，用"d"表示，若该字段中含有"血瘀"，通过语法判断赋值为"1"，若否赋值为"0"，亦定义"中药"为列变量，用各自的代码表示，若已录入某一数值，该数值不变，若未录入赋值为"0"；新建一个文本文件；将回归数据表复制到新建的文本文件中；通过 SAS 统计软件的 Import Data 将文本文件导入到 SAS 中[9]，命名为 sasuser. xueyu。

1.3 统计学处理 应用 SAS 统计软件，以血瘀为因变量，以所用中药为自变量对数据集进行 Logistic 逐步回归分析。

2. 结果

2.1 用药频率 在 318 份医案中，共用中药 249 种，其中丹参使用次数最多，共用 263 次，使用频率为 82.70%，白蒺藜、炒杏仁等使用次数最少，仅用 1 次，频率为 0.31%。详见表 11-9、表 11-10。

表 11-9　名老中医治疗血瘀型冠心病用药频率表（病历数 = 318，中药品种数 = 249）

品名	次数	频率/%	品名	次数	频率/%
丹参	263	82.7	白芍	47	14.78
当归	190	59.75	枳壳	47	14.78
红花	187	58.81	炙甘草	46	14.47
川芎	183	57.55	石菖蒲	45	14.15
黄芪	155	48.74	檀香	44	13.84
赤芍	134	42.14	桃仁	44	13.84
瓜蒌	118	37.11	生地	41	12.89
党参	107	33.65	炒枣仁	40	12.58
薤白	100	31.45	三七粉	38	11.95
麦冬	93	29.25	元胡	37	11.64
半夏	77	24.21	五灵脂	36	11.32
五味子	71	22.33	甘草	34	10.69
郁金	70	22.01	砂仁	34	10.69
茯苓	64	20.13	远志	31	9.75
桂枝	61	19.18	细辛	30	9.43
白术	48	15.09	香附	29	9.12
降香	28	8.81	白蒺藜	1	0.31
太子参	28	8.81	炒杏仁	1	0.31
陈皮	27	8.49	火麻仁	1	0.31
泽泻	27	8.49	代代花	1	0.31
柴胡	25	7.86	淡豆豉	1	0.31
鸡血藤	25	7.86	淡附片	1	0.31
水蛭	25	7.86	地骨皮	1	0.31
葶苈子	25	7.86	煅没药	1	0.31
牛膝	22	6.92	龟板	1	0.31
人参	21	6.6	海风藤	1	0.31
佛手	20	6.29	琥珀粉	1	0.31
	......		淮小麦	1	0.31
制乳香	2	0.63	焦稻牙	1	0.31
炙麻黄	2	0.63	焦谷芽	1	0.31

表 11 - 10　用药频率≥10%的 29 味中药分类图

分类	数量	品　名
血瘀	10	丹参、当归、红花、川芎、赤芍、郁金、桃仁、三七粉、元胡、五灵脂
气虚	5	黄芪、党参、五味子、白术、炙甘草
气滞	3	枳壳、檀香、砂仁
痰湿	3	瓜蒌、半夏、薤白
阴虚	2	麦冬、生地
失眠	2	炒枣仁、石菖蒲
营卫不和	2	桂枝、白芍
水肿	1	茯苓
调和诸药	1	生甘草

2.2 Logistic 回归分析　对每一自变量，经 Likelihood Ratid、Score 及 Wald 检验，p 值均 < 0.000 1，模型成立；截矩及各偏回归系数的假设检验均具有统计学意义（$p < 0.000 1$ 或 $p < 0.05$）；Percent Concordant = 83.3%；所求 Logistic 回归方程（p 值）为：Logit（p）= 1.049 6（$p < 0.000 1$）- 0.046 6 丹参（$p < 0.000 1$）- 0.184 1 红花（$p < 0.000 1$）- 0.073 0 赤芍（$p < 0.000 1$）+ 0.060 7 炒枣仁（$p < 0.000 1$）+ 0.098 8 延胡索（$p < 0.000 1$）+ 0.592 9 巴戟天（$p < 0.000 1$）+ 0.135 8 玉竹（$p < 0.000 1$）。

3. 讨论

从用药频率可知，在 318 份医案中，共用中药 249 种，其中丹参、当归、红花、川芎、黄芪、赤芍等药的应用频率较高，这表明名老中医治疗血瘀型冠心病时喜用上述中药，体现了活血行气、祛瘀止痛是治疗血瘀型冠心病的常用方法。

结合临床，用药频率≥10%的 29 种中药大致可分为 9 类。第 1 类包括丹参、当归、红花、川芎、赤芍、郁金、桃仁、三七粉、元胡、五灵脂 10 种，其中丹参祛瘀止痛，除烦安神；当归补血调经，活血止痛；红花活血通经，祛瘀止痛；川芎活血行气，祛风止痛；赤芍清热凉血，散瘀止痛；郁金活血止痛，清心凉血；桃仁活血祛瘀；三七粉化瘀止血，活血定痛；元胡活血，行气，止痛；五灵脂活血止痛，化瘀止血。此类活血化瘀类药物为治疗血瘀型冠心病的主要药物。第2类包括黄芪、党参、五味子、白术、炙甘草5种，其中黄芪补气健脾，益卫固表；党参补脾肺气，补血生津；五味子益气生津，补肾宁心；白术益气健脾；炙甘草补脾益气，缓急止痛。名老中医常将此类中药用于兼有气虚证患者的治疗。第3类包括枳壳、檀香、砂仁3种，其中枳壳破气消积，化痰除痞；檀香行气止痛，散寒调中；砂仁化湿行气，温中止泻。名老中医常将此类药物用于兼有气滞证患者的治疗。第4类包括瓜蒌、半夏、薤白3种，其中瓜蒌清热化痰，宽胸散结；半夏燥湿化痰，消痞散结；薤白通阳散结，行气导滞。名老中医常将此类中药用于兼有痰湿患者的治疗。第5类包括麦冬、生地2种，其中麦冬养阴生津，清心除烦；生地清热凉血，养阴生津。名老中医常将此类中药用于兼有阴虚证患者的治疗。第6类包括炒枣仁、石菖蒲2种，其中炒枣仁宁心，安神，敛汗；石菖蒲开窍醒神，宁神益志。名老中医常用此类中药治疗伴有失眠症状者。第7类包括桂枝、白芍2种，其中桂枝发汗解肌，温通经脉，助阳化气；白芍养血敛阴，柔肝止痛。名老中医常用此类中药治疗伴有营卫不和者[10]。第8类仅包括茯苓1种，茯苓利水渗湿，健脾宁心，名老中医常将此类中药合并泽泻等利水药物用于兼有水肿患者的治疗。第9类仅包括生甘草1种，用于益气止痛，调和诸药。

在本次 Logistic 分析中，各自变量的度量尺度均为"克"，单位相同，无需计算标准化偏回归系数，偏回归系数即可反映各自相对贡献的大小。由 Logistic 回归分析结果可见，名老中医在治疗血瘀型冠心病方面的用药具有一定的共通性。对于血瘀型冠心病，名老中医多用丹参活血通络、祛瘀止痛、凉血消痈、除烦安神。丹参味苦，性微寒，归心、心包、肝经[11]。丹参能舒张冠状动脉，促进侧支循环的建立，改善微循环，减慢心率，作为钙拮抗剂的丹参酮ⅡA磺酸钠，具有增加冠脉血流量，减慢心率，降低负性肌力的作用，有效抑制内源性胆固醇的合成，降低低密度脂蛋白，有利于瘀滞的微循环血流加速，缓解微血管痉挛，提高微循环流速和流量，减轻动脉粥样硬化，降低冠心病、心肌梗死等疾病的发生率。更多实验证明，丹参中的丹参素能明显抗体外血栓形成，抑制血小板的聚集，使血小板流动性显著增加，这与丹参提高机体抗凝和纤溶活性，提高血小板内 cAMP 水平，抑制血栓素 A_2（TXA_2）、前列腺素等缩血管类物质的合成有关[12]。红花味辛，性温，归心、肝经，名老中医多用其活血通经、祛瘀止痛。研究显示，红花能阻止血栓进一步发展且可逐步缓解血栓、降低胆固醇，对已聚集的血小板有非常明显的解聚作用，能较好地改善心肌的微循环障碍，起到治疗冠状动脉粥样硬化性心脏病的作用[13]。赤芍味苦，性微寒，归肝经，名老中医多用其清热凉血，散瘀止痛。现代医学研究认为，血瘀证与血液循环、血液流变性异常密切相关，赤芍包含的赤芍总苷大剂量能改善血流速度，预防血栓的形成[14]。名老中医多用炒枣仁养心安神，用于冠心病兼有心悸失眠症状者，配伍玉竹可养心阴，清心热，生津止渴，缓解热伤心阴之口渴咽干、烦热多汗、惊悸等证。现代药理研究表明，酸枣仁有一定的抗心律失常、抗心肌缺血、降血脂、抗动脉粥样硬化等作用[15]。延胡索具有活血化瘀、行气止痛之功效，雷公炮炙论记载"心痛欲死，速觅延胡"。现代实验表明延胡索具有很好的镇痛、镇静、降压和抗心律失常作用[16]。名老中医多将其用于气血瘀滞痛证，酌配巴戟天补肾助阳、祛风除湿。

随着近年冠心病的发病率逐年递增，其已成为威胁人民生命健康的主要疾病之一。血瘀作为冠心病发病机制的一个主要环节，其相关病例在临床上较为多见。本研究通过计算机辅助分析，得出名老中医治疗血瘀型冠心病的常用中药、血瘀型冠心病兼证与兼证的用药规律，以及在血瘀型冠心病中特异性较强的几种中药。本次研究的结果与主观的名老中医传承模式相比，更具客观性，更容易被临床医生接受，对冠心病的中医临床用药具有指导价值。

参考文献

[1] 徐蓉娟. 内科学 [M]. 北京：中国中医药出版社，2007：129-144.

[2] 李军，王阶. 病证结合的冠心病心绞痛病因病机探讨 [J]. 中国中医基础医学杂志，2007，13 (7)：531-533.

[3] 王恩禹，张忠辉. 从痰瘀互结论治冠心病 [J]. 实用中医内科杂志，2013，27 (3)：61-63.

[4] 李英，郭小青，秦雪梅，等. 中药治疗冠心病研究 [J]. 山西医科大学学报，2007，38 (1)：67-69.

[5] 赵昕，齐文升. 冠心病中医病机探讨 [J]. 北京中医药，2012，31

（2）：108 – 109.

[6] 孙艺军. 冠心病的基本病机为气虚血瘀 [J]. 长春中医药大学学报，2011，27（1）：51 – 52.

[7] 周仁郁. SAS 统计软件 [M]. 北京：中国中医药出版社，2007：154.

[8] 周仲瑛. 中医内科学 [M]. 北京：中国中医药出版社，2007：126 – 141.

[9] 贺佳，陆健. 医学统计学中的 SAS 统计分析 [M]. 上海：第二军医大学出版社，2002：11 – 20.

[10] 高学敏. 中药学 [M]. 北京：中国中医药出版社，2006：313 – 463.

[11] 辛淑杰. 丹参的药理作用及临床应用探讨 [J]. 中国民族民间医药，2013（5）：26 – 27.

[12] 许继文，付春梅. 丹参的药理作用研究进展 [J]. 医学综述，2006，12（23）：1467 – 1468.

[13] 徐如英，童树洪. 红花的化学成分及药理作用研究进展 [J]. 综述报告，2010，19（20）：86 – 87.

[14] 徐红梅，刘青云，戴敏，等. 赤芍总苷对大鼠血液流变学的影响 [J]. 中国中医药信息杂志，2002，9（11）：17 – 19.

[15] 曾碧映，李嘉滢，李新才，等. 中药酸枣仁研究现状 [J]. 湖南中医药大学学报，2012，32（12）：74 – 75.

[16] 鲁春梅，张春森，姜立勇. 延胡索化学成分及药理作用研究进展 [J]. 中国现代药物应用，2011，5（15）：126 – 127.

第四节　典型相关性分析

心力衰竭验案脉象的典型相关分析

（中华中医药学刊　2014 年 03 期）

【作者】郝鑫；陈守强；黄雯；巩雪

【机构】寿光市中医院心内科；山东中医药大学第二附属医院；山东中医药大学

【摘要】目的：应用典型相关分析探讨名老中医治疗心力衰竭验案中临床症状与脉象之间的关系。材料与方法：应用验案分析系统收集 1980 年以后名老中医治疗心力衰竭验案 306 份，应用 SAS 统计软件，分别以症状和脉象为两组相关变量，对验案进行典型相关分析。结果：痞满与迟脉具有典型相关关系，心悸与结脉具有典型相关关系。结论：根据中医药专业知识进行判断，痞满与迟脉、心悸与结脉的典型相关关系具有临床意义，可为疾病诊断提供依据。

【关键词】心力衰竭验案；验案分析系统；典型相关分析；脉象；临床症状

脉象[1]是脉动应指的形象，包括频率、节律、充盈度、通畅的情况、动势的和缓、波动的幅度等。脉象的形成，与心脏的波动、脉道的通利和气血的盈亏直接相关。人体的血脉贯通全身，内连脏腑，外达肌表，运行气血，周流不休，故脉象能反映全身脏腑和精气神的整体状况。脉诊在我国具有悠久的历史，是我国古代医家长期医疗实践经验的总结，属中医望、闻、问、切"四诊"之一，是中医辨证论治的一种必不可少的客观诊断依据。目前脉诊主要诊断疾病的证型，其与临床症状的直接联系研究甚少。本研究以名老中医治疗心力衰竭的验案为主要研究对象，借助于验案分析系统，应用 SAS 统计学方法，探讨心力衰竭的主要临床症状与脉象之间的典型相关关系。

1. 材料与方法

1.1 材料　所有输入验案分析系统的心力衰竭验案均来自 1980 年后的验案著作、论文集及检索数据库，共收集心力衰竭验案 306 份，其中具体描述脉象的有效验案共 172 例。

1.2 方法　①应用验案分析系统的"按选定内容筛选"功能，筛选出每份心力衰竭验案的主要症状和脉象；②建立 Excel 表格，命名为 MXFX，如具备某症状或脉象则赋值为"1"，不具备赋值为"0"；③根据 Excel 表格编辑程序[2]。

1.3 统计学处理　应用 SAS 统计软件，分别以症状和脉象为两组相关变量，对数据集进行典型相关分析。

2. 结果

172 份有效验案中描述的主要症状约 19 种，分别为：憋喘、胸闷、胸痛、心悸、水肿、出汗、恶心、乏力、心烦、气短、腹胀、咳嗽、纳差、尿少、痞满、失眠、肢冷、头晕、便秘；具体脉象共 18 种，分别为：细脉、滑脉、数脉、涩脉、沉脉、弦脉、弱脉、结脉、代脉、缓脉、紧脉、迟脉、伏脉、小脉、微脉、促脉、濡脉和雀啄脉。具体结果见表 11 –11 ~ 表 11 –15。

表 11 –11　典型变量对模型的方差贡献率比较

编号	特征值	差值	百分比	累计百分比
1	1.304 9	0.312 2	0.288 9	0.288 9
2	0.992 7	0.536 4	0.219 8	0.508 7
3	0.456 3	0.062 1	0.101 0	0.609 7
4	0.394 2	0.067 8	0.087 3	0.697 0
5	0.326 4	0.119 8	0.072 3	0.769 3
6	0.206 6	0.039 9	0.045 7	0.815 0
7	0.166 7	0.008 6	0.036 9	0.851 9
8	0.158 1	0.027 9	0.035 0	0.886 9
9	0.130 2	0.030 3	0.028 8	0.915 7
10	0.099 9	0.007 7	0.022 1	0.937 9
11	0.092 2	0.025 3	0.020 4	0.958 3
12	0.066 8	0.012 0	0.014 8	0.973 1
13	0.054 9	0.026 3	0.012 1	0.985 2
14	0.028 5	0.002 7	0.006 3	0.991 5
15	0.025 9	0.019 3	0.005 7	0.997 3
16	0.006 6	0.001 6	0.001 5	0.998 7
17	0.005 0	0.004 2	0.001 1	0.999 8
18	0.000 8		0.000 2	1.000 0

表 11 - 12 典型相关系数的假设检验（$H_0 = 0$）近似值

似然比	编号	近似 F 值	分子自由度	分母自由度	P 值
0.030 384 14	1	1.63	342	1 823.50	<0.000 1
0.070 033 04	2	1.35	306	1 734.30	0.000 2
0.139 556 64	3	1.11	272	1 644.10	0.127 5
0.203 233 61	4	1.01	240	1 553.00	0.455 6
0.283 343 86	5	0.91	210	1 460.90	0.816 6
0.375 821 11	6	0.81	182	1 367.90	0.966 9
0.453 467 63	7	0.76	156	1 274.00	0.985 2
0.529 064 21	8	0.72	132	1 179.20	0.990 9
0.612 694 05	9	0.67	110	1 083.50	0.996 3
0.692 469 47	10	0.61	90	986.91	0.998 2
0.761 641 15	11	0.57	72	889.58	0.998 6
0.831 828 53	12	0.49	56	791.55	0.999 4
0.887 419 29	13	0.43	42	692.94	0.999 5
0.936 103 85	14	0.33	30	594.00	0.999 8
0.962 815 18	15	0.28	20	495.13	0.999 2
0.987 708 26	16	0.16	12	397.15	0.999 6
0.994 212 99	17	0.15	6	302.00	0.989 7
0.999 188 29	18	0.06	2	152.00	0.940 2

表 11 - 13 VAR 变量与 WITH 变量之间的多变量检验

检验	近似值	近似 F 值	分子自由度	分母自由度	P 值
Wilks' Lambda	0.030 384 14	1.63	342	1 823.5	<0.000 1
Pillai's Trace	2.827 380 29	1.49	342	2 736.0	<0.000 1
Hotelling – Lawley Trace	4.516 597 96	1.76	342	1 122.7	<0.000 1
Roy's Greatest Root	1.304 921 25	10.44	19	152.0	<0.000 1

注：$S = 18$，$M = 0$，$N = 66.5$。

表 11 – 14　VAR 变量标准化的典型相关系数

变量名	变量标签	VAR 变量 V1	VAR 变量 V2
bc	憋喘	− 0. 165 3	0. 063 5
xm	胸闷	0. 150 9	− 0. 021 9
xt	胸痛	− 0. 156 8	0. 019 7
xj	心悸	0. 147 6	0. 630 7
sz	水肿	− 0. 054 3	− 0. 016 0
ch	出汗	− 0. 103 2	− 0. 149 0
ex	恶心	− 0. 089 9	0. 321 1
fl	乏力	0. 231 6	− 0. 242 1
xf	心烦	0. 001 9	0. 080 9
qd	气短	− 0. 058 2	0. 195 9
fz	腹胀	− 0. 109 3	0. 248 8
ks	咳嗽	− 0. 063 8	0. 209 9
nc	纳差	− 0. 067 6	− 0. 008 6
ns	尿少	0. 247 4	0. 240 6
pm	痞满	0. 448 4	− 0. 181 3
sm	失眠	0. 185 0	− 0. 079 4
zl	肢冷	0. 372 6	− 0. 076 4
ty	头晕	0. 418 2	− 0. 056 5
bm	便秘	− 0. 394 1	− 0. 022 3

表 11 – 15　WITH 变量标准化的典型相关系数

变量名	变量标签	WITH 变量 W1	WITH 变量 W2
xm	细脉	0. 092 6	0. 068 8
hm	滑脉	− 0. 148 4	0. 018 8
sm	数脉	0. 093 4	0. 543 6
sm1	涩脉	− 0. 193 3	0. 091 2
cm	沉脉	0. 233 8	0. 095 3
xm1	弦脉	0. 246 2	− 0. 032 5
rm	弱脉	0. 303 7	0. 235 8
jm	结脉	0. 158 6	0. 609 0
dm	代脉	− 0. 024 4	0. 021 4
hm1	缓脉	0. 187 1	− 0. 128 8
jm1	紧脉	0. 059 8	− 0. 162 3
cm1	迟脉	0. 775 2	− 0. 132 6
fm	伏脉	− 0. 030 7	0. 333 8
xm2	小脉	0. 006 4	− 0. 085 4
wm	微脉	0. 219 0	0. 040 4
cm2	促脉	0. 077 4	− 0. 047 4
rm1	濡脉	0. 047 3	0. 257 2
qzm	雀啄脉	0. 051 6	0. 288 9

由表 11 - 11 可见，第一对（V1 与 W1）特征值与第二对（V2 与 W2）特征值之差，第二对（V2 与 W2）特征值与第三对（V3 与 W3）特征值之差较其他组明显大，且由表 11 - 12 可见，第一对（V1 与 W1）的似然率卡方检验值为 <0.000 1，第二对（V2 与 W2）的似然率卡方检验值为 0.000 2，均 <α = 0.05，非常显著，其余对称不显著。经 Wilks' Lambda，Pillai's Trace，Hotelling - Lawley Trace，Roy's Greatest Root 检验，p 值均 <0.000 1，说明 H_0 不成立，即 VAR 变量与 WITH 变量之间有交互关系。

2.1 临床症状线性结合模型 从表 11 - 14 中的 VAR 变量标准系数看临床症状的指标可以概括为典型变量即主成分 V1 和 V2，所以临床症状指标的线性结合模型为：临床症状线性结合模型 1（典型变量 V1）= -0.165 3 憋喘 + 0.150 9 胸闷 - 0.156 8 胸痛 + 0.147 6 心悸 - 0.054 3 水肿 - 0.103 2 出汗 - 0.089 9 恶心 + 0.231 6 乏力 + 0.001 9 心烦 - 0.058 2 气短 - 0.109 3 腹胀 - 0.063 8 咳嗽 - 0.067 6 纳差 + 0.247 4 尿少 + 0.448 4 痞满 + 0.185 0 失眠 + 0.372 6 肢冷 + 0.418 2 头晕 - 0.394 1 便秘。

临床症状线性结合模型 2（典型变量 V2）= 0.063 5 憋喘 - 0.021 9 胸闷 + 0.019 7 胸痛 + 0.630 7 心悸 - 0.016 0 水肿 - 0.149 0 出汗 + 0.321 1 恶心 - 0.242 1 乏力 + 0.080 9 心烦 + 0.195 9 气短 + 0.248 8 腹胀 + 0.209 9 咳嗽 - 0.008 6 纳差 + 0.240 6 尿少 - 0.181 3 痞满 - 0.079 4 失眠 - 0.076 4 肢冷 - 0.056 5 头晕 - 0.022 3 便秘。

2.2 脉象线性结合模型 从表 11 - 15 中的 WITH 变量标准系数看脉象的指标可以概括为典型变量即主成分 W1 和 W2，所以脉象指标的线性结合模型为：脉象线性结合模型 1（典型变量 W1）= 0.092 6 细脉 - 0.148 4 滑脉 + 0.093 4 数脉 - 0.193 3 涩脉 + 0.233 8 沉脉 + 0.246 2 弦脉 + 0.303 7 弱脉 + 0.158 6 结脉 - 0.024 4 代脉 + 0.187 1 缓脉 + 0.059 8 紧脉 + 0.775 2 迟脉 - 0.030 7 伏脉 + 0.006 4 小脉 + 0.219 0 微脉 + 0.077 4 促脉 + 0.047 3 濡脉 + 0.051 6 雀啄脉。

脉象线性结合模型 2（典型变量 W2）= 0.068 8 细脉 + 0.018 8 滑脉 + 0.543 6 数脉 + 0.091 2 涩脉 + 0.095 3 沉脉 - 0.032 5 弦脉 + 0.235 8 弱脉 + 0.609 0 结脉 + 0.021 4 代脉 - 0.128 8 缓脉 - 0.162 3 紧脉 - 0.132 6 迟脉 + 0.333 8 伏脉 - 0.085 4 小脉 + 0.040 4 微脉 - 0.047 4 促脉 + 0.257 2 濡脉 +

0.288 9 雀啄脉。

3. 结论

VAR 变量中痞满的系数 0.448 4 为最大，WITH 变量中迟脉的系数 0.775 2 为最大，且两者均为正相关，说明痞满症状出现得越多，迟脉现象出现得越多，即痞满与迟脉具有典型相关关系。

VAR 变量中心悸的系数 0.630 7 为最大，WITH 变量中结脉的系数 0.609 0 为最大，且两者均为正相关，说明心悸症状出现得越多，结脉现象出现得越多，即心悸与结脉具有典型相关关系。

4. 讨论

本研究应用典型相关分析对名老中医治疗心力衰竭验案中临床症状与脉象之间的关系进行了探讨。结果表明，痞满与迟脉具有典型相关关系，心悸与结脉具有典型相关关系。

痞满是指以自觉心下痞塞，胸膈胀满，触之无形，按之柔软，压之无痛为主要症状的病证，外感湿热、客寒等均可困阻脾胃而成痞。迟脉是指脉来迟缓，一息不足四至（相当于每分钟 60 次以下）的脉象，主寒证。因寒凝气滞，气血运行缓慢，因此迟脉而有力，为实寒证，若阳气虚弱，无力推动血液运行，为虚寒证。由此可见外感寒邪、脾阳亏虚等所致的痞满均可表现为迟脉。

心悸主要指患者自觉心中悸动，甚至不能自主的一类症状，发生时，患者自觉心跳快而强，并伴有心前区不适感。结脉是指脉来迟缓而呈不规则间歇。心与结脉的关系在《伤寒论》中就有论述，《伤寒论》第 177 条："伤寒，结脉代，心动悸，炙甘草汤主之。"现代临床研究显示，节律不整型心悸常表现为结脉。

建立名老中医验案数据库，并借助典型相关分析探讨临床症状与脉象之间的关系，是一次有益的尝试，不仅可为中医诊断提供参考，弥补单纯脉证关系的不足，同时也可为名老中医经验的客观分析与传承提供新思路、新方法。

参考文献

[1] 朱文峰. 中医诊断学 [M]. 北京：人民卫生出版社，1999：343.

[2] 阮桂海. SAS 统计分析实用大全 [M]. 北京：清华大学出版社，2003：503.

第五节　数据挖掘

一、Apriori 算法

基于改进 Apriori 算法对丁书文治疗期前收缩用药规律的研究

（山西中医　2014 年 04 期）

【作者】高冲；郭琳；蒲雪梅；陈守强

【机构】山东省蓬莱市中医院；山东中医药大学第二附属医院

【摘要】目的：探讨丁书文教授治疗期前收缩的用药规律。方法：应用中医门诊电子病历收集丁书文教授期前收缩医案 210 份，其他疾病医案 990 份，并通过验案分析系统采用改进的 Apriori 算法进行数据挖掘。结果：在最小置信度分别为 0.2、0.1 得到的处方模型中黄连、青蒿、当归、丹参、黄芪、麦冬、三七粉、五味子、延胡索均出现。结论：丁书文教授治疗期前收缩，喜用黄连、青蒿、当归、丹参、黄芪、麦冬、三七粉、五味子、延胡索。

【关键词】丁书文；期前收缩；用药规律研究；改进的 Apriori 算法

丁书文教授（1941－　），山东中医药大学博士生导师，主任医师，业医近 50 载，在治疗心血管疾病方面积累了丰富的临床经验，取得显著疗效。为总结其治疗期前收缩的用药规律，笔者应用中医门诊电子病历[1]及验案分析系统，收集其期前收缩医案及其他疾病医案，并通过改进的 Apriori 算法进行数据挖掘，所得结果与丁教授用药喜好基本相符，现整理如下。

1. 资料与方法

1.1 临床资料　收集丁书文教授在山东中医药大学附属医院心血管门诊的 1 200 份医案。其中高血压病医案 365 份（单纯高血压病医案 202 份，合并其他疾病的医案 163 份），冠心病医案 576 份（单纯冠心病医案 349 份，合并其他疾病的医案 227 份），期前收缩医案 210 份（单纯期前收缩医案 92 份，合并其他疾病的医案 118 份），心房颤动医案 123 份（单纯心房颤动医案 63 份，合并其他疾病的医案 60 份）。患者共 535 例，其中男 207 例，女 328 例；年龄 2~86 岁；就诊次数 1~14 次。

1.2 方法

1.2.1 将来自山东中医药大学附属医院心血管门诊的丁书文教授的 1 200 份医案全部输入中医门诊电子病历，作为中医医案分析系统的数据源，即原始数据，包括症状、疾病的中医诊断、疾病的西医诊断、中医证型等。

1.2.2 将门诊电子病历导入中医验方分析系统中。在导入之前，对原始的医案数据进行预处理。预处理就是将原始医案的语言描述性信息分解，转化为计算机能够处理的数据单元，使之规范、准确和有序，实现数据的正确表达和合理组织，这是数据挖掘的基本条件。

本研究对心血管病医案数据预处理主要是数据的规范化。医案原始数据不规范，主要表现为多词一义。笔者在具体操作中，逐一进行归并。比如，房性早搏、房早、室性早搏、室早、室上性早搏等均用期前收缩表示。

最小置信度分别设置为 0.2、0.1、0.075，然后点击"改进的 Apriori 算法"按钮，经过数据挖掘得到一个文本文件，即为挖掘的结果。

2. 结果

由表 11 – 16、表 11 – 17 结果得出，所有处方中黄连、青蒿、当归、丹参、黄芪、麦冬、三七粉、五味子、延胡索均出现频率较高。

表 11 – 16 最小置信度为 0.2 的数据挖掘结果

处方模型	用药组成
处方一	常山、当归、甘草、黄连、黄芪、麦冬、青蒿、五味子、延胡索
处方二	当归、丹参、甘草、黄连、黄芪、麦冬、青蒿、三七粉、五味子
处方三	当归、丹参、甘草、黄连、黄芪、麦冬、青蒿、三七粉、延胡索
处方四	当归、丹参、甘草、黄连、黄芪、麦冬、青蒿、五味子、延胡索
处方五	当归、丹参、甘草、黄连、黄芪、麦冬、三七粉、五味子、延胡索
处方六	当归、丹参、黄连、黄芪、麦冬、青蒿、三七粉、五味子、延胡索
处方七	当归、甘草、黄连、黄芪、麦冬、青蒿、三七粉、五味子、延胡索
处方八	丹参、甘草、黄连、黄芪、麦冬、青蒿、三七粉、五味子、延胡索

表 11 - 17　最小置信度为 0.1 的挖掘结果模型

处方模型	用药组成
处方一	常山、当归、丹参、甘草、黄连、黄芪、麦冬、青蒿、三七粉、五味子、延胡索
处方二	炒枣仁、当归、丹参、甘草、黄连、黄芪、麦冬、青蒿、三七粉、五味子、延胡索

3. 讨论

Apriori 算法[2]是关联规则挖掘中最经典的算法，也是挖掘布尔关联规则频繁项目集中最有影响力的数据挖掘算法之一。Apriori 算法在搜索频繁项集和挖掘强关联规则的过程中存在扫描数据库次数过多、产生大量的无关中间项集以及挖掘的强关联规则易产生误导信息等弊端，既降低了算法的速度和效率，又影响了强关联规则用户的可读性。

为了解决 Apriori 算法的现存问题，有学者提出一种快速、高效的 Apriori 改进算法。该算法通过加入数组元素减少候选项集的产生和降低数据库的扫描次数。在强关联规则的评价阶段，建立用户兴趣度模型，更加高效地挖掘数据库中的强关联规则[3]。

本研究中将最小置信度设置为 0.2，用改进的 Apriori 算法进行挖掘，得到 8 个处方，这 8 个处方中出现较多的中药包括：黄连、青蒿、当归、丹参、黄芪、麦冬、三七粉、五味子、延胡索。将最小置信度设置为 0.1，用改进的 Apriori 算法进行挖掘，得到两个方子，这两个方子中都含有的中药包括：黄连、青蒿、当归、丹参、生甘草、黄芪、麦冬、三七粉、五味子、延胡索。其中黄连、青蒿、当归、丹参、黄芪、麦冬、三七粉、五味子、延胡索等药在不同置信度设置挖掘出的方子里均出现，表明上述中药是丁教授治疗期前收缩的常用药物。

丁教授认为，黄连、青蒿有很好的抗心律失常作用，黄芪补气升阳、益卫固表，麦冬润肺养阴、益胃生津，五味子敛肺滋肾、生津敛汗，丁教授常将此类药物用于治疗期前收缩属于气阴两虚型患者；当归补血调经、活血止痛，延胡索活血止痛，丹参活血调经、祛瘀止痛、凉血，三七粉活血化瘀、定痛，川芎活血行气、祛风止痛，丁教授常将此类药物用于治疗期前收缩属于血瘀型患者。

近代药理研究表明，黄连、青蒿等具有抗快速性心律失常作用；黄芪等补气药与活血药合用具有改善心功能、降低心肌耗氧量、扩张冠状动脉、改善微循环、抑制血小板聚集、增强机体耐缺氧能力等功能；当归等活血药具有抑制血小板聚集、抗凝和扩张冠状动脉的作用；麦冬等养阴药具有明显抑制体外血栓形成的作用，并能改善凝血及血流变指标等异常变化[4-5]。

通过采用现代科学技术改进的 Apriori 算法对当代名老中医丁书文教授的医案进行数据挖掘，得到的结果与其平时用药喜好基本相同，为中医工作者继承与研究名老中医经验提供了新的思路。

本研究的不足之处在于，病例数较少。今后应收集更多的病例，以期进一步对期前收缩的辨证分型进行研究，对丁教授治疗期前收缩的临床用药经验进行更加系统的研究。

参考文献

[1] 陈守强，张建民. 中医门诊电子病历的设计与应用研究 [J]. 山东中医药大学学报，2002，26 (6)：428 - 429.

[2] Agrawal R, Srikant R. Fast algorithms for mining association rules in large databases [C] //Proceedings of the Twentieth International Conference on Very Large Databases, Santiago. 1994：487 - 499.

[3] 刘维晓，陈俊丽，屈世富，等. 一种改进的 Apriori 算法 [J]. 计算机工程与应用，2011，47 (11)：149 - 151.

[4] 黄春林. 心血管科专病中医临床诊治 [M]. 北京：人民卫生出版社，2000：128 - 168.

[5] 李七一，方祝元. 心脑血管疾病中医诊治 [M]. 北京：人民卫生出版社，2001：222 - 248.

二、BP 神经网络

一种冠心病介入术后复发预测组合模型的构建

【作者】袁锋；陈守强

一
四
十
来
岁
的
老
中
医
3

【机构】山东省工会干部管理学院；山东中医药大学第二附属医院

【摘要】为了克服 BP 神经网络在冠心病介入术后复发预测时存在网络结构复杂且易出现误判断的不足，提出一种小生境技术、基因表达式编程与 BP 神经网络相结合的冠心病介入术后复发预测的组合模型构造方法。该方法首先利用小生境技术和基因表达式编程的方法对 BP 神经网络的权值、阈值和网络结构进行优化，解决由于 BP 神经网络易陷入局部最优的缺陷；然后用梯度下降法对优化后的 BP 神经网络进行精确调整。将此方法应用于冠心病介入术后 2 年复发预测中，结果表明优化后的 BP 神经网络比未优化的 BP 神经网络具有更好的收敛性能，且预测精度更高。

【关键词】BP 神经网络；基因表达式编程；小生境；冠心病介入术；预测

随着人口老龄化的加剧，社会生活压力的增加，冠心病的发病率逐年剧增[1]。目前冠心病治疗的重要手段之一是介入治疗，尽管介入术后治疗效果良好，但支架植入操作本身有再狭窄的可能，同时也不能阻止其他部位产生新的狭窄。早发现、早诊断、早治疗是提高冠心病介入术后患者生活质量、防止复发的重要前提[2]。近年来，一些科研人员意识到了疾病预测的重要性，开始逐步着手进行各类疾病的预测分析，但是大部分都只是试探性地建立简单的模型，有的还只处于调研与可行性分析阶段，并没有实际可用的成熟产品投入使用[3]。

关于预测问题，比较常用的方法有时间序列分析、BP 神经网络方法、支持向量机方法等，这些方法在许多领域都已经得到很好的应用，但这些方法也存在固有的缺点，如收敛速度慢、易陷于局部最优等问题。冠心病介入术后复发预测是一个非平稳过程，受到是否早发心血管病家族史、是否患有高血压、是否患有高脂血症等多个因素的影响，各因素之间存在的复杂的非线性关系决定了冠心病介入术后复发预测的艰巨性。

针对冠心病介入术后复发的预测难题，我们提出一种组合模型的构建方法。该方法首先利用小生境技术和基因表达式编程的全局搜索机制对 BP 神经网络的权值、阈值和网络结构进行优化，使优化后的 BP 神经网络具有较好的收敛性能；然后用梯度下降法对 BP 神经网络进行精确调整，弥补基因表达式编程存在的局部搜索能力不强，易陷入早熟的缺陷。采用该方法对山东中医药大学第二附属医院治疗冠心病介入术后医案数据进行验证性实验，结果表明：组合模型发挥了神经网络的广泛映射能力、小生境技术及基因表达式编程的全局搜索能力和解决复杂问题的能力，在预测效率及精度上都有较明显的提高。

1. 相关概念和描述

1.1 基因表达式编程（GEP）

基因表达式编程结合了遗传算法和遗传编程的优点，是基因型和表现型相分离的一种新型遗传算法，具有编码简单、遗传操作易处理、收敛速度快等特点。其基因型个体由定长的头部和尾部组成，可被表达成不同长度和形状的非线性实体。头部长度 h 和尾部长度 t 满足关系式（1）：

$$t = h \times (n-1) + 1 \qquad\qquad (1)$$

其中，n 是所需变量数最多的函数的参数个数。

1.2 小生境技术（Niche）

小生境技术的基本思想是把整个种群分解成若干个小生境，每个小生境设置其最大规模 max 和最小规模 min，各种遗传操作仅限于小生境内部发生，可丰富种群的多样性，搜索范围更加宽泛，促使算法找出优化问题的所有局部最优解和全局最优解[4-5]。其基本算法设计如下。

1.2.1 小生境融合算法

在一个有限的生存空间中，各种不同的生物为了能够生存，必须相互竞争各种有限的生存资源[6]，由于每代进化后某些小生境的优秀个体可能会出现同构的现象，为维持种群的多样性，防止冗余规则的出现，小生境融合算法描述如下：

（1）输入 n 个要融合的小生境（$n \geqslant 2$，n 个小生境分别为 $nich_1$，$nich_2$，…，$nich_n$，其规模分别为 S_1，S_2，…，S_n）。

（2）将这 n 个小生境的个体全部存入 $nich_1$ 中。

（3）对 $nich_1$ 进行相似度检查（执行同构互斥操作），剔除同构染色体以进行融合，其规模为 S_i'，如果 S_i' 大于 max 则用轮盘赌博法选出多余个体，如果 S_i' 小于 min 则随机添加新个体，直到满足最小规模。

（4）随机构造子小生境 $mich_{i+1}$，其规模为 $S'_{i+1} = S_1 + \cdots + S_n - S'_1 - \cdots - S'_i$，判断是否满足（$1 \leqslant i < n$），如果条件成立则转到（3）继续执行，否则输出融合后的小生境。

1.2.2 小生境演化算法

当前父代 $P(t)$ 演化得到子代 G，则 $P(t+1) = P(t) \cup G$，只要 $\cup P(t+1)$ 保持在 R 的均匀分布，则从统计的角度上看 $\cup P(t+1)$ 的非劣集合将极大地逼近非劣集合 $OP(R, <)$，即将 $\cup [OP(p(t+1), <)]$ 作为 $OP(R, <)$ 的极限逼近[7]。小生境演化算法描述如下：

（1）小生境内部执行交叉、变异等遗传操作得到子代 G，将子代 G 与父代合并得 $P(t+1) = P(t) \cup G$。

（2）在 $P(t+1)$ 上执行小生境融合算法，对所有得到的小生境进行笛卡儿交叉，获得非劣集合 $OP[P(t+1), <]$。

（3）采用精英保留策略，取子代最优的 5% 个体替换父代等数的差个体。

（4）输出子代小生境群。

2. 基因表达式编程设计 BP 神经网络

其基本思想是首先利用小生境技术和基因表达式编程的全局搜索机制对 BP 神经网络的权值、阈值和网络结构进行优化，考虑到单隐层的 BP 神经网络具有较好的预测效果且结构简单，本文设置隐层数为 1，输入层与输出层节点的个数由样本模型决定，优化 BP 网络结构时主要优化它的隐层节点个数、各节点之间的连接权及阈值；然后用梯度下降法对 BP 神经网络进行精确调整。

2.1 GEP 优化 BP 网络

2.1.1 染色体结构设计

染色体由 4 部分组成，即头部、尾部、D_w 和 D_t，头部和尾部编码网络的结构，D_w 和 D_t 分别编码网络的权值和阈值，其长度分别设定为 h、$h \times (n-1) + 1$、$h \times n$ 和 h。其中 n 为函数集中的最大操作数。本文引用一种新型表达式树作为染色体的表现型。图 11-3 所示的是简单的三层神经网络（2-3-1），图 11-4 是由这个三层神经网络结构转换而成的树结构。

其中 P 表示中间层单元和输出层单元的激活函数，$w_1 \sim w_9$ 分别表示权

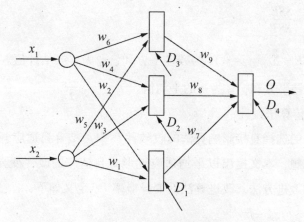

图 11-3　简单神经网络

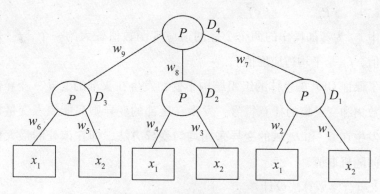

图 11-4　神经网络的树结构

值，$D_1 \sim D_4$ 表示阈值。对图 11-4 树形结构的节点按照从上到下、从左向右的顺序层次遍历，得到的序列构成染色体的头部和尾部；然后按照从右到左、从下到上的顺序层次遍历表达树节点的连接部分，得到的序列构成染色体的 D_w 域；最后按照从右到左、从下到上的顺序层次遍历表达树的非叶子节点，得到的序列即为染色体的 D_t 域。

2.1.2 适应度函数设计

适应度函数设计直接影响算法的性能，为解决 GEP 在进化的初期因产生一些超常的个体而控制选择过程从而使算法过于早熟，及在算法接近收敛时因种群中的个体适应度差异比较小从而使算法停滞不前[8]的问题，采用式（2）作为适应度函数。

$$f = R^2 = 1 - \frac{SSE}{SST} \tag{2}$$

其中，$SSE = \sum\limits_{j=1}^{m} (y_j - \hat{y}_j)^2$ 为残差平方和，$\hat{y}_j$ 为 y 的估计值。$SSE = \sum\limits_{j=1}^{m} (y_j - \bar{y}_j)^2$ 为总离差平方和，$\bar{y}_j$ 为 y 的平均值。

2.1.3 遗传算子设计

变异概率的选择直接影响算法的收敛性[9-10]。结合自适应调整 GEP 算法控制参数的思想，本文提出以平均适应度形式自适应的改变变异算子概率克服早熟现象的改进方法。改进算法的变异概率 P_m 定义如下：

$$P_m = \begin{cases} P_m \times \dfrac{f_{\max} - f}{f_{\max} - f_{\mathrm{avg}}}, & f \geqslant f_{\mathrm{avg}} \\ P_m, & f < f_{\mathrm{avg}} \end{cases} \tag{3}$$

其中，f 为参加操作的两个个体的适应度函数值较大的一个，$f_{\max}$ 是最大适应度值，f_{avg} 是平均适应度值。

为了保证 GEP 染色体的组织结构不变，发生在头部的变异，变异位可以变成函数集和变量集的任意符号，发生在尾部的变异则只能填入变量集中的变量，发生在 D_w 和 D_t 域的变异采用均匀变异方法，即在该处的最大值与最小值之间随机取值。

2.2 组合模型算法设计

其算法描述如下：

（1）输入染色体的头部长度、各种算子概率、函数集和终结符集。

（2）随机生成初始种群 $R = \{r_1, r_2, \cdots, r_n\}$，将初始种群平均分配到各小生境中。

（3）在每个小生境内部独立执行小生境演化算法。

（4）计算个体适应度，并将得到的最优规则集 $OP[P(t+1), <]$ 放入小生境核集作为本代计算结果（即 $\cup (OP(P(t+1), <))$）。

（5）如果在各个小生境之间最优个体相似则执行小生境融合算法。

（6）在各小生境内执行同构互斥操作。

（7）如果出现相似个体则将适应度小的个体取出，并补充等数的随机个体。

（8）判断是否满足收敛条件或者结束代数，不满足转向（3）继续执行，满足则转向（9）。

（9）将选出的适应度最大的染色体进行解码，运用梯度下降法进一步训练 BP 神经网络。

3. 算法验证与结果讨论

3.1 数据分析及参数设计

冠心病介入术后患者样本数据包括年龄、性别、是否早发心血管病的家族史、是否患有高血压、是否患有高脂血症、是否患有糖尿病、肥胖、是否吸烟、是否饮酒、是否缺乏体力活动及患者当前的收缩压（DBP）、舒张压（SBP）、总胆固醇（CHO）、甘油三脂（TG）、高密度脂蛋白胆固醇（HDL - C）、低密度脂蛋白胆固醇（LDL - C）、葡萄糖（GLU）等 57 个特征属性[11]，使用一个神经元作为 BP 神经网络的输出，该神经元的输出结果（0，1）分别对应患者的复发及不复发两种情况，参考 Kolmogorov 定理，选取隐层节点个数最大可能取值为 114 及输出层 1 个节点，确定基因头长度为 115。

采取反复试验比较的方法进行相关参数的选择，参数设置如表 11 -18 所示。

表 11 -18　参数设置

参数	详细描述
进化代数	1 000
函数集	+
终结符集	[0，1]
种群规模	100
基因头长度	115
变异概率	0.044
倒位概率	0.1
IS 变换概率、RIS 变换概率	0.1、0.1
单点重组概率、两点重组概率	0.1、0.1
基因重组概率、基因变化概率	0.1、0.1
连接函数	+
小生境最大、最小规模	50、10
小生境个数	5
BP 神经网络的构造算法	$f(x) = \dfrac{1}{1 + e^{-x}}$

3.2 实验及结果分析

本实验程序在 Java1.5 平台下设计，实验环境：CPU 1.8 GHz，内存 1 GB，操作系统 Windows XP，采用组合模型算法。实验数据来自山东中医药大学第二附属医院心内科冠心病介入术患者 2006 年 1 月至 2010 年 12 月数据，共计 301 例。这些患者在 2008 年 12 月之前进行了冠心病介入术的治疗，在其治疗后的 2 年内这些患者有复发的 56 例，无复发的 245 例。依照有复发和无复发两种情况，把样本分为两类，无复发的标记为 0，有复发的标记为 1。从 301 例样本中随机抽取 20 例构成测试样本集，其中无复发的患者样本 16 例，有复发的患者样本 4 例，其余 281 例则构成训练样本集。测试样本集实际值、模型值如图 11 −5 所示。

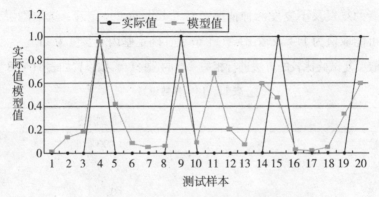

图 11−5　测试样本集实际值与模型值比较

测试样本集实际值、模型值及绝对误差如表 11 −19 所示。

表 11 −19　测试样本集实际值、模型值及绝对误差

序号	实际值	模型值	绝对误差	序号	实际值	模型值	绝对误差
1	0	0.01	0.01	11	0	0.68	0.68
2	0	0.13	0.13	12	0	0.2	0.2
3	0	0.18	0.18	13	0	0.07	0.07
4	1	0.95	0.05	14	0	0.59	0.59
5	0	0.42	0.42	15	1	0.47	0.53
6	0	0.08	0.08	16	0	0.03	0.03
7	0	0.05	0.05	17	0	0.02	0.02
8	0	0.06	0.06	18	0	0.05	0.05
9	1	0.71	0.29	19	0	0.34	0.34
10	0	0.09	0.09	20	1	0.59	0.41

在冠心病介入术后2年复发的实际预测时，当结果≥0.5时预测为复发，当结果<0.5时预测为不复发。该组合模型预测的准确率统计结果如表11-20所示。

表11-20 组合模型准确率统计结果

准确率	无复发（共16例）	有复发（共4例）
判对数	14	3
判错数	2	1
判对百分率/%	85.7	75
总判对百分率/%	85	

3.3 组合模型算法与BP神经网络算法的比较

本文同时应用BP神经网络对冠心病介入术后复发预测进行了对比实验，在应用BP神经网络进行预测时，采用3层BP神经网络，输入层神经元的个数是57，输出层神经元的个数是1，参考Kolmogorov定理，选取隐层的神经元个数 $2 \times 57 + 1 = 114$，构成 $57 - 114 - 1$ 模型结构。与上相同，选取281例样本数据作为训练样本集，把其余20例样本数据设为测试样本集。表11-21给出了组合模型算法与BP神经网络算法的预测结果对比。

表11-21 组合模型算法与BP神经网络算法的准确率对比

算法	判对百分率/%
BP神经网络	75
组合模型	85

图11-6给出了组合模型算法与BP神经网络算法的误差比较。

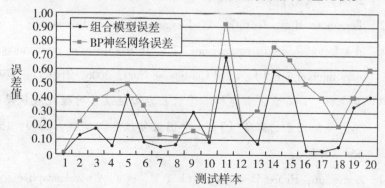

图11-6 组合模型与BP神经网络误差比较

从表 11 – 21 可以看出，组合模型算法的预测效果要优于 BP 神经网络算法，其预测准确率为 85%。从图 11 – 6 中可以发现，绝大多数测试样本（除第 9 例样本以外）应用组合模型算法的误差低于应用 BP 神经网络算法的误差，这说明组合模型算法在冠心病介入术后 2 年复发预测中具有一定的优越性。对第 9 例样本数据的特殊性需进一步分析。

4. 结语

采用适当模型建立冠心病介入术后复发预测是值得研究的方向。文中提出小生境技术、基因表达式编程与 BP 神经网络相结合的组合模型的构造方法，弥补了 BP 神经网络易陷入局部极小的缺陷及基因表达式编程存在的局部搜索能力不强和易陷入早熟等缺陷，充分利用了小生境技术、基因表达式编程算法及 BP 神经网络算法的优越性，具有网络泛化能力强、预测精确度更高等特点。

通过实验验证，用组合模型建立的冠心病介入术后复发预测模型，预测准确率高达 85%，模型初步显示了冠心病介入术后复发和生活习惯、身体状况及既往病史的关系，但模型也有不足之处，如复发预测的时间不够精确、预测精度不够等问题。通过病例的不断积累和更加合理的参数值设定，组合模型可以为冠心病介入术后的复发预测提供更有价值的参考。

参考文献

［1］郭兰. 冠心病人的心脏康复治疗和生命网 ［J］. 中国医药导刊，2004，6（5）：389 – 390.

［2］Fernandez R S, Griffiths R, Juergens C, et al. Persistence of coronary risk factor shams in participants 12 to 18 months after percutaneous coronary intervention ［J］. J of Cardiovasc Nurs, 2006, 21（5）：379 – 387.

［3］吴惠群，李寿霖，郭艳梅，等. 长期心脏康复对经皮冠状动脉介入治疗危险因素的影响 ［J］. 中国康复理论与实践，2009，15（6）：564 – 566.

［4］Zhang Jun, Huang Deshuang, Lok T M, et al. A novel adaptive sequential niche technique formultimodal function optimization ［J］. Neurocomputing,

2006, 69 (16/18): 2396 - 2401.

[5] Wei Wei, Wang Qi, Wang Hua, et al. The feature extraction of non-parametric curves based on niche genetic algorithms and multi - population competition [J]. Pattern Recognition Letters, 2005, 26 (10): 1483 - 1497.

[6] 李旭渊, 许化龙. 一种基于免疫小生境思想的粒子群优化算法 [J]. 计算机工程与应用, 2008, 44 (8): 95 - 97.

[7] 黄钢, 扬捷. 基于 GEP 与小生境的关联规则挖掘的研究 [J]. 计算机应用研究, 2009, 26 (1): 56 - 58.

[8] Ferreira C. Designing neural networks using gene expression programming [C] //9th Online World Conference on Soft Computing in Industrial Applications, September 20 - October 8, 2004.

[9] Koza J R, Forrest H, Andre D, et al. Automatic design of analog electrical circuits using genetic programming [C] //Cartwright Intelligent Data Analysis in Science. Oxford: Oxford University Press, 2000: 172 - 202.

[10] Koza J R, Keane M A, Yu J, et al. Automatic creation of humancompetitive programs and controllers by means of genetic programming [J]. Genetic Programming and Evolvable Machines, 2000, 1 (1/2): 124 - 164.

[11] 景锋光, 朱中玉. 冠心病病人心血管危险因素的调查 [J]. 医药论坛杂志, 2003, 24 (10): 18 - 20.

参考文献

[1] 彭评志. 中药五味的研究现状与展望 [J]. 中国药业, 2009, 18 (14): 73 - 74.

[2] 李鑫颉, 贾振华, 吴以岭. 数据挖掘方法在中医医案研究中的现状分析 [J]. 中国中医基础医学杂志, 2012 (1): 117 - 118.

[3] 王树鹏, 刘书宇. 数据挖掘技术在中医药领域中的应用研究 [J]. 中华中医药学刊, 2011 (1): 36 - 38.

[4] 张煜斌. 中医医案数据挖掘技术研究 [D]. 南京: 南京理工大学, 2009.

[5] 周志焕, 年莉. 方剂数据库及数据挖掘应用研究述要 [J]. 山东中医杂志, 2013 (10): 768 - 770.

[6] 薛兴亚, 徐青, 章飞芳, 等. 中药信息数据系统构建 [J]. 世界科学技术——中医药现代化, 2006, 8 (3): 91 - 94.

[7] 李广曦, 陈蔚文. 中医药类数据库建设的回顾与分析 [J]. 医学信息, 2005, 18 (6): 1 - 4.

[8] 王麟生, 乐美卿. 中草药微量元素数据的数据库管理 [J]. 广东微量元素科学, 1996, 3 (1): 68 - 70.

[9] 刘岩. 中药科技基础信息数据库的研究与应用 [J]. 中国中医药信息杂志, 2009, 16 (增刊): 65 - 67.

[10] 王连心, 孟庆刚, 王志国, 等. 中药知识库设计浅析 [J]. 世界

中医药, 2011, 6 (6): 535 –537.

[11] 宋宇, 李文林, 张云, 等. 中药方剂文献的数据挖掘 [J]. 中华医学图书情报杂志, 2014, 23 (8): 59 –62.

[12] 赵宏岩. 中医医案整理之浅见 [J]. 长春中医学院学报, 2005, 21 (2): 7.

[13] 于东林, 田欣, 张磊, 等. 中医症状单元的概念词组、描述词组和派生词组 [J]. 中国科技术语, 2010 (3): 47 –50.

[14] 胡雪琴, 周昌乐, 李绍滋. 中医医案数据库的数据基础研究 [J]. 计算机工程与应用, 2008, 44 (35): 220 –222.

[15] 张启明, 王永炎, 张志斌, 等. 中医历代医案数据库的建立与统计方法 [J]. 山东中医药大学学报, 2005, 29 (4): 298 –299.

[16] 赖新梅, 陈梅妹, 杨雪梅. 中医医案管理信息系统研究概况 [J]. 福建中医药大学学报, 2013, 23 (2): 69 –72.

[17] 黄利兴, 周小青. 数据挖掘技术在中医医案领域的应用进展 [J]. 江西中医学院学报, 2010, 22 (1): 92 –94.

[18] 张启明, 王永炎, 张志斌, 等. 外感病因中证候要素的提取 [J]. 山东中医药大学学报, 2005, 29 (5): 339 –341.

[19] 宋观礼, 张启明, 王永炎. 对规划教材《中医诊断学》心病辨证的"系统"分析 [J]. 山东中医药大学学报, 2006, 30 (3): 188 –190.

[20] 戴水平. 中医活血化瘀方数据库及其数据挖掘 [D]. 北京: 北京中医药大学, 2004.

[21] 彭京, 唐常杰, 曾涛, 等. 基于神经网络和属性距离矩阵的中药方剂功效归约算法 [J]. 四川大学学报, 2006, 38 (1): 92 –97.

[22] 李园白. 中医妇科常见病医案数据挖掘方法研究 [D]. 北京: 中国中医科学院, 2006.

[23] 尚景盛, 胡立胜, 牛欣, 等. 半夏泻心汤配伍应用的数据挖掘试验 [J]. 中日友好医院学报, 2005, 19 (4): 227 –229.

[24] 陈波, 蒋永光, 胡波, 等. 东垣脾胃方配伍规律之关联分析评述 [J]. 中医药学刊, 2004, 22 (4): 611 –612.

[25] 张建萍. 基于计算智能技术的聚类分析研究与应用 [D]. 济南: 山东师范大学, 2014.

[26] 毕建欣, 张岐山. 关联规则挖掘算法综述 [J]. 中国工程科学, 2005, 7 (4): 88 – 94.

[27] Agrawal R, Imielinski T, Swami A. Mining association rules between sets of items in large databases [C] //Proceedings of the 1993 ACM SIGMOD International Comference on Management of Data, Washington D. C.. 1993: 207 – 216.

[28] 毛艳慧. 关联规则挖掘相关算法研究 [D]. 成都: 西南交通大学, 2009.

[29] Ng R, Laksrnanan LVS, Han J and tal. Exploratory mining and pruning optimizations of constrained associations rules [C] //Proceedings of 1998 ACMSIGMOD Confevence on Management of Data, Seattle, Washington. 1998: 13 – 24.

[30] 王文清, 乔雪峰. 带有时态约束的多层次关联规则的挖掘 [J]. 北京理工大学学报, 2003, 23 (1): 57 – 90.

[31] 程继华, 施鹏飞. 多层次关联规则的有效挖掘算法 [J]. 计算机学报, 1998, 21 (11): 1037 – 1041.

[32] 潘蕾, 苏晶, 徐汀荣. 网络访问行为关联规则提取的研究与设计 [J]. 计算机应用与软件, 2005, 25 (3): 159 – 191.

[33] Park J S, Chen M S, Yu P S. An effective hash – based algorithm for mining association rules [C] //Proceedings of the 1995 ACM SIGMOD International Conference on Management of Data, San Jose, CA. 1995: 175 – 186.

[34] Savasere A, Omiecinski E, Navathe S. An efficient algorithm for mining association rules in large databases [C] //Proceedings of the 21th International Conference on Very Large Database, Zurich, Switzerland. 1995: 432 – 443.

[35] Mannila H, Toivonen H, Verkamo A. Efficient algorithm for discovering

association rules [C] //AAAI Workshop on Knowledge Discovery in Databases, 1994: 181 – 192.

[36] Brin S, Motwani R, Silverstein C. Beyond market baskets: generalizing association rules to correlations [C] //Proceedings of the 1997 ACM SIGMOD International Conference on Management of Data, Tucson, Arizona, USA New York: ACM Press, 1997: 265 –276.

[37] Srikant R, Agrawal R. Mining generalized association rules [C] //Proceedings of the 21th International Conference on Very Large Databases, Zurich, Switzerland. 1995: 407 –419.

[38] Srikant R, Agrawal R. Mining quantitative association rules in large relational tables [C] //Proceedings of the 1996 ACM SIGMOD International Conference on Management of Data, Montreal, Quebee, Canada. New York: ACM Press, 1996: 1 – 12.

[39] Savasere A, Omiecinski E, Navathe S B. Mining for strong negative associations in a large database of customer transactions [C] //Proceedings of the 14th International conference on Data Engineering, Orlando, Florida, USA. Washington D. C. : IEEE Computer Society Press, 1998: 494 –502.

[40] 周欣, 沙朝锋, 朱扬勇, 等. 兴趣度——关联规则的另一个阈值 [J]. 计算机研究与发展, 2000, 37 (5): 627 –633.

[41] Srikant R, Agrawal R. Mining association rules with item constrains [C] //Proceedings of the 3rd International Conference on Knowledge Discovery in Data Bases and Data Mining, Newport Beach, California. 1997: 67 –73.

[42] 郭超峰, 施学丽, 黄克南, 等. 关联规则数据挖掘技术在中医药研究中的应用概况 [J]. 广西中医学院学报, 2009, 12 (4): 59 –61.

[43] 宋姚屏, 李昆, 吴孟旭, 等. 药对剂量的关联分析初探 [J]. 辽宁中医杂志, 2006, 33 (9): 1095 –1096.

[44] 叶亮, 郭盛, 段金廒, 等. 大枣在方剂中的配伍规律及应用特点 [J]. 新中医, 2009, 41 (3): 96 –98.

[45] 李振岳, 周怡. 伤寒病复方药对配伍规律的关联规则分析 [J].
     医学信息, 2009, 22 (5): 591-593.

[46] 许钒, 彭代银, 余伯阳. 当归芍药散组方药味关联规律的数据挖掘
     研究 [J]. 北京中医药大学学报, 2009, 32 (5): 299-301.

[47] 刘娟, 蒋永光, 胡波, 等. 白术类方的药证关联分析 [J]. 成都
     中医药大学学报, 2004, 27 (4): 55-56.

[48] 纪荣芳, 牛建昭, 许树强, 等. 从数据挖掘角度看中医药治疗健忘
     与痴呆 [J]. 中日友好医院学报, 2006, 20 (6): 337-340.

[49] 高铸烨, 徐浩, 史大卓, 等. 基于关联规则挖掘对急性冠脉综合征遣
     药组方规律的分析 [J]. 辽宁中医杂志, 2007, 34 (3): 284-285.

[50] 叶亮, 范欣生, 卞雅莉, 等. 古今治疗痛经的四物汤类方关联规则
     研究 [J]. 南京中医药大学学报, 2008, 24 (20): 94-96.

[51] 黄苏萍, 杨雪梅, 肖林榕. 经方治疗失眠药证对应规律分析 [J].
     福建中医学院学报, 2008, 18 (6): 53-54.

[52] 宿树兰, 尚尔鑫, 叶亮, 等. 治疗痛经方药的关联规则分析 [J].
     南京中医药大学学报, 2008, 24 (6): 383-385.

[53] 李茵, 于高路, 莫绍强, 等. 治疗骨质疏松症遣药组方关联规则探
     讨 [J]. 中国药房, 2009, 20 (6): 477-479.

[54] 李艳, 李梢, 吕爱平. 类风湿关节炎中西医临床诊察的数据挖掘分
     析 [J]. 中国中西医结合杂志, 2006, 26 (11): 988-991.

[55] 黄小波, 李宗信, 陈文强, 等. 慢性疲劳综合征气虚与血虚病机关
     系的定量分析 [J]. 中国中医药科技, 2007, 14 (1): 3-5.

[56] 沈亚诚, 陈燕升, 王小云. 绝经综合征中医证候规律的数据挖掘研
     究 [J]. 南方医科大学学报, 2008, 28 (8): 1369-1371.

[57] 陈明, 杨慧芳, 余蕾. 基于关联规则的肝硬变辨证数据挖掘研究
     [J]. 河南中医, 2009, 29 (3): 258-260.

[58] 李文林, 赵国平, 陆建峰, 等. 关联规则在名医临证经验分析挖掘
     中的应用 [J]. 南京中医药大学学报, 2008, 24 (1): 21-24.

[59] 吴丽丽, 严灿, 周莺, 等. 古代情志病证医案中病因、病位和病机

以及辨证规律的研究 [J]. 江苏中医药, 2008, 40 (8): 72 - 74.

[60] 李秀娟, 张天嵩, 张素, 等. 基于数据挖掘探索董建华治疗老年病的药对规律 [J]. 福建中医药, 2009, 40 (2): 38 - 40.

[61] 许海柱, 张婷, 孙建立. 关联规则数据挖掘方法在中医药研究中应用进展 [J]. 辽宁中医药大学学报, 2013 (12): 131 - 134.

[62] 谭定英, 冯天保, 赵文光, 等. 关联规则在外感疾病药对中的应用研究 [J]. 中国民间疗法, 2011, 19 (8): 74 - 75.

[63] 屠强, 李文林, 彭丽坤, 等. 基于关联规则分析明清古籍中疫病文献的药—症关系 [J]. 时珍国医国药, 2010, 21 (4): 957 - 959.

[64] 谭展鹏, 罗翌, 李际强, 等. 当代名中医痢疾医案 43 则中药配伍及方证规律的数据挖掘分析 [J]. 临床医学工程, 2011, 18 (3): 412 - 414.

[65] 张润顺, 周雪忠, 姚乃礼, 等. 基于关联规则挖掘肝脾不调证中药配伍规律研究 [J]. 中国中医药信息杂志, 2010, 17 (2): 97 - 99.

[66] 贾磊, 陈德兴, 文小平. 基于关联规则的王清任桃仁用药配伍挖掘 [J]. 上海中医药大学学报, 2011, 25 (4): 86 - 88.

[67] 尚尔鑫, 范欣生, 段金廒, 等. 基于关联规则的中药配伍禁忌配伍特点的分析 [J]. 南京中医药大学学报, 2010, 26 (6): 421 - 424.

[68] 张欢, 范欣生, 王崇骏, 等. 古今哮喘方用药规律对比的关联规则研究 [J]. 中国中医药信息杂志, 2009, 16 (3): 94 - 96.

[69] 罗玲, 王静, 任玉兰, 等. 古代针灸治疗中风穴位处方配伍规律研究 [J]. 成都中医药大学学报, 2010, 33 (4): 1 - 4.

[70] 杨霖, 祁明媛, 俞仲毅, 等. 中药药性与毒性之间的关联分析 [J]. 医学信息, 2011, 24 (2): 829 - 830.

[71] 关鹏, 曲波, 何苗, 等. 关联规则及其在细菌性痢疾风险预测中的应用 [J]. 现代预防医学, 2007, 34 (11): 2007 - 2008.

[72] 冯勤. 基于回归数据挖掘预测系统的分析与研究 [D]. 天津: 天津大学, 2005.

[73] 徐群. 非线性回归分析的方法研究 [D]. 合肥: 合肥工业大

学, 2009.

[74] 谭宏卫, 曾捷. Logistic 回归模型的影响分析 [J]. 数理统计与管理, 2013 (3): 476-485.

[75] 李欣, 刘万军. 回归分析数据挖掘技术 [J]. 海军航空工程学院学报, 2006 (3): 386-388.

[76] 沈波, 吴勉华, 李国春. Logistic 回归分析在中医药研究中的应用 [J]. 辽宁中医杂志, 2010 (10): 2076-2077.

[77] 王永炎. 完善中医辨证方法体系的建议 [J]. 中医杂志, 2004, 45 (10): 729-731.

[78] 孟庆刚, 郭书文. 如何将数学方法应用于现代中医药研究 [J]. 中国中医药信息杂志, 2000, 7 (8): 21-22.

[79] 洪燕珠, 周昌乐, 张志枫, 等. 中医医案的研究进展 [J]. 中医药通报, 2008, 7 (3): 62-65.

[80] 张启明, 田欣. 脏腑病辨证用药的 Logistic 回归分析 (1) ——脾 (胃) 病篇 [J]. 辽宁中医杂志, 2003, 30 (1): 22-25.

[81] 张启明. 脏腑辨证用药的 Logistic 回归分析 (2) ——胃病篇 [J]. 辽宁中医杂志, 2003, 30 (2): 95-97.

[82] 张启明. 脏腑病辨证用药的 Logistic 回归分析 (3) ——肺病篇 [J]. 辽宁中医杂志, 2003, 30 (3): 183-185.

[83] 张启明, 张珍玉. 脏腑病辨证用药的 Logistic 回归分析 (4) ——心病篇 [J]. 辽宁中医杂志, 2003, 30 (4): 261-262.

[84] 张启明. 脏腑病辨证用药的 Logistic 回归分析 (5) ——肝病篇 [J]. 辽宁中医杂志, 2003, 30 (5): 353-355.

[85] 张启明, 李可建. 脏腑病辨证用药的 Logistic 回归分析 (6) ——肾病篇 [J]. 辽宁中医杂志, 2003, 30 (6): 447-449.

[86] 郭蕾, 王永炎, 张俊龙, 等. 论证候的内实外虚 [J]. 中国医药学报, 2004, 19 (11): 645-647.

[87] 陶丽, 杨金坤. 胃癌中医证型与临床相关因素的多因素分析 [J]. 中西医结合学报, 2007, 5 (5): 510-513.

[88] 钟秀驰，严英，张玉珍，等．输卵管阻塞性不孕症的中医分型回归分析 [J]．中医研究，2002，15 (1)：25－30.

[89] 马永刚，齐向华，杨敏．血管性痴呆瘀血阻络证中医辨证体征临床研究 [J]．天津中医药，2007，24 (4)：289－291.

[90] 张世筠，张茹兰，沈明秀，等．肝证与冠心病患病关系的研究 [J]．中医药学刊，2003，21 (9)：1415－1416.

[91] 王阶，李军，姚魁武，等．冠心病心绞痛证候要素和冠脉病变 Logistic 回归分析 [J]．辽宁中医杂志，2007，34 (9)：1209－1211.

[92] 王阶，李建生，姚魁武，等．血瘀证量化诊断及病证结合研究 [J]．中西医结合学报，2003，1 (1)：21－24.

[93] 岳小强，高静东，邓伟哲，等．肝癌并发上消化道出血的危险舌象分析 [J]．安徽中医学院学报，2006，25 (6)：6－8.

[94] 曹昧，马伯艳．多元统计分析方法在中医证候研究中的应用 [J]．中医药信息，2008 (3)：76－78.

[95] 胡凯文，王芬，左明焕，等．中晚期肺癌患者合并肺部细菌感染的中医证候危险因素分析 [J]．中国中医基础医学杂志，2004，10 (8)：45－46.

[96] 张友祥，徐俊，王江蓉，等．重型肝炎患者并发真菌感染的中医证候分析 [J]．中西医结合肝病杂志，2005，15 (3)：184－185.

[97] 丁邦晗，严夏，林晓忠，等．血脂异常与胸痹心痛基本证型的相关性分析——365 例病例资料 Logistic 回归分析结果 [J]．辽宁中医杂志，2006，33 (10)：1261－1262.

[98] 吴瑾，王建华，张哲，等．心脑合病中医病因的 logistic 回归[J]．辽宁中医药大学学报，2013，15 (10)：59－61.

[99] 陈国通，吴松鹰．中医因素影响老年脂质代谢紊乱胰岛素敏感性的 Logistic 回归分析 [J]．福建中医学院学报，2003 (1)：4－5.

[100] 徐琳，赵瑜，彭景华，等．慢性乙型肝炎常见证候特征的二元 Logistic 回归分析 [J]．中华中医药杂志，2015 (5)：1780－1783.

[101] 吕德可．二阶证实性因子分析在高血压病中医证候要素研究中的

运用 [D]. 南京: 南京中医药大学, 2010.

[102] 吴旸, 王轩, 崔杰, 等. 348 例冠心病患者中医证候特点因子分析 [J]. 中华中医药学刊, 2009 (2): 392－394.

[103] 李得民, 李淑芳, 刘金民. 采用因子分析法对超早期脑梗死进行中医证候分类的初步研究 [J]. 吉林中医药, 2010 (11): 956－958.

[104] 许前磊, 谢世平, 陈建设, 等. 艾滋病基本中医证候因子分析 [J]. 中医杂志, 2014 (19): 1672－1675.

[105] 桂明泰, 符德玉, 姚磊, 等. 高血压病患者中医症状因子分析 [J]. 上海中医药大学学报, 2013, 27 (3): 28－31.

[106] 王恩成, 唐琳, 王健, 等. 基于因子分析的慢性乙型肝炎中医证候特征研究 [J]. 中国全科医学, 2013 (34): 3394－3396.

[107] 疏欣杨, 李得民, 韩春生, 等. 基于因子分析法的慢性咳嗽中医证候学研究 [J]. 环球中医药, 2014, 7 (6): 441－445.

[108] 薛飞飞, 陈家旭. 基于因子分析肝郁证证候特点的古代文献研究 [J]. 中华中医药学刊, 2010 (5): 988－990.

[109] 王丽颖, 李元, 宇文亚, 等. 基于因子分析探讨高血压病中医证候要素研究 [J]. 中华中医药杂志, 2013 (12): 3520－3522.

[110] 焦蕉, 李东芳, 樊江丽, 等. 胃癌术后中医证候要素的因子分析 [J]. 中医药导报, 2014 (14): 30－33.

[111] 熊旺平, 周娴, 杜建强, 等. 因子分析在中医方药量效关系研究中的应用 [J]. 中草药, 2014 (19): 2820－2823.

[112] 陈亮, 张寅, 杜娜, 等. 运用因子分析探讨丁霞教授治疗慢性胃炎的用药规律 [J]. 中华中医药杂志, 2014, 29 (8): 2489－2492.

[113] 吴昌友. 神经网络的研究及应用 [D]. 哈尔滨: 东北农业大学, 2007.

[114] 朱大奇. 人工神经网络研究现状及其展望 [J]. 江南大学学报: 自然科学版, 2004, 3 (1): 103－110.

[115] 王鸿斌, 张立毅. 新型神经网络的发展及其应用 [J]. 忻州师范

学院学报，2007（2）：50 –53．

[116] 汤素丽，罗宇锋．人工神经网络技术的发展与应用［J］．电脑开发与应用，2009（10）：59 –61．

[117] 董志玮．人工神经网络优化算法研究与应用［D］．北京：中国地质大学，2013．

[118] 陈五零，王存冉，郭荣江．神经元网络模型及其在中医诊断方面的应用［J］．中华医学杂志，1991，71（2）：111 –113．

[119] 吴新根，吕维雪．一个用于肝病诊断的连接主义专家［J］．中国生物医学工程学报，1996，15（1）：62 –66．

[120] 樊晓平，彭展，杨胜跃，等．基于多层前馈型人工神经网络的抑郁症分类系统研究［J］．计算机工程与应用，2004，13：205 –208．

[121] 叶进，邢传鼎．基于人工神经网络的病症诊断原型系统［J］．东华大学学报：自然科学版，2003，29（4）：43 –47．

[122] 林维鉴．BP 网络用于中医痹证证候分类［J］．福建中医学院学报，1997，7（4）：41 –43．

[123] 洪芳，何建成，曹雪滨．人工神经网络在中医证候研究中的应用现状与趋势［J］．辽宁中医杂志，2013（1）：13 –15．

[124] 白云静，申洪波，孟庆刚．基于共轭梯度下降算法的类风湿关节炎 BP 神经网络证候模型研究［J］．中国中医药信息杂志，2010，17（3）：96 –97．

[125] 李建生，胡金亮，余学庆，等．基于聚类分析的径向基神经网络用于证候诊断的研究［J］．中国中医基础医学杂志，2005，11（9）：685 –687．

[126] 岳桂华．人工神经网络及其在中医研究中的应用进展［J］．大众科技，2012（8）：165 –167．

[127] 卢宗慧，徐星蕾，卢泓翰，等．堆垛机提升机构设计［J］．制造业自动化，2011，33（5）：129 –130．

[128] 单辉祖．材料力学（I）［M］．3 版．北京：高等教育出版社，2009．

[129] 王太辰．中国机械设计大典［M］．南昌：江西科学技术出版

社，2002.

[130] 温宗良，岳桂华，杨靖，等. 基于共轭梯度算法的BP神经网络在高血压中医诊断中的应用 [J]. 山东中医药大学学报，2012，36（3）：183-184.

[131] 胡家宁，阎述池，王秀章，等. 脉象人工神经网络分析系统模型 [J]. 中国医科大学学报，1997，26（2）：134-137.

[132] 王炳和，相敬林. 基于神经网络方法的人体脉象识别研究 [J]. 西北工业大学学报，2002，20（3）：454-457.

[133] 岳沛平. 神经网络识别在中医脉象信号辨识系统中的运用 [J]. 江苏中医药，2005，26（11）：4-6.

[134] 郭红霞，王炳和，张丽琼，等. 基于小波包分析和BP神经网络的中医脉象识别方法 [J]. 计算机应用研究，2006（6）：185-187.

[135] 王璐，吴南健，温殿忠. 人工神经网络在孕妇脉象判别中的应用 [J]. 黑龙江大学自然科学学报，2003，20（4）：66-68.

[136] 周越，许晴，孔薇. 脉象特性分析和识别方法的研究 [J]. 生物医学工程学杂志，2006，23（3）：505-508.

[137] 李华东，王崇骏，李训铭，等. 基于改进的LVQ算法的中医脉象识别 [J]. 广西师范大学学报：自然科学版，2006，24（4）：195-198.

[138] 蔡坤宝，吴太阳，戴光明. 吸毒者脉象信号的小波与神经网络分析 [J]. 重庆大学学报：自然科学版，2007，30（10）：50-54.

[139] 施明辉，周昌乐，吴清锋，等. 用人工神经网络实现基于舌诊的八纲辨证推理初探 [C] //中国人工智能学会. 中国人工智能进展：2005（下）. 北京：北京邮电大学出版社，2005：1394-1399.

[140] 赵忠旭，沈兰荪，卫保国，等. 基于人工神经网络的彩色校正方法研究 [J]. 中国图像图形学报，2000，5（9）：77-81.

[141] 吴芸，周昌乐，张志. 中医舌诊八纲辨证神经网络知识库构建 [J]. 计算机应用研究，2006（6）：188-189.

[142] 孙贵香，袁肇凯. 人工神经网络在中医证候研究中的应用 [J]. 中华中医药学刊，2007（7）：1450-1452.

后 记

"'山雨欲来风满楼'啊！来一场酣畅淋漓的大雨吧！"我从电脑桌前站起来，轻松地伸个懒腰，望着窗外密布的阴云，感叹了一下。此时的心情就像外边这天气，闷热了多天，恰逢一场大雨的到来。

记得大五的时候，导师以课题山东省名老中医诊疗决策信息平台的开发与推广为背景，安排我编写这部书稿。接到这个工作，我欣喜万分，同时也感慨万千。这得追溯到大四的时候，作为七年制的学生，我不需要考研，于是早早地就参与到该课题中——从简单的病历搜集、病历录入，到数据的整理与处理，再到课题的设计与改进。从大四开始，除了在校时间，我还在没有电的宿舍里熬过了一个暑假和两个寒假，先后通过门诊及文献整理录入病历 4000 余份，整理标准中药 700 余味，中药别名 3000 余味，a 设计疗效评价证候积分表 20 余项、方剂数据 400 余首……

虽然流了不少汗水，但是比起我的收获，简直是微不足道。该课题见证了我的成长：性格方面，从内向而缺乏自信逐渐变得开朗自信；知识层面，从单一书本知识上升到多学科知识的交融；工作、生活态度方面，从遇事退缩变成敢于担当……我心里明白，该课题给我带来了极大的锻炼机会，从长远来看，甚至会影响到我以后的发展道路。所以，该课题对我来说非常重要，这本书对我来说更是意义非凡。

导师从读博士期间就开始研究对中医医案的数据挖掘，创建了不少挖掘方法，导师这种活跃的、发散性的思维令人佩服。在导师前期研究的基础上，在袁锋老师数据挖掘技术方面的指导下，我从一窍不通开始，逐渐有了一些小的思路，再把这些小的思路完善起来，逐渐形成了自己的知识点。为了本书的编写，我不断地查阅资料，对这些知识点进行梳理，逐渐把它们串联起来，形成了简单的网络。在以后的学习中，我会继续坚持，把简单的网络变得更大、更丰富。

看着已经完成的书稿，内心无比兴奋，此外，还有感激之情。感谢导师给我这样一个机会——让我以本科生的身份参与到这个重要的课题研究中，并从选题、思路、写作、校稿等方面全程给予细心地指导，本书凝聚了导师在名老中医数据领域的心血。感谢袁锋老师在数据挖掘方面的详细指导，在袁老师的帮助下，作为中医专业的学生，我对数据挖掘有了初步的了解，能够简单分析各数据挖掘的特点及中医药的适用角度。感谢梁科工程师在编程上的指导，他使我学会了很多计算机知识，大大提高了处理数据的效率和能力，我们的配合很默契。感谢毕文霞师姐和侯建辉在资料整理时的帮助，也要感谢部帅师兄、张梦贺师兄、巩雪师姐及各位同门、师弟师妹们的关心和帮助。还要感谢家人的支持与鼓励，使我可以安心投入到学习、工作中。最后，感谢济南出版社的郭锐编辑和宋书强编辑。

徐　亮